南粤杏林系列丛书

总主编　吕玉波

名医大家中医临证思维发微

主编　杨志敏　高燕翔　胡天祥

全国百佳图书出版单位

中国中医药出版社

·北京·

图书在版编目（CIP）数据

名医大家中医临证思维发微 / 杨志敏，高燕翔，胡天祥主编 . -- 北京 : 中国中医药出版社，2024. 12
（南粤杏林系列丛书）.
ISBN 978-7-5132-9064-7

Ⅰ . R249.7

中国国家版本馆 CIP 数据核字第 2024MK2998 号

中国中医药出版社出版

北京经济技术开发区科创十三街 31 号院二区 8 号楼

邮政编码　100176

传真　010-64405721

鑫艺佳利（天津）印刷有限公司印刷

各地新华书店经销

开本 787×1092　1/16　印张 17.75　彩插 0.25　字数 355 千字

2024 年 12 月第 1 版　2024 年 12 月第 1 次印刷

书号　ISBN 978 – 7 – 5132 – 9064 – 7

定价　95.00 元

网址　www.cptcm.com

服务热线　010-64405510

购书热线　010-89535836

维权打假　010-64405753

微信服务号　zgzyycbs

微商城网址　https://kdt.im/LIdUGr

官方微博　http://e.weibo.com/cptcm

天猫旗舰店网址　https://zgzyycbs.tmall.com

如有印装质量问题请与本社出版部联系（010-64405510）

本专著受“广东省中医院中医思维研究室建设项目（编号：01020123）”资助

《名医大家中医临证思维发微》编委会

主　编　杨志敏　高燕翔　胡天祥

副主编　周登威　黄　桃　许　苑

编　委（按姓氏笔画排列）

井含光　包伯航　刘　明　刘　炽
刘魏思　何桂花　张晓轩　张雪莹
林子嘉　林立豪　林静姝　尚宝令
金连顺　赵　琳　赵昕怡　胡睿聪
侯洁琼　莫秀梅　顾春晓　徐　珉
高　倩　唐丽娟　凌肖娟　黄亚兰

出版者的话

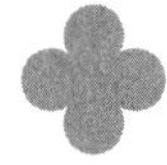

强化中医思维研究、提升中医思维指导临床实践能力、提高中医临床疗效、促进中医药服务能力建设是新时代中医药发展的重要目标，是促进和维护中医药在“健康中国”事业中的积极作用，同时也是彰显中国智慧、传承和发扬中华文化的重要举措。广东省中医院作为岭南中医药发展的一张名片，按照国家发展需求，热衷投身于中医药传承创新发展事业，此次他们整理编著的《名医大家中医临证思维发微》是《名医大家讲中医思维》的延续。本书将重点以“名医”和“大家”的中医思维实践为编著内容，按照“思维”为指导，“发微”为实践的思路，以广东省中医院名医名家学术思想及临床思维为要，以“论”为引，以“案”为例，以“按”为评，向读者全景呈现在中医思维指导下的临床实践，以期能够启发读者，开拓思维。

序

思维科学是整个科学领域里面最前沿的学科，是作为脑科学制高点以指导人类科学实践的顶层设计。中医学作为中国原创思维特征的生命科学，具有原创性的医学科学体系，重视原创思维的传承与创新是中医学发展的动力。中医思维即指导中医学临床实践的顶层设计，能否有效应用中医思维解决临床问题是评价中医临床的重要依据。新时代以来，《中共中央 国务院关于促进中医药传承创新发展的意见》《"十四五"中医药发展规划》等一系列重要指导文件都提出要遵循中医药规律促进中医药传承发展，而中医思维是中医学事业发展的重要特征和内涵。在中医临床实践中，医者是中医思维的主体，所面临的临床问题即是思维的客体，中医临床实践必须是在中医思维指导下的主体对于客体的认识、提升、改造等能动活动，而思维方法是沟通主客体之间重要的桥梁与纽带，也是关系中医临床成效、体现医学特征的关键。思维方式是整体的，思维方法是具体的，思维模式是形成规律可复制、可以应用到若干具体的运用当中的。任何一个思维方法、方式、模式的确立，对于我们临床诊疗乃至我们整个医学的变革皆有重要的作用和意义，持续深入地研究中医思维，不断地提出我们发现的新问题，是每一位中医都应该在实践中持之以恒的事情。

广东省中医院作为"南粤杏林第一家""中医药的人才洼地"，首先在医院成立中医临床思维研究室，已是走在全国同行的前列。在其 90 年的发展历程中塑造并形成了中医学特征鲜明、中医思维能力突出、中医临床疗效确切的中医临床人才队伍，并持续传承。《中医临证思维发微》既是《南粤杏林丛书》之一，也是广东省中医院中医思维研究室继《名医大家讲中医思维》后整理该院国医大师、全国名中医、岐黄学者、省名中医等明家、学者临证思维实践的力作，全书以"论"为引，以"案"为例，以"按"为评的编撰结构，将其院内代表性名家、学者的中医临床思维方式、方法、模式等以新颖的形式呈现在我们的面前，全书体现"授之于渔"的思想以求能够启发读者思维。在书稿形成之际先览以窥其貌，并乐之为序。

[signature]

2024 年 2 月 20 日

目　录

禤国维

『平调阴阳』思维与皮肤病辨治

禤国维（1937—2024），男，广东佛山人，中国共产党党员。第二届国医大师，首届中国中医科学院学部委员，享受国务院政府特殊津贴专家，广州中医药大学首席教授，主任医师，博士研究生导师，第二、三、五批全国老中医药专家学术经验继承工作指导老师，第一批中医药传承博士后合作导师。曾任广东省中医院副院长，广东省中医皮肤病研究所名誉所长，世界中医药学会联合会皮肤病专业委员会名誉会长，中华中医药学会皮肤科分会顾问，广东省中医药学会名誉会长，广东省中医药学会皮肤病专业委员会名誉主任委员，广东省中西医结合学会皮肤病专业委员会顾问等。

从事中医、中西医结合临床、教学与科研六十载，致力于中医药理论研究，发展中西医结合皮肤病诊疗体系，注重辨证与辨病相结合，推动皮肤病中西医结合学术体系的发展。主张将中医皮肤病学科从中医外科学科中独立出来，并创新发展了岭南皮肤病学流派。学术精湛，疗效显著，被誉为“皮肤圣手”。提倡“平调阴阳，治病之宗”“解毒驱邪，以和为贵”的学术观点。对中医补肾法有深入研究，应用补肾法治疗疑难病取得满意疗效。在临床中自创皮肤解毒汤、滋阴狼疮方、银屑灵方、截根疗法、划痕疗法等疗效显著的验方及特色技术。长期担任中医外科学的课堂教学及临床带教工作，不遗余力地培养各层次的中医药人才。主持和参与了国家级、省部级科研课题多项，并获国家中医药科技进步奖、广东省中医药科技进步奖、广州中医药大学科技进步奖等各级奖励。勤于著述，在学术和科普刊物上发表了大量文章，在中医学术界有很强的影响力，在人民群众中广受赞誉。

曾荣获全国中医药杰出贡献奖、和谐中国十佳健康卫士、当代大医精神代表、全国优秀教师、中华中医药学会首届中医药特别贡献奖、南粤楷模、广东省高等学校师德标兵、广东省医学领军人才、广东省白求恩式先进工作者、广东省南粤教书育人优秀教师、广州中医药大学首届新南方教学奖优秀教师、广州中医药大学教职工十大标兵等荣誉称号。作为广东省中医院皮肤科学术带头人，带领该学科被评为广州中医药大学重点专科、广东省“五个一”科技兴医工程重点专科、广东省皮肤病性病重点专科、第一批广东省临床医学研究中心（中医皮肤）、国家中医药管理局重点学科、首批国家（原卫生部）临床重点专科、国家区域中医诊疗中心。2020 年、2021 年连续两年荣获中国中医医院最佳研究型专科。2021 年、2022 年中医医院学科（专科）学术影响力皮肤科排名位列全国第一。

一

平调阴阳，治病之宗

禤教授在《平调阴阳，治病之宗》[1]一文中指出：“阴阳学说贯穿于中医学的思想体系，反映了中医生理病理的整体观念，可运用在疾病的诊断、辨证及治疗用药上。”《景岳全书·阴阳篇》云：“凡诊病施治必先审阴阳，乃为医道之纲，阴阳无谬，治焉有差。医道虽繁而可以一言蔽之者，曰阴阳而已 。”阴阳不和，偏胜偏亏，均能使平衡破坏而引起疾病。治病须遵循“必求其本”的原则，“本”即阴阳。

禤教授在临床和教学过程中发现，阴阳理论作为中医学的核心理论，很多学生表示不好理解。甚至有些人说阴阳不是占卦算命的说辞吗？因此，禤教授结合中国哲学的理论，将阴阳理论表述为中国传统思维在医学中的运用，这样教学时就好理解了。在中医临证中，阴阳理论的哲学思维表现形式就是中医临证思维，可以归纳为整体思维、辨证思维、平衡思维、共性思维、模式思维。平衡思维是五种思维的核心，平衡思维可用于健康和疾病的阐释、人体平衡态模型的构建、疾病的诊断、治疗原则的确定、具体治法的实施等诸方面。在“天人合一”的整体观念基础上，中医的辨证、证候和理论模式，都是围绕着恢复整体平衡而展开的[2]。

平衡在哲学中的含义，是矛盾的暂时相对统一，也是一种不同于形式逻辑的思维规则。事物总是在不断地发展，旧的平衡失去，新的平衡产生，如果违反了客观规律，就会产生不良后果。在中医理论中，平衡被表述为阴阳。如男为阳，女为阴；白天为阳，夜晚为阴；升为阳，降为阴；热为阳，寒为阴；辛甘发散为阳，酸苦涌泻为阴等。在现代医学中的平衡概念，也可以赋予阴阳属性。比如运动神经功能亢进为阳，迟钝为阴；雄激素增多为阳，减少为阴；雌激素减少为阳，增多为阴；免疫力亢进为阳，低下为阴等。平衡也是和谐的哲学体现，阴阳平衡是这些对立统一现象的存在基础。平衡思维体现于健康和疾病的阐释、人体平衡态模型的构建、疾病的诊断、治疗原则的确定、具体治法的实施等诸方面。因此，平衡思维是中医临床的核心思维，具体表现为以下几个方面。

1. 健康和疾病是平衡态与失衡态的关系

《素问》用“阴平阳秘”描述健康状态，用“阴阳离决”描述病理状态。“以平为期”是平衡思维的代表，中医自始至终都以此理念指导理论的发展。因为生命运动不息，所以平衡是动态的。当设定健康作为平衡态的时候，生命就是围绕着健康平衡态的运动。当生命离开平衡态而变为失衡的运动时，就会出现疾病甚至死亡。中医学认为，生命整体信息是“气”，气有升、降、出、入的运动方式。由于气失去正常的平衡运动，就会表现出阴虚阳亢、阳虚阴盛的状态。例如伤寒必伤阳气，温病必伤阴津，元气虚则阴火胜，命门火衰则雷火上越，君火不降则相火上炎等种种提法，无非是气的运动由平衡状态向失衡状态的转变。临床治疗就需要顾阳气，存津液，培补元气而消阴火，温养命门而潜雷火，养君火而降相火。实际上，阳气和阴津，元气和阴火，命门火和雷火，君火和相火本来只是一气。由于这一气的平衡运动失常，因而表现为相互对立的两种现象。因此，平衡阴阳，恢复气的平衡运动是临床治疗的根本宗旨。

《伤寒论》继承了《素问》的阴阳平衡思维，设立了一个卫气向上、下、内、外有序运动的气运动平衡模型，这个运动的平衡态就是“阴阳自和”。在感受寒邪之后，气运动失衡，人体的异常反应被划分为六种典型病态，即太阳病态、阳明病态、少阳病态、太阴病态、少阴病态、厥阴病态。这六种病态能够从天阳的运动变化中吸取能量或释放能量而得以纠正，因此其欲解时对应于一天中的六个时段，分别是巳午未、申酉戌、寅卯辰、亥子丑、子丑寅、丑寅卯。由于感邪轻重、体质差别、病程进展等因素的影响，常见六种典型病态混杂而成的非典型病态，此时则需要通过“观其脉证”的方法进行判定。

2. 中医学常用的人体平衡态模型

除了《伤寒论》构建的气运动平衡态模型，脏腑平衡态模型、气血平衡态模型和正邪平衡态模型是另外三个重要的人体平衡态模型。

（1）脏腑平衡态模型：以五脏为中心，联络六腑，皮毛、筋、脉、肉、骨、五官九窍等，发展出脏腑特有的生理特征（如脾主运化、升清、统血等），以及脏腑的寒、热、虚、实、生、克、乘、侮等病理生理机制。

（2）气血平衡态模型：基于气血两分法，发展出卫、气、营、血层次病理的动态演变。

（3）正邪平衡态模型：基于正邪两分法，发展出正气存内、邪不可干，邪之所凑、其气必虚的病理机制。

各种平衡态模型中，都嵌入了八纲病理特征，蕴含着中医临证实践中取得的宝贵经验，是古代中国医学的成就，至今仍然发挥临床指导作用。

3. 诊断是判断病位失衡的病因病理特征

在《伤寒论》中，诊断疾病主要凭脉证。脉分为寸、关、尺小三部，或者寸口脉、趺阳脉、少阴脉大三部，分别对应于人体上、中、下部位。三部脉象从容和缓为健康平衡态，任何一部的脉象出现异常都提示相应部位的疾病失衡态。证相对地划分为全身和局部症状。通常认为，全身症状包括发热、恶寒、有汗、无汗、口渴、不渴、烦躁、懊侬、惊悸等，局部症状包括头、项、背、胸、膈、心下、腹、四肢、毛、皮、肌、肉、筋、骨、脉等部位的症状，如疼痛、瘙痒、痞、满、硬、结、胀、呕、利、厥、气上冲等。脉、证的病理特征被概括为“阴、阳、表、里、寒、热、虚、实”八纲。依据八纲，对疾病部位的脉证进行推理，判断其病因病理，审症求因，“知犯何逆”，得出诊断结论，从而“随证治之”。

4. 治疗是使失衡态转化为相对平衡态

《素问》中指出，当机体具体的失衡态被诊断时，相应的治疗目标是用药物之“寒”“热”“攻”“补”的偏性以纠正机体之偏性，使失衡态转化为平衡态。《伤寒论》以八纲的模式表述药物的总体平衡功效，同时以对症、对位的模式表述药物的针对性功效。针对性功效从属于总体平衡功效。针对的部位包括上、下、内（里）、外（表）等框架性模型样结构，以及头、项、背、胸、膈、心下、腹、四肢、毛、皮、肌、肉、筋、骨、脉等实在的具体结构。例如：甘草的总体平衡功效以补虚为主，并在此基础上逐渐发现其缓急（芍药甘草汤）、止咽痛（甘草汤）、止咳（小青龙汤）、治痞（甘草泻心汤）、治厥（四逆汤）、治悸（炙甘草汤）等针对性功效。桂枝的总体平衡功效以解表为主，并在此基础上发现其止头痛（麻黄汤）、止痒（桂枝麻黄各半汤）、止利（桂枝人参汤）、治厥（当归四逆汤）、平气上冲（桂枝加桂汤）等针对性功效。

在不同的疾病中，可以表现出相同的失衡态（病因、病位、病性、病势相同），故可辨证为同一证候类型，治法亦相似，即异病同治法。许多皮肤病，如湿疹、荨麻疹、银屑病等多为风湿热毒郁结肌肤而发病，临床辨证为风湿热证（向外），治法为祛风清热、利湿解毒；痤疮、脂溢性皮炎等多由肾阴不足、相火过旺引起（向上），多归于阴虚火旺证，治法为滋阴泻火；斑秃、脂溢性脱发等多因肾气不足引起（向下），治法为益气固肾；难治性免疫性皮肤病，如红斑狼疮、硬皮病、皮肌炎等多导致肾精亏虚证（向内），治法为补肾填精。

脂溢性脱发案

吴某，男，47岁。初诊时间：2020年4月20日。

病史概要：因“头部脱发伴头皮油腻数年”来诊。缘于患者数年前发现额角、头顶头发易脱落，头皮油腻，曾服中药治疗，效果欠佳；手部反复出现水疱，自行外擦皮康霜、皮炎平等药物，效果欠佳而诊。既往有鼻窦炎、慢性咽炎、右肾囊肿、脂肪肝。患者自16岁以来胃肠敏感，比较畏寒怕冷，食冷物或不适当食物会腹泻或大便稀烂，偶有腹胀腹痛。17岁后，曾有反复使用抗生素治疗咽喉肿痛和鼻窦炎流脓涕的经历。平素不酗酒，不抽烟，有时熬夜。

中医诊断：发蛀脱发（肝肾不足夹湿证）。

西医诊断：脂溢性脱发。

四诊资料：脱发伴头皮油腻，手部反复起水疱，比较畏寒怕冷，饮食不慎则容易腹泻，纳眠可，二便调。舌红，苔黄腻，脉弦数。

辨证分析：患者素来困湿于内，肠道敏感，久病腹泻，津液不足，日久先天失养，肾精耗损。肾中藏元阴元阳，肾精亏虚则阴阳两虚，化湿与濡润之功能均显不足。湿为阴邪有碍阳气，故畏寒怕冷；湿困脾胃则腹泻；湿邪不除，症见手部反复起水疱。肾精亏虚，虚火上炎，故头皮油腻而脱发。舌红，苔黄腻，脉弦数均为肝肾不足夹湿之象。

处方：松针15g，蒲公英20g，女贞子15g，丹参20g（后下），蔓荆子15g，墨旱莲15g，侧柏叶15g，生地黄15g，茯苓20g，桑叶15g，甘草10g，薄盖灵芝15g，五指毛桃15g，芡实20g，昆布15g。

其他治疗：①固肾健脾生发口服液2支，口服，每天3次；②金粟兰搽剂1瓶，外用，一天2次；③茶菊脂溢性洗液，1瓶，外用（需要时使用）。

药后反馈：从2020-4-20到2021-8-12止，前后八诊均以上方为基础辨证调整。整理本病案时，患者回顾自16岁以来胃肠敏感，经本院内科专家以健脾理中法调理后，胃肠明显好转，大便成形。在禤教授处诊治后，大便成形而适中。但现在胃肠仍敏感，比较畏寒怕冷，吃错东西会腹泻。17岁后曾有反复使用抗生素治疗咽喉肿痛和鼻窦炎流脓涕的经历，身体备受折磨，切身体会到不能滥用抗生素。患者在看禤教授之前，曾用补肾方药（未见处方）治疗，刚开始觉得有效，体力增强，但不久则有燥热感，表现为兴奋、情绪不稳定、容易勃起、性生活后身体难受。有这段体验后，患者坚信补肾不可能速效，不能急于求成。患者体验到禤教授运用补肾法有春风细雨般的和缓节奏，最后取得了明显的效果。

按：中医学认为精血同源，精血能互生，精足则血旺。“发为血之余”说明发的调养来源于血；“发为肾之外候”则说明发虽由血滋养，但其生气则根源于肾气，因此发的生长与脱落、润泽与枯槁均与肾的精气盛衰有关，若肾精亏虚则发枯不荣甚至脱落。

本案患者平素作息欠规律，时有熬夜，故患者相火易于浮亢，舌红，脉弦数；阴虚不能制阳，相火上熏头面则出现额角、头顶头发脱落，以及头皮油腻、瘙痒、眠差、苔黄等。证属肾阴不足，相火过旺，上熏头面。禤教授常用自拟脂溢性脱发方加减，方中用生地黄、女贞子、旱莲草滋阴、益肾、凉血，使肾阴得滋，相火得降，以治其本；蒲公英清泻肺热而凉血；丹参、侧柏叶活血祛瘀，现代医学研究表明还有抑制皮脂腺分泌的作用；蔓荆子祛风止痒；桑叶、芡实化湿祛脂；松针、薄盖灵芝养发荣发；茯苓、甘草健脾助诸药运转，使阴阳平，血热瘀滞除。患者药后脱发减少，头面油腻减轻，大便好转，为肾阴得滋，相火得降之象，故增加五指毛桃用量益气以加速头发生长。脂溢性脱发早期主要控制油脂的过量分泌，后期稳定脱发量，即生发和巩固。患者经过治疗后，脱发区长满细小毛发，后期相火已降，可去生地黄等凉血之品；头皮无瘙痒，示风邪已去，可去蔓荆子。治疗则以巩固治疗效果为主要方向，以补益肝肾为主，加大五指毛桃、黄芪用量，加量至30g甚至有时加至50g以补气养血，保证生发有源。整个治疗过程紧扣“平调阴阳，治病之宗”的学术思想，贯穿平衡思维，虚实同调，补泻兼施，故取得了良好的效果。

二

补肾中之阴阳治疗虚证，虚证多有虚实夹杂

禤教授在《补肾法治疗疑难皮肤病》一文指出："中医学认为肾为脏腑之本，十二脉之根，呼吸之本，三焦之源，是各脏腑功能活动的动力所在，调节的中心。肾元盛则寿延，肾元衰则寿夭。此见解对疑难皮肤病的治疗有着非常重要的指导意义。"[3] 禤教授在数十年临床中发现，疑难皮肤病与脏腑病变有着密切关系且多损及肾阴、肾阳，如能恰当运用补肾之法，往往使久病得愈。

在中医临证中，肾主要不是指解剖实体的肾脏，而是人体虚证的集中体现。肾主藏精，主水液，主纳气，为人体脏腑阴阳之本，生命之源，故称为"先天之本"，其中以肾主藏精为肾的根本功能。肾精充足则机体的水液代谢和气机运行才能够维持正常，反之则表现为以肾虚证为根本表现的病态。

肾藏精是指肾是贮存、封藏人身精气的处所。就精的分类而言，可分为先天之精和后天之精两类。先天之精禀受于父母，与生俱来，是生育繁殖，构成人体的原始物质。"人始生，先成精。"(《灵枢・经脉》)"两神相搏，合而成形，常先身生，是谓精。"(《灵枢・决气》)"精合而形始成，此形即精也，精即形也。"(《景岳全书・小儿补肾论》)在胚胎发育的最初时期，精是构成胚胎的原始物质，为生命的起源，所以称为"先天之精"。先天之精藏于肾中，出生之后得到水谷精微和天地之气的营养和充实，一部分生成人体生育繁殖的"生殖之精"，另一部分在肾的温煦和脾胃运化的共同作用下生成"后天之精"，藏于五脏六腑，化生气血津液，故又称"五脏六腑之精"。后天之精的产生必须建立在先天之精的基础之上。由于脾胃吸收的水谷精微和人体与外界交换的天地之气的滋养，使先天之精向后天之精化生并灌溉五脏六腑，形成脏腑之精。脏腑之精充盛，除供给本身生理活动所需要的以外，其剩余部分则贮藏于肾，作为调节机体功能的物质储备。当五脏六腑需要这些精微物质给养的时候，肾脏就把所藏之后天之精重新供给五脏六腑。肾中的精气一方面不断贮藏，另一方面又不断供给，循环往复，生生不已。这就是肾精和五脏六腑之精之间分分合合的过程。由此可

见，后天之精从根本上是来源于先天之精，同时先天之精有赖于水谷精气和天地之气的滋养补充。

先天之精和后天之精的分类虽然不同，却同藏于脏腑，根本在肾脏，二者相互依存、相互为用。先天之精是后天之精的根源和储备，后天之精又不断地供养先天之精。先天之精只有得到后天之精的补充滋养，才能充分发挥其生理效应；后天之精也只有得到先天之精的活力资助，才能源源不断地化生。二者相辅相成，在肾中密切结合而组成肾中所藏的精气。

肾主一身阴阳。五脏皆有阴阳，就物质与功能言，则物质属阴，功能属阳。功能产生于物质，而物质表现于功能。肾精，即肾所藏之精气。其来源于先天之精，赖后天之精的不断充养，为肾功能活动的物质基础，是机体生命活动之本，对机体各种生理活动起着极其重要的作用。肾气实指肾脏精气所产生的生理功能。气在中医学中是指构成人体和维持人体生命活动的最基本物质，是脏腑经络功能活动的物质基础。气有运动的属性，气的运动表现为人体脏腑经络的功能活动。脏腑经络是结构与功能辩证统一的综合概念，它虽有解剖意义，而更重要的是一个人体功能模型，标志着人体脏腑经络的生理功能。精化为气，故肾气是由肾精而产生。肾精与肾气的关系，实际上就是物质与功能的关系。为了在理论上、实际上全面阐明肾精的生理效应，又将肾气即肾脏的生理功能，概括为肾阴和肾阳两个方面。

肾阴，又称"元阴""真阴""真水"，为人体阴液的根本，对机体各脏腑组织起着滋养、濡润作用。肾阳，又称"元阳""真阳""真火"，为人体阳气的根本，对机体各脏腑组织起着推动、温煦作用。肾阴和肾阳之间相互制约、相互依存、相互为用，维持着人体生理上的动态平衡。从阴阳属性来说，精属阴，气属阳，所以有时也称肾精为"肾阴"，肾气为"肾阳"。这里的"阴"和"阳"，是指物质和功能的属性而言的。

肾为五脏六腑之本，为水火之宅，寓元阴而涵元阳。五脏六腑之阴，非肾阴不能滋助；五脏六腑之阳，非肾阳不能温养。肾阴充则全身诸脏之阴亦充，肾阳旺则全身诸脏之阳亦旺盛。所以肾阴为全身诸阴之本，肾阳为全身诸阳之根。

在病理情况下，由于某些原因所致肾阴和肾阳的动态平衡遭到破坏而又不能自行恢复时，即能形成肾阴虚和肾阳虚的病理变化。肾阴虚，则表现为五心烦热、眩晕耳鸣、腰膝酸软、男子遗精、女子梦交等症状；肾阳虚，则表现为精神疲惫、腰膝冷痛、形寒肢冷、小便不利或遗尿失禁，以及男子阳痿、女子宫寒不孕等性功能减退和水肿等症状。

由于肾阴与肾阳之间的内在联系，在病变过程中常互相影响，肾阴虚发展到一定程度的时候，可以累及肾阳，发展为阴阳两虚，称作"阴损及阳"；肾阳虚到一定程度的时候，也可累及肾阴，发展为阴阳两虚，称作"阳损及阴"。

肾是阴、阳、水、火之脏。肾藏精，主命火。肾精为元阴，是生殖与生长发育的根本物质；命火为元阳，是生命活动的原始动力。所以肾为“先天之本”“水火之脏”“阴阳之根”。肾虚则容易外感或内生邪气。肾虚与热邪相互组合，会有虚性亢奋的表现，这种情况被概括为阴虚火旺。肾虚与寒邪相互组合，会有机能衰退的表现，这种情况被概括为阳虚里寒。虚证与湿邪、痰饮、瘀血、食滞等结合，则表现为相应的虚实夹杂证。

禤教授在长期临床实践中发现，许多疾病往往具有相似的病因病机。痤疮、脂溢性皮炎等多由肾阴不足、相火过旺引起，多归于肾阴虚证，治法是滋阴泻火、凉血解毒；斑秃、脂溢性脱发、产后脱发等因多数伴有腰膝酸软、耳鸣目眩、遗精滑泄、失眠多梦等症状而多属肾气不足证，治以益气固肾养血；难治性免疫性皮肤病，如红斑狼疮、硬皮病、皮肌炎等多病程长、反复发作、耗竭肾元，往往导致肾阳亏虚证、肾阳虚水泛证，治疗上多用温阳补肾之法；另有部分患者精神压力大、忧思过度，郁久化火，暗耗阴精，发为阴虚内热证，治法为滋阴清热。

脂溢性皮炎（阴虚火旺）案

王某，男，55岁。初诊时间：2019年12月5日。

现病史：患者因“面颈部起红斑伴疼痛1年余”来诊。缘2018年7月因母亲去世，十分悲伤，3个月后面部出现肿硬不适。2018年12月开始，面部出现红斑，以两颊部为主；后面积逐渐扩大，部分浸润，颈部出现丘疹，自行外用“皮炎平”后皮疹改善，但反复。食用海鲜、情绪激动和日晒后，病情容易加重。曾在外院予中西医诊治，具体不详，历时1年未效。遂求治于我科。

既往史：胃糜烂性出血，肺结节，轻度脂肪肝，乙肝病毒携带。

个人史：患者近10余年爱好夜间野外钓鱼，常至凌晨归家，每周1～2次。2019年12月后，改为每月1～2次。不喝酒，不打牌。目前经营多家公司，压力大，熬夜，凌晨1～2点才睡，梦中仍在工作。

辅助检查：2019年8月至广州市某皮肤病专科医院行病理活检，提示棘层轻度增生，棘细胞间水肿，部分毛囊基底细胞液化变性，真皮浅层及毛囊周围可见淋巴细胞、组织细胞、多核巨细胞团状浸润、散在中性粒细胞。

中医诊断：面油风（阴虚火旺证）。

西医诊断：脂溢性皮炎；过敏性皮炎；痤疮。

四诊资料：面颈部起红斑伴疼痛，面油较多，纳可，眠差，大便稀，小便可。近十余年爱好夜间野外钓鱼，常至凌晨归家，目前经营多家公司，压力大，常熬夜。既往胃糜烂性出血，肺结节，轻度脂肪肝，乙肝病毒携带病史。舌暗红，苔薄黄，脉弦。

辨证分析：本案患者身患多种疾病，长期熬夜、压力大致肝肾亏损，加之熬夜户外钓鱼和近期家庭变故的心情悲伤，正虚邪盛而致发病。面部红斑油腻为肾阴不足，相火过旺，上熏头面所致；虚火上扰，故眠差多梦；舌红、苔薄黄、脉细数俱为阴虚火旺之证。证属肾阴不足，相火上熏。治当以滋阴降火为法，用二至丸加减。

处方：蔓荆子 15g，生地 20g，桑白皮 15g，女贞子 20g，墨旱莲 15g，侧柏叶 15g，白鲜皮 15g，甘草 10g，桑叶 15g，地骨皮 15g，丹参（后下）20g，北沙参 20g，白花蛇舌草 15g，知母 15g，青蒿（后下）10g。

其他治疗：①依巴斯汀片 10mg，口服，每天 1 次；②消痤宁口服液 2 支，口服，每天 3 次；③复方蛇脂软膏 1 支，外用，每天 2 次；④夫西地酸乳膏 1 支，外用，每天 2 次。

治疗全过程以上述方案加减。

药后反馈：2021 年 7 月 5 日整理病案时，患者自诉经初诊治疗，第一次服药即自觉舒适，2 个月后皮疹开始好转。经过 1 年的治疗，病情基本痊愈。至今在熬夜钓鱼、日晒、情绪激动、进食海鲜等情况下，偶有新出红斑，但避免诱因后很快就能消退。患者说他年轻时不相信中医，认为中医疗效慢，到现在 55 岁了，人生经历丰富后才领悟到中医不是治表，是治里、治根，而开始深信中医。这次初诊，医生把脉后分析其病情的原因是内分泌紊乱、植物神经功能紊乱，对照自己的经历，很明显切合病情的要害，一下子就有了治好的信心。

按：脂溢性皮炎是发生在皮脂溢出基础上的一种慢性炎症，以鲜红色或黄红色斑片、表面覆有油腻性鳞屑或痂皮为临床特征，一般好发于皮脂腺较多的部位。本病属中医学的“白屑风”“面油风”等范畴。中医认为，本病主要是由于饮食不节、风邪外袭、湿热内蕴或阴虚内热、肝肾亏损所致。过食油腻、辛辣刺激性之物，胃肠运化失常，致水湿内停，郁而化热，湿热淤积肌肤；饮食不节，脾胃运化失常，内蕴积热，外感风热之邪，使之血热风燥，肤失涵养；风为阳邪，久郁不散，导致阴血暗伤，血虚阴伤，肌肤失其涵养，则郁而生风化燥。

禤教授在多年临床中发现，本病反复发作的根本原因是肾阴不足，虚火过旺，上冲头面。临床以肾阴虚证多见，治以养阴清热，采用加味二至丸治疗。本例患者经常熬夜，暗耗阴精，加之丧失亲人和事业危机的双重打击，精神压力很大。其既往患有胃糜烂性出血，肺结节，轻度脂肪肝，乙肝病毒携带等多种内科疾病。目前又增添脂溢性皮炎、过敏性皮炎、痤疮等新的疾患。并且有眠差，大便稀等伴随症状。舌暗红，苔薄黄，脉弦。四诊合参，证属阴虚火旺，上冲头面。虽然他患多种疾病，但都呈现出“阴虚火旺”的证候。故此例患者的治疗始终不离滋阴降火法，最后得以临床治愈。

三

从毒论治实证，当分清表、里、寒、热

禤教授在《从毒论治皮肤病》[4]一文中指出：“毒邪指有强烈致病作用、对人体毒害深的邪气，是有别于六淫的特殊病因，多因六淫、七情、痰饮、瘀血等邪气蓄积不能疏散，郁久顽恶，厚积超过常态而形成。在疑难皮肤病的辨治方面，祛除常见致病因素外，从病因病机上重视毒邪致病，治疗上重视解毒祛邪，是发扬中医病因学说中的传统理论的关键，更是提高疗效的关键。”

《素问·生气通天论》载：“虽有大风苛毒，弗之能害。”提出了“外在之毒”致病的可能性；又如《素问·五常政大论》云：“少阳在泉，寒毒不生……阳明在泉，湿毒不生……太阳在泉，热毒不生……厥阴在泉，清毒不生……少阴在泉，寒毒不生……太阴在泉，燥毒不生。”指出了“内生之毒”的产生和制约之法；再如《素问·五常政大论》中王冰注：“夫毒者，皆五行标盛暴烈之气所为也。”说明了无论邪气过盛还是蕴结日久，均可化“毒”。由上可见，《内经》“毒邪”的概念，是指有强烈致病作用、对人体毒害深的邪气，是有别于六淫的特殊病因。《伤寒杂病论》中，有“阴毒”“阳毒”为病的记录，如《金匮要略·百合狐惑阴阳毒病脉证治第三》中说：“阳毒之为病，面赤斑斑如锦纹，咽喉痛，唾脓血。”“阴毒之为病，面目青，身痛如被杖，咽喉痛。”《诸病源候论》中亦有关于“蛊毒”“药毒”“饮食中毒”“蛇兽毒”“杂毒”的记载，不仅丰富了致病毒邪的内涵，同时使有关病因学理论进一步发展。温病学中温热疫毒致病的理论已占据主导地位，近现代许多中医学家亦对毒邪学说进行不断的丰富和发挥。

随着现代社会科技的发展和人类生存环境的变化，出现了许多过去不为人知的新病种和致病因素。如工业废气、汽车尾气、农药、化肥等释放的有毒气体、建筑或装修材料释放化合物等，药品的毒不良反应，工业废水排放对水源的污染，肉、禽、蛋、食品中的生长素、催肥剂、防腐剂、各种添加剂等，以及噪声、通讯、电话、电脑、电视的电磁波、超高频率对人体的干扰等，均属于“毒”的范畴。

中医理论体系中，“毒”邪有内外之分。其中“外毒”指由外而来，侵袭机体并造成毒害的一类病邪；四时不正之气往往是毒邪产生的先决条件，故不能将毒邪与六淫截然分开，而毒邪也具有类似六淫的属性，常和六淫夹杂致病，故临床上可称为“风毒”“湿毒”“寒毒”“热毒”“火毒”等。“内毒”指由内而生之毒，系因脏腑功能和气血运行失常，使机体内的生理产物或病理产物不能及时排出，蕴积体内而化生，如粪毒、尿毒、痰毒、瘀毒等。内毒多在疾病过程中产生，既能加重原有病情，又能产生新的病证，多标志着疾病进入较复杂阶段。

虽然“毒”的种类繁多，但运用八纲辨证的方法，从虚实的角度分类毒邪致病属于实证。从人体对毒邪的反应趋势，可分为向表或向里；从寒热的角度分类，毒邪的性质不会超出寒、热两类。因此，治疗“毒”邪要根据毒邪的寒热性质和人体排毒的趋势，采取实则泻之的方法。一是用针对毒邪的药物直接解除之，包括用清、消、汗、下、吐等方法，使毒邪从汗液、尿液及消化道等排出体外；二是增强和调节机体自身的抗毒能力，以抵御毒邪对人体的损伤，即扶正祛邪法。解毒法中，有清透、清降、清解、托毒等治法。

禤教授认为，许多疑难皮肤病的发病和迁延常与“毒邪”蕴结有密切的关系。在疑难皮肤病的病因病机中，除了六淫、七情、外伤、禀赋等病因病机之外，常常由于病情反复不愈，导致风、湿、热邪胶着难解，日久均可化毒，壅遏不解，内伤脏腑，阻碍气血，耗伤津液。病程越久，蕴毒越深，“毒”邪致病之机越需要重视。例如系统性红斑狼疮病情多变、病机复杂，但虚虚实实之中，肾阴亏虚而瘀毒内蕴是贯穿病程之主线。从本病最常见的临床征象“颜面红斑，身热起伏，脱发，面赤潮红，腰膝酸痛，劳则加重，头目眩晕，女子月经不调，经色紫暗，或经来腹痛，甚则闭经，反复口舌生疮，肌肤瘀点、瘀斑，舌质黯红或有瘀点，苔黄，脉细数”等症状来看，补肾阴，解瘀毒，标本兼治乃切合病机之良策。此外，多种疑难皮肤病与禀性不耐的关系尤为密切。空气、水、日光、动物、食物、药物、金属等是与人类关系密切的环境、生物和化学物质，一般人接触上述物质，通常不会产生致病反应，但许多皮肤病患者接触后往往能产生致病作用或加重病情。基于此，禤教授认为在疑难皮肤病的辨治方面，除了祛除常见的致病因素之外，从病因病机上重视毒邪致病，治疗上重视解毒祛邪，不仅是发扬中医病因学说中传统理论的关键，而且更是提高疗效的关键之一。

寻常型银屑病（血热毒盛伤阴）案

刘某，男，40岁。初诊时间：2003年6月5日。

现病史：患者因“全身鳞屑性红斑伴瘙痒5年，加重1周”来诊。5年前无明显诱因而出现头皮红斑，覆有油腻性厚屑，继而躯干、四肢伸侧出现多处浸润性红斑，覆厚层鳞屑，痒甚，手指、足趾甲变形、凹陷。在外院先后被诊断为脂溢性皮炎和银屑病，予皮质激素外用及对症治疗，疗效欠佳，病情反复发作，故前来本院皮肤科就诊。

既往史：无特殊。

个人史：无特殊。

专科检查：全身多处浸润性红斑、斑块，点滴状鳞屑性丘疹、部分融合成片，刮除鳞屑可见薄膜现象及点状出血，指、趾甲变形、部分呈顶针样改变，束状发，未见脓疱。

中医诊断：白疕（血热毒盛伤阴）。

西医诊断：寻常型银屑病。

四诊资料：全身多处红斑、脱屑，以头皮发际、背部和四肢伸侧明显。心烦，易怒，口渴，大便结，小便黄，舌红、少苔，脉细数。

辨证分析：本案患者全身多处起红斑、脱屑，从皮损辨证当属血热毒盛、燔灼皮肤。血热则皮肤出现红斑，热毒炽盛则有燎原之势导致皮肤津液大伤而脱屑。热扰心神则心烦，邪热入肝则易怒，热邪伤阴则口渴、大便干结、小便黄。舌红，少苔，脉细数俱为血热伤阴之象。证属血热毒盛伤阴，相火上熏。治当解毒凉血活血，佐以养阴为法，皮肤解毒汤加减。

处方：生地黄、赤芍、紫草、金粟兰、土茯苓、乌梅各15g，当归、川芎、莪术各10g，甘草6g。7剂，每天1剂，水煎服。

二诊：2003年6月12日。药后红斑颜色变淡，鳞屑变薄，部分皮损消退，舌暗红，苔薄白，脉细数。毒势下挫，津液得复，效不更方，守原方去乌梅，加丹参30g以加强活血养血。

三诊：2003年6月19日。上方共服15剂，躯干、四肢红斑鳞屑基本消退，仅留头皮发际处皮损，舌暗红，苔薄白，脉细数。守方加鸡血藤30g以养血活血。

四诊：2003年7月4日。又服14剂，病情稳定未复发。

后予六味地黄丸及丹参片口服，以善其后。

按：银屑病又名"牛皮癣""白疕"，是皮肤科常见疑难疾病。概因病邪客于腠理，蕴积不散，郁而化热成毒，阻塞经络，脉道不利，导致毒热与血瘀互结，肌肤气血运行不畅，内不得疏泄，外不得透达而成干燥甲错之红斑、丘疹，皮屑叠起。日久营血亏耗，生风生燥，使经络阻隔、气血凝滞之证更甚。基于瘀毒热结病机，当从瘀毒血热论治，治以解毒凉血活血法，以皮肤解毒汤加减。该方由乌梅、莪术、土茯苓、紫草、苏叶、防风、徐长卿及甘草组成。方取乌梅滋阴解毒，莪术祛瘀解毒，土茯苓利湿解毒，紫草凉血透疹解毒，苏叶解鱼虾毒，防风祛风解毒，徐长卿通络解毒，甘草善解药毒。全方关键在解毒，解除外犯之毒与内蕴之毒。随证可根据各种毒邪之轻重加减药物。如知母配乌梅可加强滋阴解毒之力；石上柏、九节茶配莪术可加强活血解毒之力；川萆薢、白鲜皮、绵茵陈配土茯苓可加强利湿解毒之力；生地、蚤休、半边莲、鱼腥草配紫草可加强清热凉血解毒之力；蒲公英、葛花配苏叶可加强解食积酒毒和鱼虾毒之力；苦参、地肤子、白蒺藜配防风可加强祛风解毒之力；当归、川芎、地龙干、全虫配徐长卿等可加强活血通络解毒之力，临床根据患者病情变化随症加减即可。

本例患者因血热毒甚，去苏叶、防风、徐长卿等辛散之药；加生地、赤芍、金粟兰、当归、川芎、鸡血藤以加强凉血活血，调和气血之功。此时若单以清热凉血解毒法治疗，则寒凝血脉，经络更为不畅，瘀久化热，毒热更著；若投以大剂活血化瘀之品，则血脉张扬，毒邪乘势四散，遍布周身，则临床症状重矣。因此，治疗时应从毒、从瘀论治，以清热凉血解毒为主，凉血解毒不忘活血，活血以凉血解毒为先。

四

诊治复杂证候，当“以和思辨”提高临床疗效

“以和思辨”是中华优秀传统文化的主要特征，中医学中的“阴阳自和”是维持生命系统稳态的内在机理。因此，“以和思辨”离不开阴阳平衡的法则。“和”在阴阳平衡的基础上，更强调了人与自然、人与人、人的身心、人体内部等各方面的完美和谐。“以和思辨”融合医学的一切认知，从而在理、法、方、药上达到浑然一体的“和气”境界。“和法”作为中医治疗八法之一，在临床各科中得到了广泛的应用。它的思辨逻辑有着悠久的发展演变历程。在多年的临床实践中，禤教授认识到灵活应用以“和”思辨能有效提高复杂证候诊治的疗效。

1. “和”思辨的历史源流

“和”最初并非以“和法”这一具体的治疗方法出现，而是作为一种思维原则。早在《道德经》“道生一，一生二，二生三，三生万物。万物负阴而抱阳，冲气以为和”中指出，阴阳合和的动态平衡才能衍生万物。《素问·至真要大论》中“寒者热之，热者寒之，微者逆之，甚者从之”“温者清之，清者温之，散者收之，抑者散之，燥者润之，急者缓之”，均涉及“和”的概念。张仲景在《伤寒论》中巧妙地结合寒热、攻补等，提出小柴胡汤、半夏泻心汤、桂枝汤、小建中汤等，用于和解少阳、调和寒热、调和营卫、调和脏腑，开创了和法的临床应用。金元众多医家都对“和法”进行了内涵的补充和临床实践的丰富。至清代程钟龄根据八纲辨证，在《医学心悟》中论述：“有清而和者，有温而和者，有消而和者，有补而和者，有燥而和者，有润而和者，有兼表而和者，有兼攻而和者，和之义则一，而和之法变化无穷焉。”从而确立了“和法”在中医治法学上的重要地位，使其成为治疗八法中的重要一法。

2. “和”思辨的临床应用

疾病的病因病机往往纷繁复杂，存在寒热夹杂、气血不调或者正邪交争等多种情况。现

代系统论也认为整体性、关联性、等级结构性、动态平衡性等是所有系统的共同基本特征，人体内存在着许多对立关系，而这些对立关系之间都存在着相互依存、相互制约，并在一定条件下相互转化的关系。各层次的对立调节均处于相对的动态平衡之中，以维持机体健康状况，也是人体生理的一种稳态。但一旦异常，人体就会产生病理征象，若这种失衡得不到纠正，以致继发多个对立失衡，甚至导致整个机体失衡。“和”的思辨正是试图恢复机体的系统动态平衡，保持生理的状态。中医“和”的思辨与现代医学系统论有着异曲同工之妙，可以相互借鉴。

（1）调和肾中阴阳：综观许多疾病，尤其是一些难治性、顽固性疾病与肾的关系非常密切，以肾虚为主要。肾虚分肾阳虚衰和肾阴虚亏，都会导致许多病变。如硬皮病、皮肌炎、白癜风、皮肤色素沉着、雷诺病等多属肾阳虚衰，表现为畏寒怕冷、四肢不温、面色苍白、精神疲乏、大便溏薄、小便清长、自汗，或者阳痿滑精、舌淡胖而润、苔白滑、脉沉弱无力等，治疗上应当采用温肾壮阳；白塞病、痤疮、黄褐斑、脱发等多属肾阴虚亏，常有头晕耳鸣、五心烦热、形体消瘦、面色潮红、遗精盗汗、便秘尿黄、舌质红、苔少或剥或裂等症状，治疗上宜滋阴补肾；还有红斑狼疮、慢性荨麻疹等，则可能属于肾阳虚衰，也可能属于肾阴虚亏，辨证施治就更为重要。肾中阴阳不和是疑难病的根本原因，调和肾中阴阳，往往使很多疾病得以痊愈。

在调和肾中阴阳中，尤其推崇“阴中求阳，阳中求阴”的阴阳互济、以平为期理念。在临床治疗中，阴虚者接受补阴药并发挥作用要靠阳气的生化，故治疗用药上以补阴为基础辅以补阳之品，及时帮助阴精的滋生，从而实现阴阳动态平衡的重建。同样，阳虚者在一般情况下均应在补阳药中加补阴药，其目的在于补阳而不伤阴，从阴中补阳，使阳气得补阴之品而变化有源。由此可见，“阴中求阳，阳中求阴”的目的在于通过阴阳互相生化的原理，对机体调节起协同作用，以维持阴阳动态平衡。

（2）调和正邪：大多数疾病都是由外邪侵袭加之正气内虚所致，故调和正邪是疾病诊治的首要任务。但在不同疾病的不同时期，正邪所占主导地位有所区别，要求我们在临床中根据不同疾病所处的阶段进行适当的调和，以达到祛邪扶正的目的。但祛邪与扶正是矛盾的双方，两者的相互斗争贯穿了整个病程，过早扶正会导致滞邪，过度祛邪则会伤正，只有正确调和祛邪与扶正两者的关系，才能达到祛邪不伤正，扶正不留邪。调和双方的力量对比，能使疾病向痊愈方向转化。

一般认为，风、寒、暑、湿、燥、火等六淫是疾病最常见的致病因素。这些邪气侵及人体后，若不能及时化解则可能与阳热体质相合，极易化火，蕴而成毒；若邪气伏于体内不发，感春夏温热之气，则伏毒自内而出，表里皆热，熏蒸体肤，而成疾患；如若内伤七情，更易五志化火，宣泄不得，蕴毒生热，发为疾患。故疑难疾病的发病和迁延常与“毒邪”蕴结有密切的关系。在疑难疾病的病因病机中，常常由于病情反复不愈，导致六淫之邪胶着难解，日久均可化毒，壅遏不解，内伤脏腑，阻碍气血，耗伤津液。病程越久，蕴毒越深，“毒”邪致病之机越需要重视，临床常用解毒法治疗。同时还要注意患者毒邪与正虚的力量对比，适当地调整扶正祛邪的力度，以调和正邪。

（3）调和水火：肾为水火之源、阴阳之根，肾阴不足则水不济火、真阳无根、虚火上炎。阴虚火旺是众多皮肤顽疾的病因，如临床常见阿弗他口腔溃疡患者，往往表现为口舌生疮、牙龈肿痛、牙齿松动，并有头晕耳鸣、舌质嫩红、脉细尺弱。此时应以滋阴壮水，引火归原法治之，以调和水火。“引火归原”是调和水火最常用的治法。《医学心悟》指出：“肾气虚寒，逼其无根失守之火浮游于上，当以辛热杂于壮水药中导之下行。所谓导龙入海，引火归原。”引火归原法即用温阳、潜阳之药以引无根浮越之火重归肾宅，使水火相抱，阴平阳秘的治法。运用本法，水火不济是基础，是在滋阴壮水的基础上加用知柏、龙牡以滋阴潜阳，用牛膝引火下行，视病情需要少佐桂附，使水火相济。

（4）调和方药：用中药和方剂治疗疾病就是通过调理机体阴阳、正邪等矛盾关系，把“失和”调为“和”，把“偏”调为“平”，从而达到治疗疾病的目的，这是中医治疗学的特色之一。中医治疗时非常注重双向调节，平调阴阳也就自然成为治疗疾病的总原则。这一总原则要求方剂的配伍是发而不过散，收而不过敛，升而不过亢，降而不过沉，清而不过寒，温而不过燥，补而不过腻，攻而不过破，补阳当于阴中求阳，补阴当于阳中求阴。如桂枝汤有发汗作用，而实际上不是发汗之剂，而是调和营卫的和剂；白虎汤、承气汤为治阳明热盛津伤之剂，泻热即能存阴；小柴胡汤以和解之，全方寒温并用，攻补兼施，有疏利三焦、宣通内外、和畅气机的作用。

中药方剂作为中医临床重要的治疗手段，为阴阳自和服务是其重要任务之一。依靠推动机体的阴阳自和机制产生治疗效应，是中药药效学作用的重要方面，而中药的调整作用则更接近于阴阳自和的本质，其在药物应用方面具有极为重要的特点和优势。在遣方用药方面，既要重视整剂方药内的调和，也要注意药味和剂量的选择，以免纠偏太过。

天疱疮阴虚火旺案

陈某，女，37岁。2007年8月20日就诊。

病史概要：患者1年前无明显诱因而于躯干、四肢起红斑、水疱，曾至当地医院就诊。

行皮肤病理活检术，结果提示符合天疱疮改变，诊断为“天疱疮”，给予强的松30mg口服，每天1次，皮疹逐渐得到控制。其后激素逐步减量，当减至10mg时，皮疹反复发作。患者为求中西医结合治疗，于2007年8月转诊至我院。

专科检查：躯干、四肢散在多个绿豆至蚕豆大小的水疱，尼氏征阳性，破后留有糜烂面，口腔可见散在的少许水疱。

中医诊断：火赤疮（阴虚夹湿热证）。

西医诊断：天疱疮。

四诊资料：全身多处皮肤起红斑、水疱、糜烂，口腔散在水疱，皮肤病理活检术确诊为天疱疮，长期服用糖皮质激素治疗，激素减量后则皮疹反跳，舌红，苔黄，脉弦数。

辨证分析：皮肤起红斑为火热之象，起水疱为夹湿，糜烂为正气亏虚失于收敛之象。口腔起水疱为湿热熏蒸。舌红，苔黄，脉弦数符合阴虚夹湿热证。患者长期服用糖皮质激素容易造成药物依赖，实际上是药毒损伤正气的反映，故激素减量时就出现病情反跳。故本病属正虚毒恋，阴虚夹湿热证。

处方：蕤仁肉15g，熟地黄15g，牡丹皮15g，山药15g，茯苓15g，益母草15g，生地黄15g，青蒿5g（后下），甘草5g，薄盖灵芝15g，制首乌15g，鸡血藤15g。7剂，水煎服，日1剂。

同时维持强的松10mg/d口服，并配合滋阴狼疮胶囊口服以滋阴补肾，清虚热。

药后反馈：经过以上方案治疗3个月后，患者全身皮疹基本消退，糜烂面痊愈，强的松减量至5mg/d。继续于原方基础上辨证加减。至2009年11月，患者全身未见新发红斑、水疱，全身未见明显不适，予停用强的松，继续以上方为基础辨证加减，并配合滋阴狼疮胶囊口服。2012年1月，患者停药，其后全身未见新发皮疹，无明显不适。2015年5月，患者因月经不调复诊，追问病史，患者表示停药后天疱疮未曾复发，自觉全身状况良好。

按：天疱疮是一种自身免疫性皮肤黏膜大疱病，属中医学的“火赤疮”“天疱疮”“蜘蛛疮”等范畴。一般好发于中年人，年龄越大的患者预后越差。西医治疗多以糖皮质激素为主以控制皮疹，也可联合免疫抑制剂治疗。

本病多急性起病，慢性经过，病程较长。禤教授认为，本病急性期以热毒炽盛多见。多因心火盛，脾湿蕴蒸，外受风湿热毒之邪，内外合邪，熏蒸不解，发于肌肤。病程日久，湿热化燥，灼津耗气，致气阴两伤，故后期以气阴两伤夹湿热多见。患者病情迁延日久，故治疗上除了祛邪之外，要注意补养肾阴，才能调和正邪，达到阴平阳秘，故以六味地黄汤为基础方随症加减。用熟地黄、茯苓、山药以补肾健脾；制首乌以补肝肾；蕤仁肉清肝热，丹皮、生地黄凉血泻火；青蒿清虚火；鸡血藤、益母草以养血活血散瘀；薄盖灵芝补五脏，调和阴阳；甘草调和诸药。方中补泻兼施，寒温并用，药性中和，能扶正而不留邪，祛邪而不伤正，贯穿了以“和”思辨治疗复杂证候的思想。

参考文献：

［1］禤国维．平调阴阳，治病之宗［J］．新中医，2002（2）:3-4.

［2］陈达灿，禤国维，刘炽，等．平衡思维的临床运用体会［J］．广州中医药大学学报，2023（4）:1021-1024.

［3］禤国维．补肾法治疗疑难皮肤病［J］．新中医，1993（9）:45-46.

［4］禤国维．从毒论治皮肤病．中国中医药报，2015-7-13（第四版）.

林毅

平衡脏腑思维与乳腺病辨治

林毅

林毅，女，1942 年 3 月生，福建古田人，中国共产党党员。第四届国医大师，首届全国名中医，国家卫生健康委员会、国家中医药管理局重点专科学术带头人，第二、四、七批全国老中医药专家学术经验继承工作指导教师，享受国务院政府特殊津贴，广东省中医院主任医师、主任导师，香港大学荣誉教授。历任中华中医药学会乳腺病专业委员会主任委员、乳腺病防治协作工作委员会主任委员 16 年，现任中华中医药学会乳腺病分会名誉主任委员、世界中医药学会联合会乳腺病专业委员会第一届理事会顾问。两次荣获全国卫生先进工作者称号，荣获中华中医药学会“中医乳腺病学术发展杰出贡献奖”“全国最美中医”等奖项。作为第一完成人获省部级科技进步奖 3 项、中华中医药学会科技奖 1 项及李时珍医药创新奖，是国医大师中唯一的乳腺病专家，被誉为“现代中医乳房病学奠基人与开拓者”。

1984 年，林教授在桂林首创我国中医乳腺科，1995 年被国家中医药管理局授予全国唯一的“全国中医乳腺病医疗中心”，是国内唯一通过欧洲 EUSOMA 认证的乳腺病医疗中心。1997 年再次创建广东省中医院乳腺科，引领建成广东、广西两个国家级重点专科。广东省中医院乳腺科成为国内规模最大的中医、中西医结合乳腺病中心，年服务患者量、年乳腺癌手术量在全国中医院名列首位。

从医五十六载，林教授继承历代医家郁证学说精华，创立“六郁治乳”理论，提出“治乳独取中焦”“治乳从气，不止于肝”等治则。首创乳腺增生病“中医药周期疗法”、乳腺炎“燮理阴阳、立法衡通”及乳腺癌“分期辨治”诊疗体系，临床运用疗效显著。她领衔形成中华中医药学会 4 个专家共识，主持制定《中医诊疗方案》《临床路径》等 9 项国家级诊疗规范。主编专著 7 部，其中《现代中医乳房病学》他引 1200 余次，是中医乳腺病学的奠基之作。研发院内制剂 14 种，开发新药“金蓉颗粒”2018 年上市，是国家实施上市许可持有人制度以来，参照美国 FDA 标准，按中、西药标准过审的首个获批中药创新药，成为中药新药研发的里程碑。

一

平衡脏腑思维在乳腺增生病领域中的应用

林教授认为，平衡脏腑是中医临床最重要的指导思想，其来源于中医思维的整体观。应将平衡脏腑的指导思想贯穿中医治疗乳房疾病的始终，无论患者处于疾病的何种阶段，都应将平衡脏腑、调节机体内环境作为首要的治疗原则和最终的治疗目标。

林教授在多年乳腺癌临证经验中总结出“种子”与“土壤”的“二元理论”发病机制，认为乳腺癌的发生发展不仅在于癌细胞“种子”，更在于机体为其塑造了一个适合其生存发展的内环境“土壤”。这也与自20世纪提出的现代医学的肿瘤“种子－土壤”学说不谋而合。该学说将肿瘤看作生物体，人体相当于它赖以生存的自然界，肿瘤的发生、发展取决于肿瘤细胞和内环境两个因素，肿瘤细胞只有在一定的“土壤”中才能生长。林教授提出的二元理论与现代医学的“种子－土壤”学说均认为乳腺癌的发生主要是乳腺局部病变与全身机体功能失衡共同作用的长期演变过程。遗传因素与感受致癌因子是引起乳腺局部病变的主要原因，机体平衡的打破为乳腺癌发生发展提供了这样的土壤。不良的情志、饮食偏嗜、过劳等因素可影响脏腑、经络、气血功能的平衡状态，机体功能平衡的打破存在量变与质变过程。林教授强调，气滞、血瘀、痰凝、湿浊、火郁、食积等在乳腺癌的发生过程中所起的作用是在脏腑、经络、气血功能异常的基础上进一步影响患者机体内环境的平衡，从而降低人体自身抗肿瘤细胞的能力，即影响内环境“土壤”。因此，林教授提出中医防治乳腺癌不仅应祛逐“种子”，更应着眼于调整“土壤”，维护内环境平衡，从而提高自身抗肿瘤能力，使癌细胞再无可乘之机。即以平衡脏腑作为临证指导思想，帮助患者重新建立内环境平衡的良好状态。

乳腺增生病临证多见疼痛及肿块，辨证可见一派气郁、痰郁、血郁征象。因此，医家多用疏肝解郁、化痰散结、活血化瘀药物治之。但林教授指出，本病病机虽主要责之于肝气郁结、痰凝血瘀，但不应忽略其根源与冲任失调密切相关。究其原因，盖因乳房位于胸中，为“宗经之所”。乳房与肝、肾、脾（胃）等脏腑均有联系，与冲任二脉直接相连。冲任之本在肾，天癸之源也在肾，肾气化生天癸、滋养冲任，肾气－天癸－冲任互相联系，构成了中医学独特的女子“性轴”。薛立斋指出“夫经水，阴血也，属冲任二脉，上为乳汁，下为月水”。在这一性轴中，肾气是核心，冲任是纽带，天癸是物质基础，而乳房与胞宫均是此性轴的靶器官。“女子血海，盈亏有期”，冲任气血在肾与天癸的作用下渐盛渐满，行经之后气血得溢而渐虚，再由虚渐复盛，周而复始。经前冲任二脉气血充盈上行可表现为乳腺小叶生理性增生，经后气血外泄、肝气得疏、冲任平复，故乳腺由增殖转为复旧。因此，林教授提出乳腺增生病的病机以冲任失调为本，肝气郁结、痰凝血瘀为标，病位在肝、脾、肾；病性为本虚标实，经前标实为主，经后本虚为重。

基于这一认识，林教授于20世纪80年代末提出辨证与辨周期相结合思路，创新性地将“中医药周期疗法”理论运用于乳腺增生病的临床实践。辨周期即依据乳房周期性生理特点分期论治，分为经前期（黄体期）和经后期（卵泡期、排卵期）两期，化繁为简，分期论治。经前重在疏肝活血、消滞散结以治标，经后重在温肾助阳、调摄冲任以治本。经前盈而泻之，经后疏而满之，符合女性生理、病理变化规律。而在辨周期的基础上，应根据患者具体临床表现进行辨证治疗。因此，林教授研制出了消癖系列方：消癖1号方疏肝活血，消滞散结。消癖2号方温肾助阳，调摄冲任。消癖3号方化痰软坚，消癖散结。消癖4号方活血化瘀，通络止痛。消癖5号方养阴清热，软坚散结。消癖6号方泻热利湿，通腑解毒，通络止痛。临证应用以消癖1、2号方辨周期，消癖1号方用于经前，消癖2号方用于经后。在辨周期用药的基础上，可辨证配伍消癖3～6号方，后将其制成口服液作为院内制剂使用。辨证与辨周期相结合，讲究用药时机，临床运用效若桴鼓。中医药周期疗法符合乳腺的生理、病理变化，顺应冲任气血藏泄之变化规律，因势利导，辨证为本，分期治之，以达“平衡脏腑、标本兼治”之目的。

乳癖围绝经期冲任失调案

潘某，女，44岁。初诊日期：2019年6月3日。

病史概要：患者因右乳结节伴胀痛半月余前来就诊。既往体健，否认乳腺癌及其他恶性肿瘤家族史。末次月经为2019年5月21日，既往月经规律。查体见双乳腺体致密，右乳12点位可扪及肿物，直径约1cm，活动度可，质韧，无压痛。双乳头未见溢液。

辅助检查：2019年6月3日我院乳腺彩超：右乳12点低回声结节，大小为9mm×7mm×5mm，BI-RADS:3类；我院乳腺钼靶示右乳上方片索状影聚集，结构紊乱，周围血供稍丰富，不除外右乳非典型增生，BI-RADS：4a类。患者为求进一步诊治，于林教授门诊就诊。

中医诊断：乳癖（冲任失调为本，气滞血瘀为标）。

西医诊断：乳腺不典型增生（右乳）？

四诊资料：患者平素生活压力大，常感精神紧张。2周前出现右乳胀痛，逐渐加重，伴头晕乏力，自检触及右乳结节。现症见：右乳肿块、疼痛，胃纳一般，痛经，月经量少伴血块，眠可，二便调。舌暗红，有齿痕，苔白，舌下脉络青紫，脉弦。

辨证分析：林教授认为，本例患者为中年女性，素有情绪紧张，肝失疏泄，导致气滞血瘀，不通则痛，故见乳房疼痛、痛经、月经血块、舌暗红、舌下脉络青紫；然其本在肾，以年四十阴气自半，肾主骨生髓，脑为髓海，清阳出上窍，脾肾气血亏虚可致头晕乏力等症。辨证属冲任失调为本，肝郁气滞、痰凝血瘀为标。

治法一：益气养阴，调摄冲任。

处方一：六味地黄汤加减。山药15g，茯苓15g，泽泻10g，山萸肉15g，熟地黄10g，牡丹皮15g，女贞子15g，枸杞子15g，太子参20g，鸡血藤15g，白术30g，黄芪15g，甘草10g。共4剂。每日1剂，水煎2次，日服2次。

中成药：贞蓉消癖口服液、蝎甲消癖口服液口服，每日3次，每次1支。

服药4天后改服下方及口服液。

治法二：疏肝活血，消滞散结。

处方二：柴胡疏肝汤加减。柴胡10g，郁金15g，青皮15g，川芎15g，赤芍15g，延胡索20g，香附15g，莪术15g，益母草15g，鸡血藤15g，当归10g，熟地黄15g，共14剂。每日1剂，水煎2次，日服2次。

中成药：金柴消癖口服液、莪丹消癖口服液，口服，每日3次，每次1支，共14天。

药后反馈：患者服药后，于2019年6月24日月经来潮，无痛经，无明显血块，右乳疼痛减轻，仍乏力倦怠，二便调，舌暗红，苔薄白，脉细。

处方一及中成药续守前方，服10天。服药10天后改服下方及口服液。

处方三：自拟消癖方。鳖甲30g（先煎），牡蛎30g（先煎），郁金15g，女贞子15g，淫羊藿10g，制何首乌15g，莪术15g，肉苁蓉15g，益母草15g，青皮15g，丹参10g。共14剂。每日1剂，水煎2次，日服2次。

中成药：金柴消癖口服液、莪丹消癖口服液口服，每日3次，每次1支，共14天。

药后反馈：症见精神改善，无头晕乏力，右乳胀痛明显好转，无胸胁胀痛，纳眠可，二便调。舌暗红，边齿痕，苔薄白，脉细。末次月经为2019年9月18日。三诊时患者诸症减轻，将处方一中党参改为黄芪、鸡血藤，以加强补气养血之功，余药守方续服 2 个月。至 12 月，诸症消，唯觉口干，虑其肾阴未能上承，改鸡血藤为太子参益气生津。其间均联合消癖系列口服液。

此后患者于 2020 年 1 月 6 日复查钼靶：双乳结构紊乱，右乳上区为著，双乳多发钙化灶，左乳上区偏外较聚集。BI-RADS：3 类。彩超：右乳低回声肿块，考虑纤维瘤可能。BI-RADS：3 类。嘱患者定期随访复查。

按：乳腺增生病是育龄期妇女最常见的乳房疾病，其中非典型增生与乳腺癌关系密切，属于癌前病变范畴，是乳腺癌一级预防的重点。正确地认识非典型增生，对乳腺癌早期发现、早期诊断显得尤为重要。林教授认为，乳腺增生的发病与肝、脾、肾三脏功能异常密切相关，根据多年临床经验总结出“脾胃虚弱→湿困脾胃→湿浊中阻→湿热蕴胃→痰瘀互结/冲任失调”这一乳腺增生至乳腺癌“湿浊痰瘀”多阶段病机发展模式。而近几十年来，现代医学也对乳腺癌的发生发展模式进行了深入研究，有学者于 20 世纪末提出了“乳腺癌多阶段发生模式”的假说，认为正常乳腺上皮细胞向恶性转化经历了“正常上皮→单纯性增生→非典型性增生→原位癌→浸润癌”的谱带式渐进性连续过程。这个假说通过形态病理学、动物实验、分子遗传学和流行病学追踪随访，已逐步被证实。该模式与林教授提出的“湿浊痰瘀”的乳腺增生→乳腺癌的多阶段病机发展模式有异曲同工之妙，均指出应以动态发展的观点来对待乳腺增生到乳腺癌的发生过程。而针对该发展模式，林教授提出乳腺癌的预防应以疏肝、健脾、养肾为重点，防止因脏腑功能失调导致湿、痰、瘀、毒等病理产物堆积，从根本上改善不良“土壤”内环境，使癌毒的“种子”失去适宜生长的内环境。使癌细胞的“种子”余毒不能在机体“土壤”内生根发芽。

本例患者为中年女性，结合林教授乳腺增生病中医药周期疗法理论，经后温肾助阳、调摄冲任，重在治本，故方用六味地黄汤和四君子汤加减，并在此基础上加用黄芪、女贞子、枸杞子、鸡血藤以加强健脾益肾活血之功；经前消滞散结，方用柴胡疏肝散加减，配以自拟消癖系列口服液治疗，达到标本兼治之效果。

二诊时，患者乳房痛减，月经无血块，脉细，属气滞血瘀渐去，而冲任失调之本尚存。经后仍守前方，健脾益肾以固本；经前改自拟消癖汤，方中鳖甲、牡蛎咸寒，咸则软坚，寒则入阴，合女贞子、淫羊藿、何首乌、肉苁蓉平补肾中阴阳，阴中求阳、阳中求阴；佐以郁金、青皮疏肝理气，莪术、益母草、丹参活血化瘀，是以标本兼治。三诊时，患者诸症减轻，继守方续服至 12 月，复查彩超提示右乳病灶稳定，钼靶所见 BI-RADS 分类降至 3 类。

林教授认为，在乳腺增生→乳腺癌的多阶段发展模式中，要逆转病变发展，应谨守病机，牢牢把握冲任失调的病机核心。在疏肝解郁、活血逐瘀、化痰散结的同时，应时刻关注冲任失调这一根本病机。唯有平衡脏腑，调摄冲任，使患者气血阴阳平衡，才能使患者的内环境“土壤”充实，让癌毒“种子”无可乘之机，达到真正乳腺癌一级预防的目的，体现出中医治未病中的“未病先防”的意义。

二

平衡脏腑，燮理阴阳在乳腺炎性疾病中的应用

林教授认为，肉芽肿性乳腺炎在急性炎症反应阶段，会经历“郁久化热→热盛肉腐→肉腐成脓”的病机发展过程；而在慢性病程中，具备痰浊阻滞的特点。有鉴于此，林教授创立了“燮理阴阳，立法衡通”理论思想，指导临床采用“平衡脏腑，提脓祛腐”综合外治法结合内治进行治疗。该法以“祛腐生肌”理念为核心，内外合治，全程中医治疗，彰显了中医药治疗的独特优势。

1. 内治法

肉芽肿性乳腺炎多因乳房受外力撞击、暴怒、劳累、熬夜失眠或恣食海鲜而发病。其病机多为异物郁积，阻滞乳络，气血通行不畅，痰瘀交阻，凝聚成乳房肿块；郁久化热，热盛肉腐而发为乳房脓肿。临床上，肉芽肿性乳腺炎常见因失治误治，炎性病灶得不到有效控制，沿乳络扩散、蔓延，形成多房脓肿、多条窦道或瘘管，急、慢性炎性肿块交替并存的情况。结合肉芽肿性乳腺炎发展规律和各阶段特点，总结凝练多年临床经验，将本病分为三型辨治。

（1）肿块型：临床表现以局部肿块为主。发病初起多见乳房单一象限局部肿块，质韧，无疼痛等明显不适；随后肿块逐渐增大，波动感不明显，可伴有局部皮肤潮红、压痛，超声检查下未见脓肿。肿块型主要见于疾病早期阶段，随着病情发展，一部分患者肿块逐渐成脓，进入炎症急性反应期，转为混合型；另一部分患者肿块僵硬，未经成脓而逐渐转入迁延型。林教授指出，此型病因病机主要为痰浊阻滞乳络，治疗上重视“清”“通”二法，以内治为主，外治为辅；治疗原则为以消为本，以通为用。

（2）混合型：混合型肉芽肿性乳腺炎是指乳房局部肿块、脓肿、窦道等多种临床表现共存者。患者若肿块继续增大，可于局部形成不规则脓肿；若未能得到及时有效的治疗，疾病可向其他象限旁窜蔓延，形成窦道，反复溃脓，迁延不愈；甚至可出现既有结块红肿未溃，又有脓溃未尽，也有脓去未愈等多型并存的复杂性、难治性、肉芽肿性乳腺炎。林教授喻之

为烂苹果式溃破坏死，地道战式侵袭蔓延。

此型应根据局部成脓的范围、脓腔窦道的位置、皮肤水肿及破损的情况、全身炎症反应的程度选择相应治疗方法。以外治为主，内治为辅。中医外治法可以在乳房局部采取不同的治疗方法，对多型并存的临床局部表现予以不同的特色治疗，相较过去“一刀切”的治疗方案，最大限度地保护了乳房的外形和功能，达到“更小创伤，更少毒不良反应，更美外形，更好功能及更低复发率”这五个完美的治疗目标。

（3）迁延型：指肉芽肿性乳腺炎脓溃之后久不收口，或收口之后僵块未消散，或未经炎症急性反应期，仅以僵块为主要表现者。此型一般可持续 3 ～ 6 个月，若治疗不当，反复发作，部分患者病程可长达数年之久。此型以正气不足，不能托毒外出为主要病机，治疗不可过用攻伐，应以扶正祛邪为要。“养正积自消”，重视健运脾胃、通便醒脾、扶助正气，以达祛邪散结是关键。此型以内治为主，外治为辅。

2. 外治方法

若创面久不收口，当以生肌收口为要。若创面肉芽水肿高突，应及时修剪刮除；若清创后局部空腔形成者，可运用燕尾纱块加压绷缚术，使脓腔壁相互贴合；若溃口较大、皮肤难以对合，可采用蝶形胶布牵拉创面，促进愈合。在收口的过程中，需注意避免创面假性愈合。林教授强调，细致的专科查体是鉴别假性愈合的关键。若愈合部位颜色紫暗、伤口触痛，甚至按压有凹陷感，多为假性愈合，一段时间之后局部可能会再次破溃。此时需要挑开假性愈合的创面，彻底清除皮下脓腐及隐藏的窦道脓腐，腐去再予收口。若收口之后，肿块已无明显疼痛，皮肤无应指表现，皮色不红，皮温不高，可配合四子散药包热敷，化痰散结、温经通络以促进肿块消散。若迁延期出现新发肿块、压痛或局部微红，可局部用加味金黄散水蜜膏与四子散药包交替外敷。

双乳肉芽肿性乳腺炎反复发作案

杨某，女，36 岁。初诊日期：2018 年 11 月 12 日。

病史概要：患者诉反复双乳红肿疼痛 2 年。患者 2016 年 10 月出现左乳局部红肿热痛，2017 年 1 月至外院就诊。行穿刺病理诊断为左乳肉芽肿性乳腺炎，口服激素治疗后症状缓解，后激素逐渐减量。2017 年 8 月再次出现右乳肿物伴有局部红热，肿痛不明显，外院穿刺病理提示右乳肉芽肿性乳腺炎，予激素加量后双乳症状缓解。2017 年 11 月起完全停服激素治疗，后双乳症状反复，遂又予激素治疗后。2018 年 10 月出现双乳肿痛，右乳局部破溃流脓，为进一步治疗，遂至门诊就诊。2018 年 9 月因双髋关节疼痛外院就诊，完善检查诊断为双侧股骨头坏死，于外院行双髋关节置换术。否认乳腺癌及其他恶性肿瘤家族史。

中医诊断：乳痈（湿热内蕴证）。

西医诊断：肉芽肿性乳腺炎（双乳）。

四诊资料：患者现可见右乳局部红肿热痛，右乳 12 点处可见一溃口，有少许脓血性液体流出，左乳压痛，红热不明显，情绪紧张，无恶寒发热，纳眠一般，二便调。舌质红，苔微黄腻，脉弦滑。左乳外上可触及一直径约 3cm 肿物，边界不清，局部皮肤未见明显潮红、肿胀，肤温正常，压痛。右乳头上方可见一溃口，有少许脓血性液体流出，右乳 12 点方向可触及一直径约 3cm 肿物，边界不清，局部皮肤潮红、肿胀，右乳肤温稍高，触痛明显，双腋下未及肿大淋巴结。2018 年 11 月 12 日，我院乳腺彩超示双乳内见数个不均质回声区，较大范围约 30mm×27mm×11mm（左乳 12～2 点距乳头 16mm）、35mm×28mm×13mm（右乳 12 点乳头旁）。双乳不均质回声，考虑肉芽肿性乳腺炎可能（并局灶坏死及窦道形成）。

辨证分析：该患者来诊时右乳红肿热痛，局部破溃渗出，证属阳，当清热通消，外治予功劳木液及加味金黄散水蜜膏外敷，清热解毒、消肿止痛；左乳虽有压痛，然不红不肿，触之肤温正常，证属半阴半阳，当托里逐邪，外治以四子散药包温敷，取其温通托毒、散结止痛之效。整体辨证属湿热内蕴证，在外治基础上配合内服自拟消痈溃坚汤加减，解毒消痈与托里透脓并进。

治法：软坚散结，排脓解毒。

处方：消痈溃坚汤加减。穿山甲 10g（先煎），王不留行 15g，漏芦 30g，丝瓜络 15g，蒲公英 15g，全瓜蒌 15g，路路通 15g，桔梗 15g，牛蒡子 15g，柴胡 10g，厚朴 15g，白术 30g，枳实 15g，当归 10g。共 7 剂。每日 1 剂，水煎 2 次，日服 2 次。

另外治予功劳木液湿纱及加味金黄散水蜜膏外敷右乳破溃处，四子散药包温敷左乳肿块处。

药后反馈：患者自行守方续服月余。右乳溃口较前好转，双乳肿痛症状稍缓解。查体：右乳溃口收口，未见流脓，右乳肿胀、肤色潮红减轻，左乳情况大致同前。患者近期饮食不节，胃痛不舒，嗳气，有灼烧感，纳眠一般，二便调。舌质红，苔薄黄，脉弦滑。故在前方基础上去当归，加海螵蛸 15g（先煎），佛手 15g，紫苏梗 15g。共 7 剂。每日 1 剂，水煎 2 次，日服 2 次。外治续前法。

患者再次复诊时，双乳无明显肿痛，局部压痛，胃痛症状较前改善，纳眠一般，二便调。专科检查：右乳溃口处收口，未见渗液，双乳无明显红肿热痛，右乳上方及左乳外上方可触及僵块，有压痛。舌质淡红，苔薄黄，脉弦。治以健脾化湿和中，方用参苓白术散加减。

处方：山药15g，砂仁10g（后下），炒白扁豆20g，茯苓15g，桔梗10g，莲子15g，陈皮10g，白术20g，薏苡仁30g，麦芽15g，稻芽15g，姜黄连5g，豆蔻仁15g。共4剂，每日1剂，水煎2次，日服2次。

其后根据患者病情，加减随用消痈溃坚汤或参苓白术散。同时予消癖系列口服液调摄冲任、软坚散结。2019年4月16日，我院乳腺彩超：左乳12～2点内见数个不均质回声区，较大范围约9mm×8mm×7mm（1点距乳头31mm）。左乳12～2点不均质回声，考虑肉芽肿性乳腺炎可能（转归期，并局灶坏死组织残余）；右乳9点无回声区，BI-RADS 2类（考虑乳腺囊肿）；考虑双侧乳腺增生声像。

按：明代汪机在《外科理例·乳痈》中指出："肿痛甚者，清肝消毒。痛发寒热者，发散表邪。未成脓者，疏肝行气。不作脓或不溃，托里为主。"阐释了在乳痈不同阶段，采用不同治疗方案的理念。林教授提出的"燮理阴阳、立法衡通"理论体系，继承古代分型辨治乳腺炎精髓，提出早期治疗贵在"通"与"消"；成脓、窦道或瘘管期以"清热解毒，托里透脓"为法，引托并用，腐去肌生；溃后期则以"益气健脾和胃"为法，重在调补，促进愈合，生肌收口。最终达到内外兼治，燮理阴阳之目的。

该患者来诊时右乳红肿热痛，局部破溃渗出，证属阳，当清热通消，外治予功劳木液及加味金黄散水蜜膏外敷，清热解毒、消肿止痛；左乳虽有压痛，然不红不肿，触之肤温正常，证属半阴半阳，当托里逐邪，外治以四子散药包温敷，取其温通托毒、散结止痛之效。配合内服自拟消痈溃坚汤加减，方中以柴胡、郁金、青皮、陈皮疏肝理气，穿山甲、王不留行、丝瓜络、漏芦、蒲公英、桔梗解毒消痈，当归、皂角刺辛温托毒，牡蛎咸能软坚，薏苡仁消痈排脓之间兼以健脾，诸药合用，解毒消痈与托里透脓并进。

患者自行内服外敷1个月后，双乳肿痛缓解，然新发胃脘不适，属内有郁热而乳痈未愈，仍以消痈溃坚汤为主。去当归恐其助热，加海螵蛸、佛手、紫苏梗加强制酸和胃、理气止痛之功。

三诊时患者溃口已收，双乳可触及僵块，此时应以益气健脾、化湿和胃为主。是以脾化生气血并主肌肉，可助初愈之溃口新生，故予参苓白术散加减。因患者仍时有胃痛，故在原方基础上去人参防其助热，加姜黄连清热和胃，并以麦芽、稻芽、豆蔻加强和胃消食之功。外治继续予加味金黄散水蜜膏外敷右乳。

后皆以消痈溃坚汤或参苓白术散加减调护。此案病情反复，病程长，以其病深者，其治亦久，病去如抽丝，更知此类不乳儿乳痈当及早治疗。

三

在乳腺癌诊疗中如何平衡“扶正”与“祛邪”

对于确诊为乳腺癌的患者，治疗策略为既病防变、预防复发转移。林教授认为正气亏虚是乳腺癌复发转移的根本原因，癌毒残留为关键因素，而继发的痰瘀湿毒等内生之邪是乳腺癌复发转移的重要条件。其复发转移正是由于正气不足，癌毒未清，正不抑邪，病邪由浅入深传布，而变生百端。因此，扶正祛邪是临床治疗乳腺癌的主要原则。如何平衡扶正与祛邪的关系，是中医临证诊疗中的重点与难点之一。乳腺癌患者经手术、化疗、放疗及内分泌等攻伐治疗的同时，亦耗伤气血，损伤脏腑，使得脏腑更虚、功能衰退，往往导致肝肾功能损伤，出现骨髓抑制、贫血等病症。林教授认为，临证治疗应对“扶正”和“祛邪”进行动态平衡。不能一味祛邪，不知扶正，耗伤人体正气，如此则即使邪气去除，人之正气也耗伤殆尽。

针对乳腺癌复发转移的病因病机，林教授认为中医治疗应以扶正为主，祛邪为辅，达到“养正积自消，祛邪助瘤除”的目的。具体体现在时时扶正，适时祛邪；扶正不留邪，祛邪不伤正。临床运用时，还需仔细辨识机体气、血、阴、阳的盛衰，依据正邪之主次，虚实之夹杂，扶正与祛邪并举，把扶正与祛邪有机结合。

1. 时时扶正

意即为扶正固本贯穿整个治疗的始终。正气之中又以脾肾最为关键。脾为后天之本，气血生化之源；肾为先天之本，真阴真阳之所藏，故扶正固本重在脾肾。李东垣云：“水为万物之元，土为万物之母，二脏安和，一身皆治，百病不生。”脾之阴阳与肾之阴阳相互连接，肾中元阴元阳为脾阴脾阳之根。先天与后天相互资生，相互促进。如若脾肾亏虚，则百病丛生。脾肾不足，直接影响其他脏腑，气血虚衰必终将累及脾肾，故林教授强调以培补脾肾为重中之重，以健脾补肾为扶正的基本法则。常用的“扶正”法有益气健脾、滋阴补肾（或温阳补肾）和脾肾双补，具体运用时还应根据各脏腑的生理和病理特点及其虚损见症进行灵活调治。

2. 适时祛邪

是在“时时扶正”的基础上，根据乳腺癌的进程、邪正的演变，以及病机的转归情况，适时地施以祛邪药物，使邪去正安。《医宗金鉴·积聚》有云：“初者，病邪初起，正气尚强，邪气尚浅，则任攻伐；中者，受病渐久，邪气较深，正气较弱，任受且攻且补；末者，病魔经久，邪气侵凌，正气消残，则任受补。”当体内气滞、痰湿、瘀血等邪实较为明显，且有可攻之机时，应适时清除体内病理产物，助机体恢复阴阳平衡，使邪去正安。临床实践中需详审邪正盛衰，评估扶正与祛邪之间的轻重缓急，针对性地选择祛邪之法，不可对“攻”望而生畏，导致错失祛邪之机。

祛邪以祛无形之癌毒为首，同时根据患者临床表现祛遍身之痰浊、祛肠中之腐秽、祛虚人之瘀。林教授认为，癌毒之邪易于随血而行，旁窜为患，其停留之处多为正气亏虚之地。而癌毒本身又具有耗散正气的特性，导致乳腺癌自然病程中正气逐步消耗，发生正邪关系的转变，最终引起脏腑衰微、复发转移。虽经手术、放疗、化疗干预，癌毒消减，但仍可能有余毒、伏邪残存，遇正气亏虚之时死灰复燃。对于不同分型的乳腺癌患者，一方面应制定个性化的中医诊疗方案，及时进行术后随访；另一方面要坚持定期进行中医药干预，确保正气充足，使癌毒之邪无机可乘。

痰浊、气滞、血瘀等是乳腺癌的发病诱因，临证多以三者并见。气滞为始发因素，而痰浊和瘀血均具有两重性，既是病理产物，也是致病因素，不断加剧病情的进展，导致肿瘤复发转移。林教授认为，其中痰浊为乳腺癌病因病机的核心因素，也是术后复发转移的关键因素。故在诊疗时务必注意对有形之痰和无形之痰的清化，强调“治乳需治痰，治痰先治湿，治湿先治气”。女性气血常亏虚，多表现出一派“虚人之瘀”象，活血攻伐之品常易伤正，故以益气养正之品，避免瘀血不化、新血不生。

除此之外，有临床和基础研究表明，乳腺癌患者的肠道菌群与正常女性之间存在显著差异，部分乳腺癌患者在发病前与发病后多伴有常年便秘病史。腑气贵在通降，肠腑不通可致胃失和降，并进一步影响脾胃升降枢纽，由是气血俱伤。因此，临证祛邪时应不忘祛肠中之腐秽。

乳腺癌巩固期长期生存案

何某，女，61岁。初诊日期：2013年10月9日。

病史概要：患者2012年11月于外院行左乳癌改良根治术，术后病理：左乳浸润性导管癌，$T_2N_3M_0$ Ⅲc期，ER（−），PR（−），Her−2（+），Ki−67:20%，腋下淋巴结（23/23），左锁骨上淋巴结（2/3）。术后于外院行化疗及放疗。现为求中医治疗，转至我院就诊。

中医诊断：乳癌（脾肾两虚证）。

西医诊断：乳腺恶性肿瘤（左乳，三阴性）。

四诊资料：现症见神疲乏力，口干，眠差，梦多，胃纳欠佳，偶嗳气，大便1～2天1次，小便可。舌暗红，苔少，脉细数。

专科检查：左乳术区伤口愈合良好。

辨证分析：患者经历手术、放化疗后，气阴俱伤，尤其近期触及放疗热毒，耗气伤阴尤甚。阴伤躁扰，故见口干、梦多、舌暗红、苔少、脉细数；脾胃气虚，运化失司，故见神疲乏力、纳差、嗳气、大便不畅。

治法：健脾补肾，扶正抑瘤。

处方：自拟白花芪杞汤加减。白花蛇舌草30g，薏苡仁30g，莪术15g，黄芪30g，茯苓15g，山药15g，山萸肉15g，熟地黄20g，泽泻10g，牡丹皮15g，女贞子15g，槟榔15g，炒山楂15g。共14剂。日1剂，水煎2次，日服2次。

中成药：复康灵胶囊口服，每天3次，每次4粒；槐耳颗粒口服，每天3次，每次1包。

药后反馈：患者服药后夜眠改善，精神好转，是脾肾精气渐复。胃纳尚可，手足欠温，腹胀嗳气稍减，二便调。舌暗红，苔薄白，脉细。故在前方基础上去山茱萸、熟地、泽泻、牡丹皮等六味地黄药味，改予党参、太子参、白术、菟丝子、枸杞子，加强健脾益气之余，平补肝肾。以其药性平和，久服无碍，故后多以本方加减调护。

处方：自拟白花芪杞汤加减。白花蛇舌草30g，薏苡仁30g，莪术15g，黄芪30g，太子参10g，党参10g，茯苓15g，白术30g，山药15g，女贞子15g，菟丝子15g，枸杞子15g，槟榔15g，炒山楂15g，8剂。日1剂，水煎2次，日服2次。

中成药同前。

后皆以白花芪杞汤加减调护，配合中成药复康灵胶囊、槐耳颗粒内服。

2015年5月29日复诊。症见咳嗽痰多，咯痰色黄，偶胸闷，无发热，无明显鼻塞流涕，倦怠乏力，胃纳欠佳，大便通畅，舌淡红，苔薄黄，脉浮数。辨证属痰热犯肺。林教授临证治疗乳腺癌患者强调"时时扶正，适时祛邪"，此时患者咳嗽痰多，属外感之症，应根据"急则治其标"的原则，清肺化痰，健脾和胃。

处方：清肺宁咳方加减。苦杏仁15g，芦根20g，蜜枇杷叶15g，桑白皮15g，乌梅15g，知母15g，紫菀15g，薤白15g，瓜蒌皮15g，黄芪30g，党参15g，炒六神曲15g，炒麦芽

15g，炒山楂15g。共8剂。每日1剂，水煎2次，日服2次。

患者服药后咳嗽咯痰基本缓解，偶干咳，无胸闷心悸，胃纳欠佳，眠可，二便调，舌淡红，苔白，脉弦细。继予白花芪苓汤及中成药续服。

患者定期门诊诊治、复查，皆以自拟白花芪苓汤加减随症调护，随访至2022年，生活质量佳，未见复发转移征象。

按：基于循证医学的现代医学综合治疗，是乳腺癌治疗的主要措施。中医药参与乳腺癌治疗的重点已发生转变。为此，林教授指出应基于现代医学不同治疗阶段的中医病机、证候特点的不同，以解毒增效、缓解症状、提高生活质量、预防复发转移作为早期乳腺癌的中医药治疗策略。并先后提出乳腺癌"平衡内环境预防乳腺癌发生、复发及转移""激素受体阴性重在健脾，激素受体阳性重在补肾"等一系列重要学术观点，确立了中医治疗乳腺恶性肿瘤的阶段优势。

该例患者为三阴性乳腺癌，来诊时已完成化疗及放疗，进入巩固期。林教授指出，三阴性乳腺癌发病与免疫相关，巩固期的治疗重点在于扶正祛邪，提升人体正气，其中以健脾补肾尤为重要。患者经历手术、放化疗后，气阴俱伤，尤其近期因放疗热毒，耗气伤阴尤甚。阴伤躁扰，故见口干、梦多、舌暗红、苔少、脉细数；脾胃气虚，运化失司，故见神疲乏力、纳差嗳气、大便不畅。治以健脾补肾，益气养阴，扶正抑瘤。方用自拟白花芪苓汤加减。方中白花蛇舌草、薏苡仁、莪术抗癌，为辨病用药。另以黄芪、茯苓、山药健脾益气；山茱萸、熟地黄、泽泻、丹皮、女贞子，合茯苓、山药取六味地黄之意，补肾益精；槟榔、山楂健胃消食，使补而不腻。服药后患者夜眠改善，精神好转，是脾肾精气渐复，故在前方基础上去山茱萸、熟地黄、泽泻、丹皮等，加入党参、太子参、女贞子、枸杞子、桑椹等药，在健脾益气之余，平补肝肾，以其药性平和，久服无碍。

林教授制方强调"病－证－症"相结合，本意即体现出了平衡"扶正""祛邪"的概念。方中以白花蛇舌草、薏苡仁、莪术解毒抑瘤，现代医学研究提示具有一定肿瘤抑制作用，为识病角药；基于五脏虚实证候，臣以四君子汤、六味地黄丸等加减，为辨证用药；并结合具体症候特点，如饮食不消佐以山楂、麦芽、鸡内金，夜眠欠佳佐以合欢花、夜交藤等，属对症用药，由是病、证、症兼顾，扶正为主，祛邪为辅。

治疗期间，患者因外感风热，酿热成痰，痰热犯肺，出现咳嗽痰黄、胸闷等症。此时宜急则治标，故治以清肺化痰，方用桑白皮、枇杷叶、芦根、知母、瓜蒌皮苦寒与甘寒并用，清泻肺热，生津润燥；杏仁、乌梅收敛肺气，合紫菀、薤白辛开苦降，宣降气机。更以参芪益气健脾，炒三仙醒脾和胃。由是肺脾兼顾，祛邪不忘扶正。待咳嗽缓解，则复守白花芪杞汤加减调护。继续服用复康灵胶囊（林教授自主研发院内制剂，功效益气健脾、补肾生髓、抗癌解毒），体现“时时扶正，适时祛邪”之意。

林教授临床重视平衡脏腑，扶正祛邪，强调通过先后天之本的固护，扶植人体正气，并根据患者疾病变化情况适时祛邪，防范乳腺癌复发转移，使本例有23枚淋巴结转移的高危患者得以长期生存。

四

“子午流注纳支法”理论结合“健脾补肾生髓法”治疗乳腺癌围化疗期不良反应

化疗是癌症全身治疗的重要手段之一，然而化疗药物会带来不同的不良反应，包括恶心、呕吐、脱发、皮疹、肝肾功能损伤、手足综合征、骨髓抑制症等。不良反应严重者，可能需要调整化疗剂量、推迟或放弃化疗，以致影响预期治疗效果。林教授认为，中医药在乳腺癌围化疗期的治疗重点是减轻化疗相关毒副作用，提高患者对化疗的耐受性。基于多年临床经验，林教授总结出了以“子午流注纳支法”结合“健脾补肾生髓法”治疗化疗骨髓抑制症，改善生活质量，帮助患者按时按量完成化疗。

各种化疗药物均可引起不同程度的骨髓抑制，即患者外周血单项或全血细胞减少、骨髓增生减低，其中以粒细胞缺乏较为常见。中医将化疗后骨髓抑制症归属于“虚劳”范畴。林教授提出化疗导致的骨髓抑制症的病因主要有二：一为肿瘤邪毒，二为化疗药毒。“邪之所凑，其气必虚”，肿瘤邪毒日久耗精伤血，损及元气致气血两虚。药毒致气血两虚病机有三方面：与脉道运行之气血相搏，毒邪过盛，耗伤气血；中伤脾胃，运化失司，气血生化乏源；侵入骨髓，耗伤肾精，精不养髓，髓不化血以致血液虚少。肿瘤邪毒和化疗药毒聚于体内导致气血亏虚，进一步发展而致阴阳受损，使气血阴阳脏腑俱虚。

本病以虚为主，病因为邪毒药毒所伤，病位在骨髓，病及五脏，关键在脾肾。在脏腑，责之于脾肾；在八纲，责之于气血。脾失健运，生化乏源是骨髓抑制症发生的先决条件；肾精受损，髓失所养是骨髓抑制症发生的关键因素。治疗时遵循“虚则补之”“损者益之”原则，重在补益。

化疗寒凉之毒损伤脾胃功能，而致脾胃不和（湿浊中阻及湿困脾胃）、生化乏源之证。临床表现为体倦乏力，食欲不振，恶心欲呕，痰多清稀，舌淡或胖大，舌边有齿痕，苔白，脉细弱。脾为后天之本，气血生化之源，脾健则气血充盈，此时治疗应重视顾护脾胃为先，“首取中焦”，以健脾益气、化湿和胃为主。

若化疗药毒伤及肾本，肾精受损，髓失所养，不能藏精化血。此时，应以益气健脾、补肾生髓为主要治疗原则。肾为先天之本，寓元阴元阳，林教授临证十分重视“善补阳者，必于阴中求阳，阳得阴助而生化无穷；善补阴者，必于阳中求阴，则阴得阳升而泉源不竭”的原则，以阴阳并补为法。

重用血肉有情之品，合子午流注纳支之法。子午流注是在《内经》“天人相应”学说基础上形成的一种时间生物医学理论。根据患者的临床症状，在相应的时间用药，调理相对应的脏腑，达到事半功倍的效果。

林教授在每天辰时（7～9时）胃经循行时间、每日未时（13～15时）小肠经循行时间给药，治以健脾和胃、益气养血为法，更好地使药物在人体内充分吸收。补肾方面，选择在酉时（17～19时）肾经循行时间给药，为补肾生髓的最好时机。肾藏生殖之精和五脏六腑之精，肾为先天之根。酉时服药，药物直达病位，以此阴阳交会之时，阳气内藏而阴气隆盛，药物借营卫之气由阳入阴之际而乘势入里，阴阳并补，入阴入血，能起到事半功倍之效。得其药，应其时，效宏而功倍也。

此外，林教授指导患者在每晚亥时（21～23时）沐足，可选用花椒、艾叶、干姜等药材，水煎后待水温在40～42℃时沐足，建议21：00～21：30时更佳，每次约30分钟。中药沐足可舒缓情绪、温通经络，配合花椒、艾叶、干姜等之温性，使经络畅通，三焦得养。沐足前按压肾经之穴太溪、照海、涌泉、三阴交。四穴相配，可助肾水上乘，达到加强人体经络气血运行的目的。

乳腺癌化疗期骨髓抑制案

覃某，女，30岁。初诊日期：2018年9月21日。

病史概要：患者为乳腺癌第一周期化疗后13天。患者于2018年8月21日行左乳改良根治术，术后病理示左乳髓样癌，腋下淋巴结（0/16）；免疫组化：ER（−），PR（−），HER−2（−），Ki−67＞80%（+）。9月8日行第一周期AC方案化疗。

中医诊断：乳癌（气血两虚，湿热内蕴证）。

西医诊断：乳房恶性肿瘤（左乳术后，围化疗期）。

四诊资料：精神可，咽喉异物感，既往胃食管反流病史，纳差，眠一般，小便晨起稍黄，大便正常，每日1～2行，质稍烂。舌暗红，苔黄腻，脉滑细。

专科检查：左乳术后缺如，术口愈合良好，左胸壁未及肿物，双腋下及双侧锁骨上下区未及肿大淋巴结。

辅助检查：9 月 21 日血常规示白细胞 6.89×10^9/L，中性粒细胞 4.52×10^9/L，血红蛋白 138g/L，血小板 140×10^9/L。

辨证分析：化疗药物为“寒凉之品”，易损及脾胃，脾失健运，痰湿内生，阻碍气机，故见咽喉异物感，属无形之痰；郁而化热，故见舌暗红、苔黄腻；脾胃运化失常，故见纳差、大便烂；又“胃不和卧不安”，故见夜眠欠佳。湿属中央脾土，若湿热浸淫，养阴尤恐滞腻，温阳亦易助火，故应先辛凉宣透、理脾运湿。

治法：健脾祛湿清热。

处方：自拟清热利湿方加减。佩兰 15g，藿香 15g（后下），紫苏梗 15g，荷叶 30g，姜竹茹 15g，怀山药 15g，茯苓 20g，白术 30g，五指毛桃 20g，砂仁 10g（后下），炒山楂 15g，红曲 1 袋（包煎），3 剂。前 3 天服，每日 1 剂，水煎 2 次，日服 2 次。

药后反馈：患者服药 3 日后，湿热消减。因化疗药毒耗气伤血，久则损及肾本。又脾为气血生化之源；肾主骨生髓，精血同源，故林教授主张化疗期通过健脾益肾，以益精生血。健脾生血以归脾汤，补肾益精以龟鹿二仙胶。

治法：益气养血。

处方：归脾汤加减。黄芪 90g，当归 15g，党参 20g，茯神 15g，鸡血藤 30g，黄精 15g，木香 10g（后下），酸枣仁 30g，炙远志 15g，炒麦芽 20g，炒稻芽 20g，白术 30g，生姜 12g，大枣 15g，18 剂。水煎内服，每日 1 剂，水煎 2 次，日服 2 次，每日 8：00 和 14：00 服。

另予三红汤：枸杞子 20g，红枣 20g，炒山楂 20g。共 21 剂。每日 1 剂，每日 19:00 煎水送服益肾生髓液。

中成药：益肾生髓液口服，每日 1 次，每晚 19：00 以三红汤送服。若复查血常规白细胞 $\geq 3.0\times10^9$/L，益肾生髓液每次 1 瓶；若复查 3.0×10^9/L ＞白细胞 $\geq 2.0\times10^9$/L，益肾生髓液每次 1.5 瓶；若复查白细胞＜ 2.0×10^9/L，益肾生髓液每次 2 瓶。若连续服用 2 瓶益肾生髓液未见白细胞上升，则可进行升白治疗。

外治：花椒 50g 水煎，每日 21：00 ～ 21：30 沐足。

药后反馈：患者 2018 年 10 月 8 日来诊。于 10 月 1 日行第二周期化疗。10 月 8 日血常规示白细胞 5.8×10^9/L，中性粒细胞 4.05×10^9/L，血红蛋白 141g/L，血小板 212×10^9/L。现症见精神疲倦，胃部胀感，嗳气无反酸，纳改善，眠差，燥热，大便每日 1 ～ 2 行，质稍烂，舌暗红，苔薄白，脉细。内治及外治均守前方。

以后均守前方，随症加减。化疗期间未使用 G-CSF/PEG-rhG-GSF 升白治疗，未出现Ⅱ度以上骨髓抑制，顺利进入巩固期治疗。

按：化疗常致骨髓抑制，出现贫血、发热、易感、乏力等表现，属中医学“虚劳”范畴，治当补益气血阴阳。但该患者首诊时见一派湿热蕴胃之象，此时贸然补益恐助热留邪。故当辛凉宣透，理脾运湿。方用自拟清热利湿方。方中藿香、佩兰芳香化湿；脾主运化水湿，故以砂仁、紫苏梗醒脾理气；五指毛桃、茯苓、白术、山药取四君之意健脾助运；茯苓尚可利水渗湿，合藿香、佩兰清宣与淡渗并举，故《金匮》谓“诸有水者，腰以下肿，当利小便；腰以上肿，当发汗乃愈”。更以竹茹清宣内热，山楂、红曲和胃降浊，使湿浊从前后二阴下泄，则邪有出路。

3天后湿热消减，遂予林教授“子午流注纳支法联合健脾补肾法”，方选归脾汤以健脾生血，龟鹿二仙胶以补肾益精。归脾汤以参、芪、术、草益气健脾，脾胃得健；佐以木香醒脾理气，使脾胃升降并序，“水精四布，五经并行”，气血化生无穷；茯神、远志、酸枣仁、龙眼肉、大枣健脾宁心，以火生土，母子相生；当归质润养血，合黄芪取当归补血汤之意益气生血；黄精、鸡血藤益精生血，有“精血同源”之谓，《本草纲目拾遗》谓鸡血藤“大补气血”，《饮片新参》表明其能“去瘀血，生新血，流利经脉”。现代研究更表明鸡血藤可以治疗化疗引起的白细胞减少症。黄精入脾肾经，《本草纲目》谓其“补诸虚，填精髓”，《本经逢原》谓其“宽中益气，使五脏调和，肌肉充盛，骨髓强坚，皆是补阴之功”；炒麦芽、炒稻芽合用，升清降浊，输布水谷，以防诸补药滋腻。

益肾生髓液是林教授研制的广东省中医院院内制剂，由龟鹿二仙胶化裁而成。方中龟板、鹿角胶阴阳并补，补肾生髓；北沙参、枸杞子补肾养阴，以护阴血；阿胶滋阴补血；西洋参益气生血。全方共奏补肾生髓之功。以三红汤送服，增强益肾健脾之功，更借山楂和胃消食以防滋腻。按子午流注时间医学理论，选择在相应脏腑经络当令之时服药，以更好地发挥药效。常于辰时（足阳明胃经当令）、未时（手太阳小肠经当令）服归脾汤以助胃腑受纳腐熟，水谷四布，化生气血；于酉时（足少阴肾经当令）服用龟鹿二仙汤，加强补肾生髓功效。

睡前沐足，以花椒辛温，温暖下元。选择在亥时（手少阳三焦经当令）沐足，“亥时三焦通百脉”，三焦得养，百脉俱通，温养五脏。后皆遵此法调护，脾肾得固，精血俱充，故平安度过化疗。

刘茂才

阴阳为纲、补消相成与脑病辨治

刘茂才

刘茂才，男，1937年10月生，广东省兴宁市人。教授，主任医师，博士生导师，博士后合作指导老师，全国老中医药专家学术经验继承工作指导老师，全国名中医，广东省名中医。历任广东省中医院内科主任，广东省中医院副院长、老年脑病研究所所长；兼任中华中医药学会脑病专业委员会终身主任委员，广东省中医药学会脑病专业委员会名誉主任委员，广东省中医药学会终身理事，广州市越秀区第十一届、十二届人民代表大会代表。

享受国务院政府特殊津贴，获得“广东省卫生系统白求恩式先进工作者”“广东省优秀中医药科技工作者”“广东省中医药学会突出贡献奖”“广东省中医药学会先进兼职干部”中华中医药学会成就奖、世界中医药学会联合会“中医药国际贡献奖”等荣誉和称号。

刘教授是国内最早明确脑为元神之府理论、开展中医脑病研究的中医临床家，是中医脑病学学科的创建者和学科带头人之一。20世纪80年代，刘教授率先提出“气血失调，痰瘀为患”的中风病防治理论，历经30年的实践与探索，创立了“中风病阴阳类证体系”，明确了“阳类证——清热平肝、破瘀涤痰、通腑醒神”“阴类证——益气活血、破瘀涤痰、通腑醒神”的新型辨治体系，形成了规范简洁、实用性强的以“阴阳类证”为中心的中风急性期诊疗方案，通过全国多中心大宗临床试验验证，在省内外20多家医院推广应用，使中风病的致死率、致残率明显下降。

刘教授主持的“高血压性中大量脑出血肿清除术和中医药治疗的研究”国家“九五”攻关课题，证明了中西结合在救治中大量脑出血方面的优越性，被科技部等四部委评为优秀科技成果，后荣获中华中医药科学技术进步奖一等奖。在充分运用现代科学技术开展科学研究的同时，刘教授结合自身的临床经验积极开发新方新药。他指导研制的“益脑康胶囊”“通腑醒神胶囊”“益脑安胶囊”“益气养心安神口服液”等中成药制剂，广泛用于中风、癫痫、失眠等多种脑系疾病的预防和治疗，具有良好的社会效益和经济效益。

一

以“阴阳为纲”的中风病诊疗体系的思路与方法

关于中风病证候的探讨，历代医家多有论述。《金匮要略》分为中络、中经、中脏、中腑;《东垣十书》分中血脉、中腑、中脏;《医宗必读》强调中脏“最要分别闭与脱，二证明白”;《医学心悟》又将中脏分为热闭、寒脱。历代医家对中风病证候的认识是相当丰富的，但由于对病因病机认识的不同，对该病证候的认识也是各有侧重，难以统一。中风病属临床危急重症，而出血性中风又为其中之甚，临床救治必须分秒必争，快速、准确、有效地采取救治措施，方可使患者转危为安。其既往的风、火、痰、瘀、虚、毒等临床辨证规范复杂多样，临床难以把握，因而刘教授认为有必要在既往证候研究的基础上，重视共性与个性相结合，探索发现共同的规律，由博入简，制订出具有可计量性、可重复性及简便易行的中风病急性期证候诊断标准。

八纲辨证是中医临床辨证的基础方法，而阴阳又为其中最基本之总纲。阴阳概念从一开始就被自然而然地引入（中医）医学领域，广泛应用于《内经》的生理病理、诊断治疗和养生等学说体系中，成为中医学构建理论体系中基本的概念和思维模式之一，是中医学最高的立论基础和思维法则。阴阳辨证是临床病机类证识别，即辨证论治的核心。无论八纲辨证抑或脏腑气血辨证，均不离乎阴阳，各种以阴阳为本的临床辨证思维方法历经数千年的历程，可谓层出不穷、蓬勃发展；脑出血的病机复杂多变，在其疾病的发生发展及转变等过程中，既有其阴阳体质等属性相关性，复杂的病机病理因素（风、火、痰、瘀等）变化，亦呈现阴阳基本病机类证的相对稳定性特点。如在以《实用中医内科学》为代表的中风病分型中，其脉络空虚、风邪入中及脏腑之阴闭证，可归属阴类证；而肝肾阴虚、风阳上扰，痰热腑实、风痰上扰，以及中脏腑之阳闭证可归属于阳类证。又如《全国中风诊断及疗效标准》（1986年版）中急性期各证型亦常相互转化，观察发现阴虚风动、肝阳暴亢之风火上扰、痰热腑实之风痰上扰、风火上扰清窍、痰热内闭心窍等可归属于阳类证；气虚血瘀、风痰瘀血痹阻脉络、痰湿蒙塞心神、元气败脱心神散乱则归属于阴类证。以上阳类证的病因病机中，本虚同为肝肾不足，标实为风、火、痰、瘀；而阴类证的病因病机中，本虚为气阳不足，标实为风、痰、瘀。中风病的证候表现虽然十分复杂，但刘教授在临床经验的积累中，发现出血性中风素体阳盛者，多发为阳类证，乃风火痰瘀交阻脑髓、闭阻神明清窍，中经络、中脏腑是病邪不同程度的表现；素体阴盛者，多发为阴类证，总属气阳不足而致风痰（湿）瘀胶结，闭阻脑络清窍。至于神昏，也是气阳不足，风痰（湿）瘀胶结严重程度的表现。因此，通过文献研究和以临床实际出发，以共性为基础，刘教授提出可将出血性中风急性期分为风火痰瘀闭阻神明清窍之阳类证，以及风痰瘀血闭阻脑络清窍之阴类证，并在既往研究的基础上，结合中风病证候研究现状，初步制订了出血性中风急性期阳类证、阴类证辨证标准：见面赤身热、烦躁不安、口苦咽干、舌质红、舌苔黄、脉数中的 3 项或以上者可诊断为阳类证；见面唇晦暗或苍白、静卧不烦、口咽不干苦、舌质淡、舌苔白、脉迟缓或沉细中的 3 项或以上者，可诊断为阴类证。

中风病在进入“卒中单元”的临床管理模式后，就逐渐形成了西医辨病与中医辨证相结合的临床诊治体系。寻找一种既便于理解、学习和简洁实用的临床辨证方法，又能抓住中风病的发病规律及其本质，实为中风病救治、康复、预防等环节的临床实际需求。刘教授提出的以“阴阳为纲”的中风病诊疗体系的思路与方法，以阴阳属性为特征性辨识在中风病的救治等全程管理方面有着重要的实践意义。

外囊大量脑出血术后（风火痰瘀，痹阻脑脉阳类证）案

肖某，男，58 岁。初诊日期：1999 年 6 月 9 日。

病史概要：患者 1999 年 6 月 6 日下午骑自行车时，突然跌倒在地，神志不清，被送至四会市中医院急诊，考虑“脑出血”，给予脱水、降压等，因病情未好转于 6 月 9 日转至我院。急查颅脑 CT 示：右外囊区脑出血约 75mL，右侧脑室稍受压变形，中线结构向左偏移 0.8cm。即行去骨瓣减压血肿清除术后收入病房，请刘教授查房。刻诊见患者呈嗜睡状态，呼之能应，言语不清，左肢偏瘫，面色潮红，便秘，尿黄，舌质红，苔黄干，脉弦。

中医诊断：出血性中风中脏腑（阳类证——风火痰瘀，痹阻脑脉）。

西医诊断：外囊大量脑出血术后。

辨证分析：刘教授认为，患者为高血压性大量脑出血，已充分发挥现代医学对急危重症的应急能力，即血肿清除术，暂时挽救了他的生命。中医辨病属出血性中风中脏腑，证为风火痰瘀互结、闭阻神明清窍，病机为风火痰瘀上扰清窍，加之手术创伤、痰瘀痹阻，故见嗜睡、言语不清、偏瘫、面色潮红、便秘、尿黄，舌质红、苔黄干、脉弦诸证。治疗上应以

清热、平肝、涤痰、祛瘀、通腑、醒神为法，选择汤剂、中成药及其他中医药疗法，并特别注意西医的微观处置（包括维持水电解质、酸碱平衡等）治疗。

处方：羚羊角 18g（先煎），钩藤 18g，黄芩 18g，白芍 18g，益母草 30g，葛根 30g，虎杖 15g，丹参 20g，石菖蒲 12g，海藻 18g，瓜蒌仁 15g，天竺黄 12g。1 剂，日 1 剂，分两次煎汤鼻饲。

中成药：脑脉 2 号胶囊、通腑醒神胶囊鼻饲，清开灵注射液静滴。

二诊：1999 年 6 月 10 日。术后第 2 天，患者神志逐渐转清，格拉斯哥昏迷（GCS）评分为 14 分。经中西医结合治疗，患者神志清楚、言语欠清，可进食少许米汤，左侧肢体乏力，大便通畅，舌质红，苔黄，脉弦。复查头颅 CT 示出血量约 14mL，治疗宜加强术后护理，防治各种并发症，进行早期功能康复训练（针灸、神经肌肉治疗、综合康复等）。中药治法同前，汤剂用上方加川秦艽 18g，5 剂；中成药续用。

三诊：1999 年 6 月 16 日。患者神清，言语欠清，左侧肢体乏力，大便稀，日 4 次，排尿不畅，舌质暗红，苔黄而干，脉弦。现大便通畅，腑气已通，停用通腑醒神胶囊，治以清热平肝为主，辅以涤痰化瘀。

处方：羚羊角骨 18g（先煎），丹参 20g，白芍 30g，怀牛膝 18g，钩藤 18g，天竺黄 12g，毛冬青 30g，川秦艽 18g，益母草 30g，海藻 18g，旱莲草 18g，石菖蒲 12g。水煎服，日 1 剂。

四诊：1999 年 7 月 2 日。患者已言语清楚，自觉气短懒言，左下肢活动尚可，左上肢仍无力，纳差，二便正常，舌质淡红，苔薄白，脉细。目前风阳渐息，标实已除，证以气阴亏虚、痰瘀痹阻、筋脉失濡为主，治应补气养阴、健脾化痰、祛瘀通络，辅以中西医综合康复。

处方：黄芪 30g，党参 30g，白术 30g，山茱萸 18g，茯苓 15g，法半夏 12g，丹参 20g，川芎 15g，毛冬青 30g，鸡血藤 30g，何首乌 30g，杜仲 15g。

后患者门诊治疗，以上方加减至 7 月 26 日，患者病情明显好转，可扶杖行走，生活基本自理，脑部伤口愈合好，无脑组织膨出。左侧肢体肌张力低，左上肢肌力 3 级，下肢肌力 4 级。效不更方，继守补气养阴、化瘀通络之法，以上方加减治疗至 8 月 5 日，患者要求出院，继服中药治疗。随访半年，患者生活基本自理。

按：《类经·阴阳类》云："人之疾病……必有所本，故或本于阴，或本于阳，病变虽多，其本则一。"临床上诊治中风病亦应根据患者的体质不同，分辨阴阳两类证候。而对于阳类证而言，其表现见高热、神昏、面赤气粗、喉间痰鸣、肢体强硬、循衣摸床、大便不通、舌红苔黄、脉弦数等实证、热证多见，故立清热、平肝、破瘀、涤痰、通腑、醒神为治则。本案患者在活动中猝发神志不清，颅脑CT显示大量脑出血，手术清除血肿。结合四诊，本为风阳内动、痰火上升、血溢脉外，加之手术创伤，瘀血阻窍，总属肝阳内动、风火上扰、痰瘀内闭清窍，病情危重，中西医结合救治。中医治疗以清热泻火、平肝息风、开窍醒神为法，汤剂与中成药等结合。方药选羚羊角、钩藤、黄芩清热平肝息风；石菖蒲、天竺黄、海藻清热化痰，开窍醒神；虎杖、瓜蒌仁通腑泻下，引热引血下行；丹参、益母草、白芍活血祛瘀，滋阴息风，结合自拟经验方院内制剂脑脉2号、通腑醒神胶囊鼻饲，清开灵注射液静滴，加强清热平肝、涤痰开窍、祛瘀通腑作用。经20余天治疗，患者风火已熄，而以气阴亏虚、筋脉失濡为主证，法随证变，立补气养阴、通经活络之法。药用黄芪、党参、白术、茯苓健脾补气；何首乌、山茱萸、杜仲滋阴养血，补益肝肾；丹参、川芎、毛冬青、鸡血藤活血化瘀，舒筋通络；法半夏配伍北黄芪、党参、白术、茯苓燥湿化痰，祛经络无形之痰。同时辅以针灸、神经肌肉治疗、功能康复锻炼等综合疗法而取得较为理想的效果。

脑梗死血管内治疗后脑出血去骨瓣减压术后（痰湿蒙蔽心神阴类证）案

刘某，女，74岁。初诊日期：2018年6月7日。

病史概要：患者以“言语不清、右侧肢体无力3小时”由120接送入院，经中风病绿色通道综合评估，急诊予阿替普酶静脉溶栓后症状未见明显好转，即行大脑中动脉取栓及血管腔内成形术，术后患者神志较前变差。复查头颅CT，提示溶栓、取栓后出血，即行去骨瓣减压颅内血肿清除术后，收入病房，请刘教授查房。刻诊见患者呈昏迷状，呼之不应，不能睁眼，右侧肢体瘫痪，痰多，体温波动在37.7～38.5℃，舌暗红，苔白腻，脉弦细。

中医诊断：缺血性中风中脏腑（阴类证——痰湿蒙蔽心神）。

西医诊断：脑梗死血管内治疗后脑出血去骨瓣减压术后。

辨证分析：刘教授认为，患者病起为缺血性中风，溶栓、取栓类于中医之破血逐瘀之驱邪外出之法。然患者年高正气不足，加之溶栓、取栓诸法攻伐太过，导致脑脉络破血溢，夹内蕴之痰，蒙蔽心神，则见神志不清诸症。此为本虚标实之候，以痰瘀标实为急，脾肺诸脏正气亏虚为本。病证属痰湿蒙蔽心神之中风中脏腑阴类证，治疗上首先应涤痰祛瘀、醒脑开窍、补肺健脾祛湿为法。

处方：胆南星15g，法半夏15g，枳实15g，茯苓15g，石菖蒲15g，党参30g，黄芪30g，甘草10g，大黄15g，肿节风15g，毛冬青15g，川芎15g。水煎服，鼻饲，3剂，每日1剂。

二诊：2018年6月11日。仍呈昏迷状，低热（37.3～38.0℃），痰量减少，尿液混浊，大便已通，舌暗红，苔白腻，脉弦细。治法同前，加大补益之力，并佐清热化湿。

处方：法半夏15g，枳实15g，茯苓30g，泽泻20g，白术15g，党参40g，黄芪40g，甘草10g，滑石30g（先煎），生石膏30g（先煎），知母15g，川芎15g。水煎服，4剂，日1剂。

三诊：2018年6月16日。患者神清，言语欠清，左侧肢体乏力，大便稀、日4次，排尿不畅，舌质暗红，苔黄而干，脉弦。现大便通畅，腑气已通，停用通腑醒神胶囊，治以清热平肝为主，辅以涤痰化瘀。

处方：羚羊角骨18g（先煎），丹参20g，白芍30g，怀牛膝18g，钩藤18g，天竺黄12g，毛冬青30g，川秦艽18g，益母草30g，海藻18g，旱莲草18g，石菖蒲12g。水煎服，日1剂。

四诊：2018年7月2日。患者已言语清楚，自觉气短懒言，左下肢活动尚可，左上肢仍无力，纳差，二便正常，舌质淡红，苔薄白，脉细。目前风阳渐息，标实已除。证以气阴亏虚，痰瘀痹阻，筋脉失濡为主。治应补气养阴，健脾化痰，祛瘀通络，辅以中西医综合康复。

处方：黄芪30g，党参30g，白术30g，山茱萸18g，茯苓15g，法半夏12g，丹参20g，川芎15g，毛冬青30g，鸡血藤30g，何首乌30g，杜仲15g。

后患者门诊治疗，以上方加减至7月26日，病情明显好转，可扶杖行走，生活基本自理，脑部伤口愈合好，无脑组织膨出。左侧肢体肌张力低，左上肢肌力3级，左下肢肌力4级。效不更方，继守补气养阴、化瘀通络之法，以上方加减治疗至8月5日，患者要求出院继服中药治疗。随访半年，患者生活基本自理。

按：该患者年已七旬，猝然起病，乃因正气亏虚，虚风内动；脾失健运，聚湿生痰，肝风夹痰，上扰清窍，发为中风。经溶栓、取栓之治，纵使脑络复通，然破血势必耗气，气虚摄血无力，络破血溢脉外，又经开颅清除血肿，如此多次大损正气，正不胜邪、痰湿瘀血相合，蒙蔽心神，则见神志不清诸症。脏腑功能失调，正气亏虚、气阴不足，痰湿内蕴化热。病之关键在于痰湿蒙塞心神，而其根本为肺脾诸脏不足。治疗上救急为要，兼顾治本。方药上取涤痰汤之义，加知母、黄芩清热生津。方中人参易黄芪、党参，二诊后合白术等，补益肺脾之气。而不论缺血中风之痰瘀痹阻，还是络破血溢致出血之新血，均属瘀血，固当祛瘀活血。整个治法用药，体现在涤痰活血、醒脑开窍的同时，注重健脾补肺治其根本，以补助消，扶正祛邪，取得治疗效果。

二

眩晕病的“寓补于通，寄补为消”与“痰瘀同治”

刘教授认为，眩晕一证不离清灵之地。脑为清灵之府，凡风火、风痰上扰，痰瘀阻络，痰浊闭窍，或脑窍失去气血精津的荣养，则眩晕易作。因此，辨证时除注重肝、脾、肾三脏功能失调的病机外，不可忽视脑窍清灵之地的病变，注意气机之运化、升降、出入。本证病情错综复杂，病程缠绵，但脾肾两虚、肝风内动之本虚与痰瘀阻滞脑窍之标实所致的清窍失养是病机关键所在。刘教授基于对眩晕病机的基本认识，提出了眩晕病“寓补于通，寄补为消”与“痰瘀同治”两大治法。

1. 寓补于通，寄补为消

眩晕多呈发作性，急性发作期及缓解期治疗方法有所区别。发作期轻者，闭目片刻即止，或仅感头目昏沉不适；重者如坐舟车，旋转不定，站立不稳，恶心呕吐，汗出，甚则眩仆。如出现眩晕不止，呕吐频频，冷汗淋漓，四肢逆冷，呼吸微弱，或眩晕不止，肢麻舌强，头痛如劈，属眩晕危候。此时患者往往难以配合，不能服药，宜采取综合疗法治标救急为主，给予各种给药途径或多种治疗手段，进行综合治疗，或结合针刺等方法，效果更佳。注意卧床休息，避免头部剧烈转动，饮食宜清淡，仔细寻找病因，尤其是反复发作不愈者，并尽可能阻断诱发因素。

而在眩晕的缓解期，则是中医治疗的关键时期。一则患者病情稳定，更易配合；一则缓则治本是中医治疗的不变法门。缓解期证候外显，为辨证施治提供了可能。刘教授认为，眩晕病主要以“本虚”为主，兼以标实。所谓“本虚”即元气耗损，气血不足，肝肾亏虚。气血不足，肝肾阴精亏虚则脑脉失养，髓海空虚，肢体功能活动障碍。所谓“标实”即风痰、瘀血阻滞脑窍脉络，内风夹痰上扰则发眩晕。风静痰伏则静，风动痰起则为眩晕或呕恶；风痰阻络，清阳失布，或见肢体麻木。风痰瘀血为正气亏虚所致，“气行则血行”，气虚则运血无力，血流不畅而成瘀，水液不化而成痰。

因此，刘教授立“寓补于通，寄补为消”之法，补气、补肾以益脑髓，扶正以祛邪，创复方北芪口服液处方。以补气健脾化痰、活血通脉之法合滋补肾精之药，使气血流畅，精气充足，脑髓得充，则痰瘀自消。

2. 痰瘀同治

眩晕病反复发作成久病，久病主张痰瘀同治。久病脏腑亏虚，阴阳失调，气血津液代谢紊乱，“痰浊”“瘀血”滞留，致清阳之气不得舒展，不能上荣于脑，乃发眩晕。古有“无痰不作眩”“久病多瘀”的理论，眩晕日久必有痰瘀阻络之变。痰、瘀均为津液代谢失常的产物，且痰瘀可互相转化，互为因果，所以此时常需化痰活血通络并用。在化痰方面，刘教授喜用法夏、橘红、胆南星、牛黄粉、天竺黄、海藻、石菖蒲、竹茹、郁金等；活血通络，则擅用当归、川芎、三七、土鳖虫、毛冬青、丹参、益母草、虎杖等。若有因正虚而生痰、瘀者，当以扶正为主，从而达到气血充、脏腑盛、痰瘀祛、眩晕消的目的。

总而言之，刘教授于临床诊治眩晕一病时，始终不离“寓补于通，寄补为消”与“痰瘀同治”两项基本原则。对于迁延日久，久病入络的眩晕患者，则常以“运脾、平肝、养肾、息风、涤痰、祛瘀”六法兼施。

脑梗死后遗症（气虚痰瘀阻络）案

卢某，女，53岁。初诊日期：2018年5月16日。

病史概要：患者半年前出现头晕，或头部昏沉感，恶风，目眵多，平素多虑，易紧张心慌，右膝酸软，下肢乏力，口干口苦，胃胀，眠差，多梦，大便黏腻，舌紫暗，苔白腻，伸舌右偏，脉弦。既往有高血压、冠心病、脑梗死个人史。

中医诊断：眩晕（气虚痰瘀阻络）。

西医诊断：脑梗死后遗症。

辨证分析：此患者脾气亏虚，气血生化无源，气虚无以推动血行，脾虚痰浊内停，痰瘀阻滞脑脉，发为眩晕。病性本虚标实，证属气虚痰瘀阻络，治以健脾益气、祛瘀化痰通络。

处方：黄芪45g，党参20g，天麻15g，当归15g，川芎15g，巴戟天15g，补骨脂15g，茯苓15g，白术15g，法半夏15g，白芷15g，陈皮10g，水煎内服，共7剂。

二诊：2018年6月6日。头晕较前好转，现症见头部有坠胀感，头皮麻，口周麻木，脚底发热，背热，服药后偶感咽干，反酸，舌紫暗，苔薄白，伸舌右偏，脉弦。患者服药后出现脚心发热、咽干、反酸等症，考虑阴虚阳浮，治以滋阴敛阳。上方去川芎、白芷、巴戟天，加山萸肉 15g，肉苁蓉 15g；加牛膝 15g 引血下行；加姜黄 15g，肿节风 15g 祛风化痰，活血通络。续服 7 剂。

三诊：2018 年 9 月 13 日。患者服前药后，诸症若失。其间偶有头晕不适，自行抓药服用后亦可缓解。续予上方 14 剂，巩固疗效。

按：刘教授强调神经科所见眩晕多与血脉相关。此为典型案例，属高危心脑血管病患者，眩晕为其表象，血脉不通为其关键。导致血脉病变的因素主要有三：①脉道不通或不畅；②血流不足；③气虚鼓动无力。病变因素而非单一，皆为符合整体病机的过程。针对血脉的治疗，首要益气通脉，且以气为先，气为血之帅，气旺则血行，气旺则血生，益气可助血脉通利，常用四君子汤加黄芪健脾益气；次之则重视痰瘀为患的病机，痰瘀阻碍气机运行，防治痰瘀对血脉通利有重要意义，故治疗佐以活血化瘀之品。用当归、川芎、茯苓、白术、半夏、陈皮、橘红、石菖蒲、丹参、胆南星、天竺黄、竹茹等，在补益气血的基础上，使用活血通络、息风化痰之品，始终贯彻眩晕病“寓补于通，寄补为消，痰瘀同治”之大法。

三

从“养血息风，涤痰定痫”论治癫痫

癫痫之因，考古人论述可因先天因素或后天因素，今有认为“风阳痰火，蒙塞心窍，流窜经络，则是造成痫证发作的基本病理因素”；有“本病的病因病机总不离惊恐、积痰、火郁，而其中尤以积痰为主要”；亦有将其归纳为“不外风、痰、火、惊四端”。刘教授在临床实践过程中体会到，风痰因素在痫证发作中确属重要，但瘀血滞阻脑髓脉络亦是癫痫发作的主要因素之一。

癫痫之证，多是反复发作，经久不愈。其发作之时，风痰上扰，气血郁滞，其反复发作必然耗伤气血而瘀滞脉络。从久病致瘀的理论角度来说，癫痫之证亦多有夹瘀者。再者，临床所见痫证，有较大一部分病者有明确的病因，如颅脑外伤史、脑血管疾病后、各种脑手术后等。这类现代医学称之为继发性癫痫的患者，从中医角度而言皆有脑髓脉络中痰瘀的存在。

临床所见则以后天因素为多，在后天因素中可有风、寒、暑、湿、燥、火、疫毒之外感因素；喜、怒、忧、思、悲、恐、惊刺激之精神因素；饮食不节、过食膏粱厚味，损伤脾胃之生活因素；因跌仆损伤脉络之外伤因素等。上述因素每每互相交错，或互为因果，但癫痫之所生，主要由于体内气血虚弱，脏气不平，而造成风、痰、虚交错为患。发作期以邪气实、风盛痰壅为主；缓解期以脏腑气血虚弱为主。

痫病主痰，痰邪是癫痫发病之根源，若痰浊凝聚，阻于胸膈之间，影响气机，滞阻脉络，痰与风、火、瘀等病理因素相互搏结，蒙蔽清窍，冲扰脑神而发癫痫。痰为津气所聚，凝着既久，裹结日深，即成胶固不拔之势，癫痫患者久发难愈，缠绵不止的病理基础正是这股固于心胸的“顽痰”所致。正如叶天士在《临证指南医案》中所言：“脏气不平，经络失调，一触积痰，厥气风动，卒冒暴逆，莫能禁止。”癫痫之发与痰密切相关，反复发作必然耗伤正气。《景岳全书》指出“五脏之病，虽俱能生痰，然无不由乎脾肾”“故痰之化无不在脾，而痰之本无不在肾”。刘教授在癫痫的诊治中，特别重视健脾益肾，既可扶正，亦可杜绝痰浊之源，有助于防止癫痫的反复发作。临床常选用涤痰之胆南星、半夏、白芥子、白附子、天麻和息风通络之地龙、全蝎、蜈蚣等，对各期各型的癫痫均可在辨证处方中加入全蝎、蜈蚣等虫类药物，以加强息风解痉镇痫，可以提高临床疗效。故治痫必先治痰，息风涤痰是治疗癫痫始终的法则。

在癫痫大发作、癫痫持续状态或癫痫频繁发作时，尤其要重视痰热腑实的病机，宜泻热降浊、通腑利气之法，使其内郁之痰浊、热邪泄利于外。常选用黄芩、黄连、栀子等以清热；生大黄泄壅滞，除痰实，通腑；枳实疏利气机，使腑气通利，邪有去路。在临床上选用通腑醒神胶囊（由番泻叶、虎杖、人工牛黄粉等组成）口服或保留灌肠，常能获得满意疗效。

前人提出，补虚定痫，以固其本。癫痫久发不愈，多属虚痫一类，临床多见头晕目眩、面色苍白、心悸失眠、手脚麻木等症，此乃血虚之象。根据“血虚动风”“治风先治血，血行风自灭”的理论，强调在辨证基础上，必须重用养血活血，如当归、何首乌之类。癫痫常与气血瘀滞有关，尤以外伤引起本病证者最为多见，故常可配合丹参、红花、桃仁、川芎等活血化瘀之品。在临床中注意到一些脑血管病所致癫痫，运用毛冬青甲素、川芎嗪等静脉滴注，对症状缓解有益。

癫痫的治疗应抓住虚、风、痰之理，而立息风涤痰、养血活血之法。刘教授在总结已故广东省名老中医林夏泉先生治疗癫痫经验的基础上，结合多年临床实践，研制出益脑安片剂（胶囊），用于癫痫治疗，收效满意。益脑安选用入肝经之天麻、全蝎、当归为主药，天麻息风定惊，且有疏痰气、清血脉之功；全蝎入肝经，搜风以定搐，通络止痉；但风之由来是肝血虚，血少而生风，肝风内动则眩晕抽搐，用当归以养血、活血，而得到“血行风自灭”的效果。诸药共奏养血息风，活血通络，涤痰定惊，安神止痫之功。该方的特点还在于重用养血活血之当归，药理研究表明其挥发油对大脑有选择性镇静作用。

在治疗癫痫过程中，刘教授常以汤剂与益脑安胶囊配合应用，以胶囊剂长期服用，汤剂则间断服用，在发作较频时配合使用汤剂以加强药效。

双侧海马硬化继发癫痫（气血两虚，风痰上扰，瘀阻脑窍）案

黄某，女，36 岁。初诊日期：2019 年 8 月 7 日。

病史概要：患者因“反复发作性肢体抽搐伴意识不清 12 年余，加重 1 年”就诊。2007 年 6 月，患者夜间无明显诱因下突发意识不清，双目上视，头部偏斜，双上肢握拳屈曲，四肢抽搐，牙关紧闭，口吐涎沫，呼之不应，持续约 1 分钟后缓解。醒后患者或有头晕头痛，

后数月内共发作4次，症状基本同上。至当地医院就诊，诊断为“癫痫”，予丙戊酸钠缓释片（德巴金）0.5g，每天1次，约半年发作1次。2018年10月开始发作增多，1～2个月1次，症状同前，多夜间发作，或与经期相关。末次发作为2019年8月3日，目前服用德巴金0.5g，每日2次。

刻诊：患者自诉头空痛有沉重感，或头晕不适，白天疲劳，容易出汗，面色少华，夜间磨牙，记忆力不好，口干苦，眠差，纳差、不思饮食，大便偏溏，小便调；月经延后1周，色淡，血块较多，经期腰腹痛。舌暗淡，苔白腻，脉弦细。脑电图示左侧额、颞区可见较多散在尖波、尖－慢综合波。颅脑MR示双侧海马萎缩，头颅MRS示双侧海马神经元脱失。

中医诊断：癫痫（气血两虚，风痰上扰，瘀阻脑窍）。

西医诊断：双侧海马硬化继发癫痫。

辨证分析：该患者发作性肢体抽搐伴意识不清多年，西医诊断为“双侧海马硬化继发癫痫”，一直服用西药，但病情时有加重。刘教授认为，对于本病的诊疗应综合四诊，病属“痫证”。患者久病，病机以气血两虚为本，风痰上扰，瘀阻脑窍为标；治疗上拟补益气血，息风涤痰，化瘀开窍。

处方：黄芪40g，党参20g，茯苓15g，白术15g，当归10g，熟地黄15g，生山萸肉15g，酒川芎10g，红景天6g，天麻10g，陈皮10g，柴胡10g，石菖蒲15g，制远志10g，水煎内服，共7剂。

中成药：益脑安胶囊4粒，每日3次；复方北芪口服液1支，每日3次。德巴金（丙戊酸钠缓释片）续用。

二诊：2019年8月21日。病史同前。诊后暂无发作，头痛、头晕均有减轻，白天疲劳、容易出汗大致同前，面色好转，口干无口苦，胃口不好，大便偏烂，小便调，舌暗淡，苔腻微黄，脉弦细。辨证治法同前，去熟地黄、山萸肉、红景天，加白芍养血柔肝，加竹茹、钩藤等以加强除痰息风之功。

处方：黄芪40g，党参20g，茯苓15g，白术15g，当归10g，白芍20g，酒川芎10g，天麻10g，钩藤15g，陈皮10g，竹茹15g，柴胡10g，石菖蒲15g，制远志10g，水煎内服，共14剂，2天1剂。

三诊：2019年11月6日。患者2个月来无发作，面色可，白天精神明显好转，出汗减少，偶有头痛无头晕，或有痰，夜间磨牙，口干无口苦，眠改善，胃口不佳，时见胸胁隐痛，大便或不通。此次月经延后3天，经量适中，血块减少，经期腰腹痛明显减轻，舌暗淡，苔白微黄润，脉弦细。刘教授指出患者现证属肝郁脾虚，风痰上扰；治拟健脾疏肝，息风化痰。

处方：党参 20g，茯苓 15g，白术 15g，柴胡 10g，生山萸肉 15g，酒川芎 10g，陈皮 10g，法半夏 15g，制远志 10g，石菖蒲 10g，天麻 10g，钩藤 15g，乌梅 15g，肿节风 15g，水煎内服，共 14 剂。益脑安胶囊、德巴金（丙戊酸钠缓释片）续用。

四诊：2020 年 1 月 15 日。患者规律续用上方汤药、中成药及西药。患者自 2019 年 8 月来暂未发作，偶尔头晕、有沉重感，咽中痰少易咯出，口干缓解，稍口苦，眠尚可，纳改善，大便或干，经期或腰痛，舌淡白，苔白稍腻，脉细滑。经数月调治，现患者无发作。辨证属脾肾不足，风痰上扰夹瘀；治以健脾益肾，息风化痰，活血通络。

处方：党参 20g，茯苓 15g，白术 15g，当归 15g，酒川芎 15g，生山萸肉 15g，盐杜仲 15g，薄树芝 10g，石菖蒲 15g，制远志 10g，天麻 15g，钩藤 15g，水煎内服，共 14 剂。

五诊：2020 年 5 月 6 日。患者一直规范服用中西药物，2019 年 8 月以来只有 1 次发作，表现基本同前，程度较轻。偶见头晕或头部隐痛，口苦时见，午休后为主，痰少，纳食、睡眠尚可，记忆力有改善，舌淡，苔微白腻，脉细滑。维持 1 月 15 日方案继续治疗。

后间断门诊复诊，癫痫每年发作 1 ～ 2 次，发作仅见肢体不适，无明显意识障碍；平时精神状态好，纳、眠正常，外院复查脑电图仍见异常，原方基础上微调，间断服用，成药续服。

按：癫痫的病因多以虚为本，以风、痰、火、瘀、惊致病为标。脾胃为后天之本，气血生化之源，《素问·经脉别论》道："饮入于胃，游溢精气，上输于脾，脾气散精，上归于肺……是说通过脾的升清，营养物质得以输布全身，营血等精微物质又是精神活动的物质基础。脾胃虚弱，运化失司，聚湿生痰，气血生化无源，无以濡养脏腑，肝为藏血之官，失于濡养，引动肝风，肝风夹痰上扰清窍，发为痫证。本例患者虽尚在壮年，但青年时期起病，病程迁延已十余年，休作有时，反复难愈。久病多虚，尤易在月事期间，正衰邪陷，其病益进，故经期易发；结合纳呆、乏力及头晕，有空痛沉重感、白天疲劳、容易出汗、面色少华、舌色淡黯、脉弦细等一派脏气虚弱，血气不足，风痰上扰之象。治当以益气补血，息风化痰，活血化瘀为法。本《内经》"虚者补之""陷者举之"之理，以八珍汤为基础，在补气基础上加熟地、当归、山萸肉等养血滋阴，并以川芎、红景天行气活血化瘀，调经止痛，佐以石菖蒲、远志化湿开窍凝神，天麻平肝息风；中成药以益脑安息风活血通络，以复方北芪口服液补养气血。二诊诸症改善，纳食仍不佳，考虑熟地黄滋腻碍胃之嫌，更换为白芍养血柔肝，加竹茹清热化痰，钩藤助天麻平肝息风；三诊气血不足症状改善，综合辨证以肝郁脾虚为本，遂调整治法方药；四诊本虚之象明朗，考虑责之脾肾，治疗上脾肾同治，兼顾祛邪；五诊诸症稳中见好，效不更方，原方续服巩固。该案体现了刘教授对癫痫缓解期养血与涤痰共举，驱邪与补虚并重的诊疗思路。

四

从“不通则痛”论治头痛

头痛为临床极为常见的一个症状，许多疾病皆可出现头痛；既可以是某些疾病的主要症状，也可以是某些严重疾病或某些慢性疾病突然加剧的早期表现。《素问·奇病论》云：“人有病头痛以数岁不已……脑逆，故令头痛，齿亦痛，病名曰厥逆。”《素问·五脏生成》云：“是以头痛巅疾，下虚上实。”《灵枢·经脉》云：“膀胱，足太阳之脉……是动则病冲头痛。”《灵枢·厥病》云：“真头痛，头痛甚，脑尽痛，手足寒至节。”都尚未把以头痛为主症的证候作为一个疾病的病名，又称之为头风、首风、脑风等。按其病因，将头痛归纳为外感、内伤两大类；并根据其机理及其伴随症状之不同，将头痛的辨治分为多种类型。其中“不通则痛”是临床上多种慢性、复杂性头痛的核心病机。

通者，贯通之意，由此端至彼端，中无阻隔之谓也。不通者，则不贯通也，由此端至彼端，中有阻塞而不通达是也。但“不通”，却不能简单地理解为中有阻塞而不通达之意。《素问·举痛论》云：“愿闻人之五脏卒痛，何气使然？”“经脉流行不止，环周不休。寒气入经而稽迟，泣而不行，客于脉外则血少，客于脉中则气不通，故卒然而痛。”指出经脉中气血不能畅通，故出现疼痛。后世医家多据此而谓之“不通则痛”，并在“不通则痛”的理论指导下，形成对痛证的总概念，谓之“不通则痛”与“痛随利减”。元代王好古、明代张介宾、清代喻嘉言与叶天士及近代《经历杂论》等都有详细论述。“不通则痛”之“不通”二字之含义，在《素问·举痛论》中已做了多种解析。《举痛论》认为，五脏卒痛，在于脉气不能畅通。然而，不通所出现的疼痛有种种表现。《举痛论》在回答“凡此诸痛，各不同形，别之奈何”时指出脉缩蜷、绌急、外引小络、脉满、脉充大、血气乱、血不得散、小络及引、脉不通、脉泣、血虚、血泣脉急、血泣不得注于大经、血气稽留、厥逆上泄、热气留等的不同不通因素。其中脉之“缩蜷”有收缩之意，“绌急”有痉挛之意，“外引小络”“小络急引”有牵拉之意，“脉满”“脉充大”有脉管扩张之意，“脉泣”“血泣”“血气稽留”有血液循环滞慢、血液量减少之意，“血不得散”“厥逆上泄”“热气留”有邪毒内扰之意。由于这些“不通”含义之差异，所以有产生疼痛的不同表现及其性质之差别。纵观《内经》之意，其所谓“不通”，就包含气血的瘀滞、冲逆，血脉的痉挛、扩张、闭塞、瘀结，经络的牵拉相引，脏腑、肌肤、筋骨的失荣，以及邪毒的内扰等在内。其含义广泛，其所致疼痛既有实证，又有虚证，或虚实相兼之证。

“不通则痛”论，对头痛症有重要的指导意义。“痛随利减”，以通字立法，治疗各种头痛，疗效满意。《临证指南医案》云：“至于气血虚实之治，古人总以一‘通’字立法，已属尽善。此‘通’字，勿误认为攻下通利讲解，所谓‘通其气血则不痛’是也。”历代医家认为，川芎性辛温主升散，走窜力强，为血中之气药，是治疗头痛的要药，观其意，乃在于通。何世英老中医一向擅长以虫类药为主，治疗各种神经头痛，止痛效果最理想。常用的有地龙、僵蚕、全蝎、蜈蚣等（《临证指南医案》谓搜逐血络，宣通阳气为主）。我院亦曾运用盐酸川芎嗪加入葡萄糖中静滴，治疗各类型血管性头痛42例，有效率92.86%。如此种种治疗，观其意，皆有通字之意。尽管头痛类型多，有虚有实，或虚实夹杂，治疗各有所异，但症之实者，气滞血凝，通其气而散其血则愈；症之虚者，气馁不能充运，血衰不能滋荣，治当养气补血，而兼寓通于补。所以，无论虚实，此论皆宜。

然而，“不通则痛”论，尽管广泛运用于临床，但并不是完美无缺的，它不能解析某些“不通而不痛”“通而又痛”等现象。有如中风之病，语言不利、口角歪斜、半身不遂等症，按中医理论乃由于风痰流窜闭阻脉络之故，既是脉络闭阻，显然属于“不通”，但有此等症状者，许多病者并无疼痛之感觉。反之，许多贫血之病者，按其气血不流通，并无障碍，但这类病者却往往出现头晕头痛之症。又如，用大头针针刺头面皮肤或肢体，与用手按压头面皮肤或肢体，尽管前者的压强有可能大于后者，但是后者所致皮肤、肢体之气血流通障碍，将远远大于前者，然而所出现疼痛的感觉，前者却远远大于后者。所有这些现象都未能以“不通则痛”论得到满意解析。因而有待同道共同努力，在发掘、继承的基础上，进一步努力研究、提高，使之成为系统和完整的新的痛症理论体系，造福于人类。

双侧海马硬化继发癫痫、丛集性头痛（脾虚湿蕴，肝郁气滞）案

朱某，男，34岁。初诊日期：2016年8月31日。

病史概要：患者反复头痛1年余，头痛时以左侧额部、眼眶疼痛为主，呈胀痛，无明显搏动样疼痛，可放射至左侧颞顶枕部；眼痛不甚，视物尚清。疼痛呈阵发性，反复发作，发作频率约每1次，发作时疼痛持续约1天，进食生冷后时有加重，休息后可缓解，偶恶心欲呕。口唇淡紫，无口干口苦，无明显汗出，纳差，眠一般，小便可，大便稀烂。舌淡红、

胖，苔白，脉细滑。

中医诊断：头痛（脾虚湿蕴，肝郁气滞）。

西医诊断：丛集性头痛。

辨证分析：肝属木，脾属土，木郁克土，则脾气虚弱；脾虚则水液失运，痰湿内生，气血不畅，脑脉阻滞，可致头痛。该患者头痛以左侧额部、眼眶胀痛为主，连及颞顶枕部，故知病位及肝，为肝气郁结之象；恶心欲呕为肝气犯胃；进食生冷后更损脾胃之阳气，气血运行乏力，故头痛加重；脾虚水液运化失常则大便稀烂；脾开窍于唇，唇淡紫，为脾虚无以推动气血。病性以脾虚湿蕴为本，肝郁气滞为标，属本虚标实。治法上应遵循健脾化湿、疏肝解郁之法。

处方：党参 20g，茯苓 15g，白术 15g，法半夏 15g，姜黄 15g，白蒺藜 15g，柴胡 15g，郁金 15g，首乌藤 30g，川芎 15g，白芷 15g，炙甘草 10g。7 剂，水煎服，日 1 剂。

二诊：2016 年 9 月 7 日。服药后无明显不适，近一周头痛未发作，口唇淡紫，无口干口苦，无明显汗出，纳差，眠一般，大便稀烂。舌淡红、胖，苔白，脉细。

调整处方：去柴胡、首乌藤、炙甘草。加陈皮 10g，合欢花 10g，海螵蛸 20g 理气和胃。续服 7 剂。成药同前。

三诊：2016 年 9 月 14 日。服药后无明显不适，服药后至今未发作，口唇淡紫，无口干口苦，无明显汗出，纳差，眠一般，大便稀烂。舌淡红、胖，苔白，脉细。

调整处方：去郁金、合欢花、海螵蛸。加山楂 15g 消食，乌梅 15g 酸甘化阴、涩肠止泻，香附 10g 活血行气。续服 7 剂。

按：《灵枢·经脉》曰："足厥阴肝经连目系，上出额，与督脉会于颠。"《素问·至真要大论》言："诸风掉眩，皆属于肝。"刘教授认为，本病发病涉及肝脾肾，但主要与肝有关。见肝之病，知肝传脾，当先实脾。该患者以脾虚为本，肝郁为标，但脾气虚弱必生痰浊，肝气郁结必致血瘀，故其症证之治，应在健脾祛湿、疏肝行气的基础上活血化瘀，以通为用，所谓"通其气血则不痛"是也。同时，人感疼痛由脑神所主，疼痛之发生必然是元神受扰产生的结果，因此在治疗头痛时常使用舒脑安神之法。因此，刘教授在辨证论治的基础上，强调通络止痛、扶正固本、舒脑安神之法。以党参、炙甘草健脾补气，茯苓、白术、陈皮利湿化痰，蒺藜、柴胡疏肝行气，半夏燥湿化痰、和胃降逆，姜黄、郁金、川芎活血化瘀、清脑通脉，白芷祛风止痛，首乌藤舒脑宁神。见效后，再随患者证候变化稍作加减。此案全程分为两个阶段，各阶段有标本缓急之变，第一阶段治标亦治本；第二阶段标去治本，动态观察病情转变，并非一味死守原方，而是抓住主要矛盾，辨证论治，故能药到病除。

『病—证—时』思维与妇人不孕辨治

李丽芸

李丽芸，女，1934年2月生，广东鹤山人。广州中医药大学教授，中医妇科学硕士研究生导师，师承博士研究生导师，广东省名中医，第二、三、五批全国老中医药专家学术经验继承工作指导老师，国家级名医工作室学术带头人，广东省中医院妇科创始人。

1954年，李教授毕业于广东中医药专科学校医疗本科，同年分配到广东省中医院工作。曾先后担任广州中医学院二系（现广州中医药大学第二临床医学院）妇科主任，妇科教研室主任、主任导师。曾兼任广东省优生优育协会中医药专业委员会名誉主任委员，广东省泌尿生殖协会女性生殖专业委员会名誉主任委员，广东省中医药科技专家委员会常务委员，广东省中医药研究促进会理事，广东省中医医疗事故鉴定会妇科专业组组长等。

1934年，李教授在新加坡出生。抗日战争前夕，父亲带着全家回到了香港。20世纪40年代初，香港沦陷，全家逃难到家乡广东鹤山。青年时期，李教授奋进向上，刻苦研读，精读《黄帝内经》《伤寒论》《金匮要略》《温病条辨》等中医经典，以及大量妇科相关著作如明代张景岳《景岳全书·妇人规》、万全《万氏女科》、王肯堂《女科证治准绳》、陈自明《妇人大全良方》，清代傅山《傅青主女科》、王清任《医林改错》、沈金鳌《妇科玉尺》、唐容川《血证论》及张锡纯《医学衷中参西录》等，打下了坚实的中医理论基础。李教授多次指出，中医四大经典是根基，后世各家是枝叶，无根基则其本也不固，无枝叶则其末也不茂。

作为岭南中医妇科代表之一，李教授一直耕耘在中医妇科临床、教学、科研第一线，精读古代医家经典，博采百家，并融入于中医妇科临床实践，在妇科疾病诊治中自成一派，代表著作有《李丽芸论嗣育》《中医妇科临证证治》《不孕症中西医结合治疗》《中医杂病证治》《现代疑难病中医治疗精粹》《中医临床新编》《专科专病中医临床诊治·妇科分册》等书籍，发表学术论文百余篇。

擅长治疗妇产科经、带、胎、产等疑难疾病，尤其在不孕症的中医、中西医结合诊治方面，积累了丰富的经验，在生殖内分泌暨调经种子领域有独到的学术见解和临证特色，凝练出“嗣育—种子八要诀”“多途径综合疗法”“针药调治冲任督带”“衷中参西中西结合”等学术思想。临证注重整体观念，辨证细致入微，强调以肾为本，肝脾为要，心身相关，活血化瘀，豁痰祛湿，“病、证、期、时”有机与时空结合。以证揣方，方证结合，形成治疗不孕不育的系列完善方剂体系，实施“内服－外敷－沐足－针灸”综合治疗模式，全方位多层次解决不孕不育的关键瓶颈问题。李教授以临床为根，传承为本，创新为魂，不拘于古，放眼在今，在多年的临床实践上实现了继承不泥古，创新不离宗。李教授走自主创新之路，不断总结经验，丰富治疗手段，提高疗效，积极开拓未来，为推动中医妇科学发展做出了重要贡献。

全世界有 5000 ～ 8000 万对夫妇受到不孕症的困扰，并有逐年上升的趋势。中国育龄人群的不孕不育率已攀升至 5% ～ 12. 5%，每 8 对夫妇中就有 1 对存在不孕不育的问题，而且越来越年轻化。人类生育力下降，不仅是一个全球性的公共卫生问题，而且是一个越来越严重的社会问题。世界卫生组织（WHO）指出，不孕不育已经成为继肿瘤、心脑血管疾病之后影响人类生活质量的第三大疾病。2021 年 5 月，在全面开放二孩政策以后，国家又开放了三孩政策，目的是改善国家人口结构，应对已经到来的人口老龄化社会，对国家长远的经济发展意义重大。因此，如何采取一系列措施来推进生育障碍的治疗和预防，解决生育问题，是我们关注的焦点、热点及难点。

李教授认为女性不孕症不仅是一个独立的疾病，也是多种疾病的一个共有症状，是一种多种病因的复杂疾病状态，往往是生殖系统各种疾病及全身各系统疾病的综合反映，不仅涉及女性的整个生殖系统，而且从大脑皮层、下丘脑、垂体到盆腔、子宫、卵巢、输卵管、宫颈、阴道等任何一个环节的疾病均可导致不孕症，常见的类型有排卵障碍性不孕、黄体功能不全性不孕、输卵管炎性不孕、多囊卵巢综合征不孕、未破裂卵泡黄素化综合征性不孕、高催乳素血症不孕、子宫内膜异位症不孕、子宫肌瘤不孕、精神厌食症不孕、免疫性不孕等。李教授认为，不孕症患者的体质证候也不是单一的几个证型，以肾阴虚、肾阳虚、肾阴阳两虚、肝气郁结、痰湿、血瘀、气滞、气血虚弱为多见，又必须结合兼夹证候和患者的体质特征，包括正常质、阴虚质、阳虚质、痰湿质、湿热质、气虚质、血虚质、瘀血质、气郁质和平和质，又可分为强壮型、虚弱型、偏寒型、偏热型、偏湿型、偏燥型。这体现出李教授对不孕症辨证施治之“主治疾病谱—证型—体质—方剂”的方证辨证施治模式。

本文选取临床常见、发病率高的排卵障碍性不孕、多囊卵巢综合征肥胖不孕、子宫内膜异位症不孕、输卵管炎性不孕进行论述。这四种类型不孕的中医核心病机分别为肾虚、痰湿、血瘀、湿浊，基于疾病谱，从核心病机出发，病、证、症结合，从脏腑、气血、经络、情志、血瘀、湿浊、痰浊在不孕症发病中的作用，从平补肾之阴阳助孕、疏肝柔肝助孕、健脾生血萌胎、清心安神助孕等助孕之道入手，围绕经络之冲任督带，分析李教授的临证思路及遣方用药法则，研习其多途径综合调治不孕症模式，以飨同道，启迪后学者。

一

宏观整体辨证与微观精细辨证结合助孕

整体观念和辨证论治是中医学治疗疾病的两大法宝，应用在不孕症的治疗，即对每个患者要从点到面，从局部到整体，从微观到宏观，从治疗到健康宣教，从饮食调养、运动调养到心理调适，从生活方式指导到优生优育保健等，任何一个细节都不能忽视。正是基于这种现代疾病管理的理念，以及中医学整体观念在不孕症诊治中的透彻应用，李教授提出了“嗣育一种子八要诀”，全方位呵护、关爱、指导不孕症患者。种子八要诀内容包括种子先调经、助孕必治带、怡情才易孕、配偶要精壮、氤氲时交合、重视炼其形、饮食需宜忌、育儿求端庄。其中“种子先调经”是治疗不孕症的首要法则。

月经，中医学亦称“月事”“月水”“经水”等，是女性特殊的生理现象。《素问·上古天真论》云：“二七天癸至，任脉通，太冲脉盛，月事以时下，故有子。”月经是肾气足，天癸至，任脉通达及冲脉充盛，作用于胞宫，使经血按时而下的结果。月经失调包括：①月经周期的改变，如月经先期、月经后期、月经先后不定期、经间期出血、闭经等；②月经量的改变，如量多、量少或血崩、漏下、不规则阴道出血等；③月经质的改变，如经质稀薄、黏稠、血块等；④月经色的改变，如瘀暗、淡红、鲜红等。西医学生殖内分泌疾病中的排卵障碍、黄体功能不全、多囊卵巢综合征、卵巢功能减退、卵巢功能早衰、子宫内膜异位症等，或女性生殖器官发育不良、生殖器官炎症、肿瘤等均存在月经失调的表现。

《女科正宗》曰：“男精壮而女经调，有子之道也。”《丹溪心法》云：“经水不调，不能成胎。”《万氏家传妇人秘科》指出：“女人无子，多以经候不调。”可见，女性不孕与月经有着密切的关系。明代张景岳《妇人规·经脉诸脏病因》中提道：“女子以血为主，血旺则经调，而子嗣……治妇人之病，当以经血为先。”明代武之望《济阴纲目》亦云：“医之上工，因人无子……女以调经为先。”清代陈修园《女科要旨·种子》曰：“妇人无子，皆由经水不调……种子之法，即在于调经之中。”《女科证治准绳》中云：“求子之道，莫先调经。”故欲求子，必先调经，经水调畅是治疗不孕的关键。

临床上月经失调常见的主要证型有肾虚（包括肾气虚、肾阳虚、肾阴虚）、脾虚、心脾两虚、气血不足、气阴两虚、肝阴不足、肝气郁结、血瘀（可分为气滞血瘀、寒凝血瘀、瘀热互结、湿瘀互结、气虚血瘀等）、湿热蕴结、痰浊、血热（有阳盛血热、阴虚血热之别）等。李教授认为，调经种子之法首先需审清标本虚实。虚者，以补、益、养、健、固为主，即补肾气、益气血、养肾精、养肝血（阴）、健脾胃、固冲任督带。实者，则先祛病邪，根据病邪不同，如瘀结、寒凝、湿蕴、痰浊，以祛、化、消为主，即祛病邪、化湿浊及痰、消瘀结及癥瘕。

崩漏是妇科常见的危急疑难重症。临床主要表现为月经非时而下，量多如注，或淋漓不净者。突然出血，来势急，血量多的叫"崩"；淋漓下血，来势缓，血量少的叫"漏"。崩与漏的出血情况虽然不同，但其发病机理是一致的，而且在疾病的发展过程中常相互转化。血崩日久，气血耗伤，可变成漏；久漏不止，病势日进，也能成崩。崩与漏交替，因果相干，致使病情缠绵难愈。尤其暴崩之时，经血来势汹涌，暴下如注，导致阴血耗失，若治疗不及时，容易导致气随血脱，甚则危及患者生命。崩漏日久会严重影响妇女身心健康及生活质量。崩漏相当于现代医学的功能失调性子宫出血，治疗多采用激素类药物止血，且激素用量一般较大，虽临床疗效确切，但不良反应较大，部分患者难以接受。而中医治疗是审证求因，辨证论治，分时用药，独具特色，其疗效稳定且不良反应小。李教授论治该类疾病时有独到的见解。

1. 整体与局部辨证相结合

李教授在重视"病证结合"的基础上，亦重视整体与局部辨证的结合。整体辨证是结合某一疾病的病因病机及全身情况进行宏观综合考量，而局部辨证则是对于月经期量、色、质及经期伴有症状的精细辨证。局部辨证更重视当下的病机及证候，而整体辨证则告诉我们其病发的原因，两者结合运用，方能对病情得到更全面的审视及认识。整体与局部都是相对的概念，在细微的局部辨证中可以看清整体，在宏观的整体辨证中亦可以推测局部，所以将宏观整体与精细局部辨证相结合，对病因病机及证候进行全面的把握，在治疗中兼顾并治，方为完善。

2. 因时制宜治崩漏

李教授根据女性月经的周期性特点，强调"因时制宜"，要"取之以时"，采用适宜的治疗方案。尤其是治疗崩漏时，一定要分清缓急，以"急则治其标，缓则治其本"为原则，灵活运用塞流、澄源、复本三法。

暴崩之时，患者经血非时暴下不止，量多如注，气血骤脱，急则塞其流，断其血。李教授往往采用益气固摄、养血止血之法，用参、术、芪以益气健脾、大补元气，既可补气生血，又可增强固摄之力。同时，加用阿胶、何首乌、岗稔根等养血滋阴止血，补骨脂、续断固肾止血。若崩漏经治疗后阴道出血减少，崩势渐缓，漏下不止之时，缓则澄其源，求其因，应正本清源，辨证求因复其本，灵活应用补肾、健脾、益气、化瘀、清热之法。在血止复本阶段，采用中药人工周期疗法，固本防复发。李教授强调补肾调周，根据月经周期不同阶段特点，疾病寒热虚实之不同辨证施治，灵活处方。

3. 种子先调经

"求子之道，莫先调经。"(《女科证治准绳》) 李教授认为，经水调畅是治疗不孕的关键，并提出处方应根据月经周期节律进行调治。受清代傅山《傅青主女科》影响，倡补肾调肾是调经种子第一大法，认识到种子必先调经，治疗不孕从肾、脾、肝三脏论治，尤重先后二天；治疗上重在调理肾、肝、脾，以补肾气、益精血、养冲任、固督带、理气血、调月经为总法则。指出调经重在补肾气、养肾精；调经应养肝阴、疏肝气；调经应健脾和胃；调经当理冲任督带；调经当理气血；调经当分清标本；调经当审辨虚实。

同时，李教授将脏腑辨证和奇经理论有机结合，采用中药人工周期助力月经周期恢复。经后期，因经血外泄，血海空虚，胞宫胞脉相对空虚，以阴血不足为其主要生理特点，治疗宜补宜藏，以助阴长。她指出经后期的治疗主要以补肾填精、滋养肝肾为大法，蓄养阴血，充盛冲任，充分行使胞宫收藏之功能。经间期阴精充沛，气血充盛，重阴必阳，可在蓄养胞宫的基础上适当温阳益气活血，使用当归、丹参、牛膝之品利于卵子排出，同时可进一步改善子宫内膜的血运，促进内膜丰盈，以温肾助阳、益气活血为大法。至经前期阴精阳气均已充盛，胞宫胞脉气血满盈，阳长至重，重阳必阴，需注意阴阳平衡，多采用补肾健脾养肝之法，使肾得封藏，黄体功能健全，以利于胚胎着床孕育。

4. 针药并用，多途径综合治疗

李教授精通针灸脉络理论，擅长应用针灸方法治疗疾病。临床采用针灸手段治疗妇科疾病，疗效卓著。李教授认为，冲任督带是妇人之病的根本，辨明冲任督带，调理冲任、健固督带是辨证施治妇科疾病的本源。体针疗法多从肾、肝、脾三经及任、督二脉取穴。辨治崩漏时，除辨证药物施治外，也主张针、灸并施。常采用艾灸隐白、大敦穴，提高止崩之效。

隐白穴为足太阴脾经之井穴，《神应经》曰：“隐白，妇人月事过时不止，刺之立愈。”《医学纲目》云：“妇人下血不止，取隐白五分灸之。”艾灸隐白穴可温通经络，振奋脾经阳气，使经血统摄有权，达到固崩止血的效果。大敦为足厥阴肝经的井穴，肝脏又具有藏血和主疏泄的功效，与胞宫藏泄有密切关系，艾灸大敦穴可止崩固冲。清代鲍相璈《验方新编》载灯火灸大敦是“治崩证神效第一方”。李教授常采用针刺经外奇穴断红穴，每日针刺 1 ～ 2 次，有良好的收涩止崩的效果；常配合选用足三里、三阴交等穴位健脾益气，补肾调肝。此外，常采用调治奇经。以梅花针叩打冲任督带、肾俞、卵巢穴、子宫穴，以调补冲任，鼓动督脉之阳气，促进卵子发育。运用梅花针循经叩刺任脉（中极至上脘段）、督脉（长强至大椎段）及带脉，使经气疏通，配合对脾俞、胃俞、肾俞及卵巢穴、子宫穴的刺激，调节冲、任、督、带脉功能，使“肾气—天癸—冲任—胞宫”轴发挥正常作用，能使任通冲盛，阴阳平衡，气血调和，氤氲应时而至。

功能失调性子宫出血合并卵巢功能减退性不孕案

邝某，女，32 岁。就诊时间：2017 年 4 月 15 日。

病史概要：患者因“未避孕未孕 1 年余，不规则阴道出血 2 月余”就诊。患者已婚，G3P1（2020 年顺产一女）A2（2016 年人流 1 次，2018 年孕 4+ 月引产 1 次），近一年余未避孕一直未孕。患者月经 12 岁初潮，平素 28 ～ 30 天一行，6 ～ 7 天干净，色暗红，量中，无痛经，于 1 月 27 日开始阴道出血，时量多如注，时量少淋漓，量多时，每日需用 6 ～ 7 条卫生巾，湿透，色暗红，质稀，夹血块。2 月 27 日于广州医科大学附属第三医院行宫腔镜检查 + 诊刮术，术后病理示内膜为增殖晚期分泌早期子宫内膜。外院予服用炔诺酮治疗后，阴道出血干净。停药后，于 4 月 5 日开始再次阴道出血，量偏多，有血块，每日用 4 片卫生巾，湿透，至第 5 天开始减少，淋漓不尽至今。

中医诊断：崩漏；不孕症（气虚血瘀证）。

西医诊断：异常子宫出血；卵巢功能减退；女性继发性不孕症。

四诊资料：刻下阴道流血不止，色晦暗，夹血块，每日卫生巾 2 片，每块湿一半，至今未净；伴有头昏，神疲乏力，大便溏泄，舌淡胖，边有齿印，苔薄白，脉细弦。

辅助检查：2017 年 2 月 27 日于广州医科大学附属第三医院行宫腔镜检查：术中见正常宫腔，表面不规则突起。诊刮术后病理：内膜为增殖晚期分泌早期子宫内膜。

2017 年 4 月 12 日全血分析：血红蛋白（Hb）112 g/L，抗米勒管激素（AMH）0.086 ng/mL，尿促卵泡素（FSH）12.23 IU/L，黄体生成素（LH）4.54 IU/L。B 超提示：AFC2+2 个。

辨证分析

（1）辨“病”：根据月经异常的临床症状，可诊断为异常子宫出血。该患者属于功能失调性子宫出血，以月经周期紊乱、经量非时而下、行经期延长、量多或淋漓不止为主要表现，属中医“崩漏”范畴。其发病机制复杂，常反复出血持续不止，如暴崩出血不止又可危及生命，故属妇科难证、重证。李教授认为，崩漏根本的病因病机是由于“肾—天癸—冲任—胞宫”轴功能严重失调。冲任失调，导致胞宫藏泄无度、经血失于制约。其发病主要与肾虚、脾虚、血热、血瘀有关，以脾肾亏虚为本，瘀热为标。

（2）辨“证”

①整体辨证：患者反复阴道不规则出血2个多月，气随血耗，故见头昏、神疲乏力等气血亏虚之象；气血推动无力，停而成瘀，瘀血阻滞胞宫，血不循经而溢出，故见阴道不规则出血；大便溏泄，舌淡胖，边有齿印，苔薄白，脉细是脾气不足之象。从整体辨证分析，患者因气不统血，失于固摄，导致崩漏的病因病机。对于崩漏，应急则治标，缓则治本，遵循“塞流、澄源、复旧”的原则进行治疗。因患者当前是阴道出血、淋漓不净，首当健脾益气、化瘀止血以塞流。

②局部辨证：以月经量、色、质情况分析，量少、色暗、夹血块是瘀血内停，迫血妄行，血不循经，非时而行的表现，当以化瘀之品祛瘀止血，并且积极运用针刺来加强止血之效。

治法：健脾益气，化瘀止血。

内治方：仙鹤草20g，金樱子肉20g，党参15g，黄芪15g，白术15g，茯苓15g，炙甘草10g，女贞子20g，紫珠草20g，岗稔根20g，阿胶10g，益母草20g，茜草10g。共7剂，水煎内服。

针刺法：取穴足三里、断红、三阴交、脾俞、肾俞，留针30分钟。

治后反馈：患者服药后，阴道出血逐渐减少，至4月22日停止出血。

二诊：2017年5月10日。末次月经5月7日，量少，色暗，质稀，夹少量血块；眠欠安，气短懒言，时有腰膝酸软，大便溏泄，舌淡胖，边有齿印，苔薄白，脉细。

治法：补肾益气，化瘀止血，固冲调经。

内治方：党参15g，白术15g，黄芪20g，炙甘草10g，制何首乌20g，续断15g，补骨脂10g，茜草10g，益母草15g，岗稔根20g，菟丝子20g，金樱子肉20g，首乌藤20g。7剂，水煎内服。

三诊：2017年6月18日。末次月经6月10日至6月17日，量中，色淡，质稀；经期腰酸，时有情绪焦虑，睡眠欠安，舌淡胖，边有齿印，苔薄白，脉细弦。

治法：补肾益气，养血调经，宁心安神。

内治方：白术15g，黄芪15g，酸枣仁15g，当归10g，制远志10g，党参15g，茯苓15g，柏子仁20g，白芍15g，女贞子15g，首乌藤30g，制首乌20g，菟丝子20g，山药20g，炙甘草10g。共7剂，水煎内服。

外治法：针刺取穴中脘、天枢、关元、大赫、卵巢、次髎、三阴交调冲任，以百会、神庭、本神、太冲安神志，每次留针30分钟，每周1～2次，经期不针刺。

四诊：2017年9月21日。末次月经9月10日至9月16日，量中，色暗，质稀；经期感腰酸，纳眠可，二便调，舌淡胖，边有齿印，苔薄白，脉细。经阴道B超提示右卵巢见优势卵泡。

治法：补肾填精，养血活血。

内治方：紫河车10g，熟地黄20g，枸杞子20g，淫羊藿10g，鹿角霜10g，巴戟天10g，菟丝子20g，当归10g，川芎5g，丹参20g，黄芪15g，牛膝15g。共7剂，水煎内服。

外治法：针刺取穴中脘、天枢、关元、大赫、卵巢、次髎、三阴交调冲任，以百会、神庭、本神、太冲安神志。每次留针30分钟，每周1～2次，经期不针刺。

五诊：2017年10月19日。末次月经9月10日。10月5日查人绒毛膜促性腺激素（HCG）94.1 IU/L，孕酮（P）142.5 nmol/L。10月11日HCG 1033 IU/L，P 119.4 nmol/L。予孕宝口服液口服，积极保胎治疗。

按：李教授认为，崩漏病因多端，病机复杂。治疗崩漏时强调发挥“因时制宜”的优势，采用病、证、时相结合的模式治疗。根据崩漏患者发病缓急不同、阴道出血多少不同、发病久暂不同，给予相应的立法处方。该患者初诊时阴道出血量仍多，治疗首当“塞流”，予健脾益气摄血、化瘀止血之法。中药以党参、黄芪、白术、茯苓健脾益气固摄；金樱子肉、女贞子、阿胶养血固肾止崩；仙鹤草、紫珠草、岗稔根、益母草活血止血。并配合针刺疗法，取穴足三里、断红（经外奇穴）、三阴交、脾俞、肾俞，加强健脾固肾、收涩止血的作用。二诊时出血已止，则应“澄源”以“复旧”。虚是崩漏的病机根本所在，肾气虚胞宫固摄不足，脾气虚而不能统摄血液，故补应以补脾肾为主，加补骨脂、菟丝子、续断以加强补肾温阳、调经止崩的功效。三诊时，患者月经基本恢复正常，则主要着眼于改善卵巢功能减退，因正值经后期血海空虚，冲任不足，予归脾汤加减，补肾健脾安神。方中党参、黄芪、白术、茯苓、山药、菟丝子补益脾肾，当归、白芍、女贞子、制何首乌滋阴养血，远志、柏子仁、首乌藤养心安神、交通心肾。并结合针刺疗法：取穴中脘、天枢和胃健脾，调腑气；取穴关元、大赫、卵巢、次髎、三阴交及药膳加强调经助孕、养巢醒泡的功效。四诊监测排卵，见优势卵泡，当补肾益精，滋养卵泡生长发育，调经种子，选用李教授自拟经验方（卵巢早衰方）。其中以血肉有情之品紫河车为君填精益髓，用熟地黄、枸杞子以补肾阴，用淫羊藿、鹿角霜、巴戟天、菟丝子补肾阳，当归、川芎、丹参寒热并用，共奏活血养血补血之功。经过内外并治，标本兼施，帮助患者建立规律的月经周期，改善临床症状，最终成功妊娠。

二

补肾健脾，豁痰祛湿治疗多囊卵巢综合征肥胖不孕

多囊卵巢综合征（PCOS）是多发于青春期与育龄期女性的、由遗传和环境因素共同引起的内分泌代谢性疾病。临床多表现为月经失调，闭经，不育，多毛和肥胖。传统医学中并无关于"多囊卵巢综合征"病名的明确记载，但根据患者临床表现及体征，可将此病证归为"不孕""闭经""月经后期""崩漏"等病证范畴。绝大多数 PCOS 患者体型肥胖，其中医证候多为脾肾虚痰湿，而其痰湿体质又影响着本病的发生、发展，病势缠绵，预后较差。

《素问·上古天真论》曰："女子七岁，肾气盛……月事以时下，故有子。"《素问·奇病论》云："胞络者，系于肾。"傅青主提出"经水出诸肾"，即肾精化血，月经的产生以肾为本。肾精通过参与调控"肾—天癸—冲任—胞宫"轴，使女子月事周期而下，生殖功能发育成熟。其中肾虚又可分为肾阴虚，肾阳虚。肾阴精不足，卵泡发育缺乏物质基础，则难以发育为成熟卵泡；若肾阳不足，温煦、鼓动无权，即使卵泡发育成熟，也可能无法顺利排出。李教授在治疗肾虚型肥胖不孕中指出，体质肥胖者多虚，这里的虚为脾肾虚。痰湿体质者，中焦运化功能大多不足，水谷精微在机体中不能被正常代谢吸收，则痰湿之源由此而生。

《丹溪心法·子嗣》云："若是肥盛妇人，禀受甚厚，恣于酒食之人，经水不调，不能成胎。"《金匮钩玄·子嗣》曰："女子不孕之故……或因体盛痰多，脂膜壅塞胞中而不孕。"《傅青主女科》指出"妇人有身体肥胖，痰涎甚多，不能受孕者。"《石室秘录》概括出："女子不能生子，有十病。""痰多也"为其一。近代杨志一云："肥盛之妇，喜啖油腻生冷，脂肪阻滞，湿痰壅积，妨碍卵巢之分泌，发为经行后期，甚则经闭不行。"这些都提示体胖痰多壅滞胞宫，可致不孕。湿邪为阴邪，易伤阳气，阳气温煦气化作用减弱，气血津液代谢障碍，则会加剧病理产物的积聚，由此陷入痰湿缠绵难愈的恶性循环。肥胖女性患者体内脂高肉满，容易遮隔子宫而难以受孕。痰涎浸润子宫，子宫内痰饮成滔滔之势，使男子之精遇而化水，难以受孕。现代研究表明，痰浊壅塞于胞宫，使卵巢体积增大，包膜增厚，呈多囊性改变，导致卵巢功能紊乱，排卵障碍及激素分泌异常，导致闭经、不孕。

基于以上对肥胖型多囊卵巢综合征不孕症病机的认识，李教授以整体观念为指导，以八纲虚实为纲，认为此病的治疗当从不足和有余之处入手。“不足”多根于脾肾虚；“有余”表现为痰湿壅滞，躯脂满溢。既要扶正补虚，又要损痰湿郁滞之有余，阴阳气血调和，“肾—天癸—冲任—胞宫”生殖轴功能运行正常，则当顺利受孕。

1. 从痰论治

百病多由痰生。李教授认为痰邪、脂代谢异常与PCOS的发病关系密切。《丹溪治法·心要》中对多囊卵巢做出了形象的描绘为“痰积久聚多……结成窠囊，牢不可破”;《妇科玉尺》论“经水过期色淡者，痰也……有痰占住血海之地，因而不来”;《竹林女科证治》曰“形肥饮食过多，而过期经行者，此湿痰壅滞，躯脂逼迫也”；朱震亨在《丹溪治法心要》中提出“肥者不孕，因躯脂闭塞子宫而致，经事不行，用导痰之类”。中医学认为，PCOS多为本虚标实之证，故治疗上多采用补肾、健脾、化痰之法。李教授继承先贤经验，善用苍附导痰汤、补肾化痰方、启宫丸，其自拟导痰种子方为启宫丸合苍附导痰丸加减而成。现代药理学研究其主要作用机制体现在可调控相关基因及信号通路，纠正代谢紊乱及胰岛素抵抗（IR），改善卵巢形态，纠正内分泌激素失调，改善子宫内膜容受性。

2. 分期论治

《济阴纲目》云:“欲摄精成孕，必先调其经水。”月经周期中随着阴阳气血变化，胞宫藏泻有度，形成虚实满溢的周期规律。李教授在以肾为本的基础上，结合胞宫藏泻周期中阴阳气血变化特点，制订了“调治周期法”。

具体的调周法如下：经后期周期的第7～14天，是调经种子的基础阶段，此时胞宫空虚，阴、血、精微渐长。治应以扶阴为主，当阴长到一定水平，在补肾阴的基础上佐以温肾助阳，阴阳并调，以求达到阳中求阴。治法以滋肾育阴，养血活血，以此促进卵泡发育。李教授制定经验用方温肾育卵汤。方中主药有淫羊藿、巴戟天、黄芪、紫河车、当归、熟地黄、牛膝、鹿角霜、菟丝子等，其中药对肉苁蓉—淫羊藿、淫羊藿—巴戟天温肾益精、熟地—菟丝子滋肾育阴，为李主任的常用药对，用以补益肾精。同时补肾药可有效纠正PCOS患者体内的内分泌及激素代谢紊乱，从而改善月经及排卵功能。经间排卵期为阴阳互相转化之时，肾气充盛，阴极生阳，阳气发动，阴精施泄，是种子受孕的关键时期。在此期间卵泡破裂，卵子从卵泡中排出，因此应在补肾健脾的基础上适当选用行气活血，以促进卵子顺利排出，李教授常用桃仁、鸡血藤、赤芍、川芎、当归、香附、郁金活血调经。

黄体期为排泄月经做准备，阳气渐长，应在补肾阳的基础上滋肾健脾，育阴养血，阴中求阳，促进黄体成熟，李教授常用补肾健脾助孕汤：桑寄生、续断、旱莲草、菟丝子、白芍、砂仁、太子参、熟地黄。

3. 贯续疗法

在“调治周期法”的基础上，李教授自拟灵术颗粒、参芪胶囊进行阶段性治疗 PCOS 不孕。该药物已广泛应用于临床，疗效颇佳。灵术颗粒的主药有淫羊藿、仙茅、胆南星、当归、法半夏、茯苓、白术等。具体用法：在月经周期第 5 ～ 14 天开始服用灵术颗粒。其中淫羊藿、仙茅温肾壮阳，提高机体免疫力，同时可增加下丘脑—垂体—卵巢促黄体功能；当归是补血要药，对子宫起双向调节作用；川芎为血中气药，调经开郁，为妇科活血调经的要药；黄芪、茯苓、白术均能益气健脾，白术为补气健脾要药，辅以陈皮、法半夏、胆南星燥湿，调整脂代谢，增强胰岛素效应。全方共奏补肾化痰之功，并在补肾基础上加活血药物，改善卵巢的局部血液循环，促进卵泡发育，诱发排卵。现代药理学研究表明，灵术颗粒可能是通过降低 PCOS 模型大鼠的血清睾酮及胰岛素水平，改善大鼠体重，恢复大鼠子宫正常重量，从而促进排卵及卵巢黄体细胞的生成。

排卵期后或月经第 14 天后，因势利导，服用参芪胶囊，直至月经来潮。其主要药物有菟丝子、党参、茯苓、黄芪、怀山药、当归、鸡血藤、丹参、泽泻、白术等，意在补肾健脾、活血化瘀、理气导痰。主药菟丝子功补肾阴肾阳，增强促黄体功能，提高垂体对黄体生成激素释放激素及卵巢对黄体生成素（LH）的反应性。党参、黄芪、怀山药健脾益气；茯苓、白术健脾化湿和胃；当归补血活血，祛瘀调经。痰湿尽去，气血通畅，使肾水、阴精、血海渐复，阴盛则阳动，故有促排卵之功。而参芪胶囊，研究证实可通过调整性腺功能，维持黄体功能，从而改善子宫内膜容受性。

4. 生活方式干预

结合岭南地域气候和体质、发病的特点及 PCOS 临床病程长、病情复杂、难以治愈的情况，李教授认为肥胖型多囊卵巢综合征不孕患者要注重调整生活方式，改善痰湿体质，阴平阳秘，育儿孕嗣之道。从调整饮食入手，《金匮要略》曰：“凡饮食滋味以养于生，食之有妨，反能为害……若得宜则益体，害则成疾，以此致危。”若饮食失宜，则损伤五脏气血百脉，只有脾胃相济，母胎才可健固；且脾虚痰湿者运化功能本就减退，更要注重饮食物的偏性，避免过冷、过辛、过甜、过腻，同时避免过量进食、暴饮暴食，这是减轻体重，改善痰湿体质的第一步。调摄起居方式，适量运动，规律作息，睡眠充足，避免从事长期处于潮湿环境的工作。对于多囊不孕，形体特征带来的心理负担要积极自我调节，必要时寻求专业心理机构的辅导和帮助。

总之，PCOS 导致的不孕发病机理复杂，治疗方法也不尽相同，属于妇科生殖内分泌疾病中难以治愈的疾病之一。加上许多患者求子心切，经采取促排卵药、试管婴儿等多种治疗方式，但疗效不佳，焦虑抑郁情绪加重，不利于病情的转归。因此，对患者进行适当的心理疏导，增强运用中医中药治疗的信心，也是临床医生的责任之一。

多囊卵巢综合征肥胖不孕案

杨某，女，31 岁。就诊时间：2012 年 11 月 2 日。

病史概要：患者因“同居未避孕未孕 1 年余”就诊。患者月经 12 岁初潮，平素月经不规律，三四月一行，纳眠可，二便调。已婚未孕。患者 2012 年 3 月于我院门诊行妇科 B 超检查，提示卵巢多囊样改变，男方精液常规检查正常。8 ～ 10 月，在监测下促排卵，促排期间行两次人工授精，但均未成功。

中医诊断：不孕症（肾虚痰湿证）。

西医诊断：多囊卵巢综合征；女性原发性不孕症。

四诊资料：疲倦乏力，时有腰酸，平素饮食不规律，纳一般，睡眠多梦易醒，小便调，大便一二日一行、质黏。形体肥胖，动则气短，自觉乏力，口干口苦，面色晦暗。舌淡胖，苔白腻，边有齿痕，舌下脉络瘀曲，脉沉滑，尺部弱。月经三四月一潮，五六天干净，量少，色暗红，有血块；经前乳房胀痛，腰酸，痛经（+）。查体：身高 164cm，体重 67.5kg，面部痤疮。妇科检查：外阴阴道正常，宫颈光滑，子宫前位，大小正常，活动可，无压痛，双附件未见明显异常。

辅助检查：2012 年性激素 6 项检查，LH 15.23 IU/L，FSH 6.90 IU/L，T 5.10 nmol/L。2012 年 2 月 6 日，子宫输卵管造影显示双侧输卵管通畅，子宫腔未见异常。2012 年 5 月 1 日，妇科液基细胞学检查（TCT）显示良性反应性改变（轻度炎症）。2012 年 6 月 9 日 B 超左侧卵巢可见优势卵泡，建议彩超进一步检查。2012 年 7 月 9 日宫腔镜检查后病理报告：（宫腔）子宫内膜息肉。2012 年 7 月 4 日丈夫精液分析：正常形态精子 10.2%，a 级（%）11.9%，b 级（%）23.2%，精浆抗精子抗体 2%（正常范围）。夫妻双方支原体、衣原体均为阴性。2012 年 11 月 1 日我院白带常规：Ⅲ度。

辨证分析

（1）辨“病”：中国古代并无多囊卵巢综合征病名的具体记载，根据《多囊卵巢综合征中国诊疗指南》制定卵巢综合征的诊断标准：①月经稀发异常，或有不规则子宫出血等临床表现；②临床症状表现有高雄激素的典型性症状；③超声表现为卵巢多囊样改变，一侧或双侧卵巢直径≥ 2mm 的卵泡超过 12 个，或卵巢体积在 10mL 以上；④无其他高雄激素病因，符合①②③中任何两项即可诊断为多囊卵巢综合征。

（2）辨证

①整体辨证：本病属中医学“不孕症”范畴，证属“肾虚痰湿”。患者禀赋不足，肾经亏虚，经水乏源，则经量偏少、经水不调，则难以摄精成孕。患者平素饮食不节，损伤脾胃，脾虚运化失司，肾虚蒸化无权，体内剩余代谢产物停滞，泛溢肌表则发为肥胖；湿邪壅滞肠道，大便黏腻；肾虚腰府空虚，则行经腰腹疼痛。李教授以治病求本为指导原则，以脾肾为主兼化痰湿，辨病辨证，固护生殖之本。

②局部辨证：患者面部痤疮，体毛较多。据患者自述，长期居住于岭南湿热地区，平素喜食榴梿、虾蟹、凉茶等物，更阻碍脾胃运化，湿热之气久郁蕴毒，循经发于头面，则表现为痤疮。李教授结合岭南人特殊体质情况，因时因地制宜，运用益气健脾化湿药，如白术、山药、砂仁、陈皮之类，药性平和，平调阴阳。

治法：补肾健脾，豁痰祛湿。

内治方：五指毛桃 30g，茯苓 20g，薏苡仁 20g，白术 15g，布渣叶 15g，香附 15g，当归 15g，炙甘草 5g。共 7 剂，每日 1 剂，早晚温服。并嘱患者锻炼减重，少食辛辣刺激、油腻糖类、淀粉类之物。

二诊：2013 年 1 月 3 日。服药后月经来潮，持续 5 天，量、色、质如常；体倦，舌淡，苔薄白，脉细，不伴腰酸腰痛。处于卵泡发育期，计划妊娠，予灵术颗粒内服。

内治方：菟丝子 20g，熟地 20g，牛膝 20g，桑寄生 15g，五指毛桃 15g，当归 15g，淫羊藿 15g，肉苁蓉 10g，鹿角霜 10g。共 7 剂，每日 1 剂，早晚温服。补肾健脾，理气导痰，同时温肾育卵，促进卵泡的发育。

三诊：2013 年 1 月 20 日。患者自述纳可，眠差，入睡易醒，舌尖红，苔薄白，脉细弱。予参芪胶囊，于月经第 14 天开始服用，每次 5 粒，每日 3 次，口服，月经来潮后停药。

内治方：桑寄生 15g，续断 15g，墨旱莲 10g，淫羊藿 10g，当归 15g，黄芪 20g，熟地 10g，麦冬 10g，白芍 10g。共 7 剂，每日 1 剂，早晚温服。

以上述周期疗法治疗 3 个月经周期。

四诊：2013 年 4 月 28 日。患者停经 56 天。4 月 27 日自测早孕试纸阳性。4 月 28 日查 HCG 196.4 IU/L，P 72.4 nmol/L，确认妊娠，5 月 28 日 B 超示早孕，宫内活胎。

按：结合月经周期阴阳气血变化，李教授在以肾为本的基础上，制订了“调治周期法”。患者初诊见齿痕舌，沉滑脉，白腻苔，大便黏腻为脾虚痰湿型多囊卵巢综合征典型征象。处方中五指毛桃、布渣叶、茯苓、薏苡仁、白术益气健脾祛湿，当归、香附理血活血，调整宫腔内血运代谢循环活性。全方共奏益气健脾化湿之功，为调治周期准备了良好的宫腔环境。该患者于卵泡期复诊，此期是调经种子的基础阶段，予灵术颗粒内服，滋肾育阴，养血活血，补肾化痰，以此促进卵泡发育。患者三诊处于排卵期，经期第 14 天后，因势利导，贯续服用参芪胶囊，补肾健脾，活血化瘀，理气导痰，痰湿尽去，气血通畅则能顺利排卵。PCOS 患者临床症状得到有效改善，正常的周期排卵顺利，子宫内膜血流灌注恢复，黄体功能提升，为受孕创造了良好条件。

三

症病结合、内外多途径综合治疗子宫内膜异位症不孕

子宫内膜异位症（简称“内异症”）是指子宫内膜组织（腺体和间质）出现在子宫体以外的部位，是一种病变广泛、形态多样，具有种植、侵袭、复发和远处转移等生物学行为特性的雌激素依赖性良性病变。内异症是育龄期妇女中常见的一种与不孕症密切相关的疾病，在育龄期女性中发病率为 10%～15%，在不孕症的患者中占 30%～50%。子宫内膜异位症所致不孕在中医可归属于“癥瘕”“不孕”范畴。患者感受外邪、七情内伤，或经期产后生活不节、多次小产、盆腔手术损伤、先天禀赋不足等诱因，均可能导致经血异道循行，离经之血闭阻胞宫，冲任失调致不孕。

《诸病源候论》中记载：“积气结搏于子脏，致阴阳血气不调和，故病结积而无子。”“血瘕病，妇人月水新下……为血瘕之聚。令人腰痛，不可以俯仰，横骨下有积气，牢如石，小腹里急苦痛，背膂疼，深达腰腹下挛，阴里若生风冷，子门擗，月水不时，乍来乍不来，此病令人无子。”《医宗金鉴》云：“因宿血积于胞中，新血不能成孕。”这些均表明瘀血是导致患者不孕的重要原因。李教授认为，内异症性不孕的主要病机在于瘀血，瘀血阻塞胞脉及脉络、两精不能结合，以致不孕。李教授根据内异症不孕患者致瘀的病因病机不同，认为其主要与气滞、气虚、寒凝、痰凝、肾虚等因素相关。内异症不孕患者多病情缠绵，一方面久病必虚，肾气亏损，冲任与胞脉失养，气化失司，血行迟滞，加重瘀阻，终致不能摄精成孕；另一方面，久病必瘀，瘀阻致使脏腑失调，阻滞冲任胞脉，故无以摄精成孕。总之，本病病机以血瘀为主，其中肾虚血瘀为临床常见类型。针对内异症不孕的总体治疗基于症病结合的理念，中药以活血通经、化瘀止痛、补肾益气、调经种子为主，同时结合中医外治法，内外合治，疗效显著。

1. 内外合治相辅相成

李教授认为，内异症的异位内膜实质为“离经之血”，瘀积日久而成癥积，核心病机为“血瘀”。瘀血日久，气机阻滞，瘀血、痰饮、湿浊等有形之邪凝结不散，或流于胞宫之外，或蕴结于肠膜脉络肌肉之间，发为血瘕。内异症患者病程日久，正气虚弱，故多虚实夹杂而有所偏重。针对其复杂病机，李教授提出“活血化瘀、软坚散结、顾护正气”的治疗大法，基本方为消癥化结汤：三棱 10g，莪术 10g，牡蛎 20g（先煎），珍珠母 20g（先煎），郁金 15g，全蝎 5g，枳实 10g，墨旱莲 15g，丹参 15g，田七末 3g（冲服）。功用：活血化瘀，消散癥结。用治妇女腹痛、癥瘕、积聚，包括子宫内膜异位症、子宫腺肌病、子宫肌瘤、输卵管炎症等。其中三棱、莪术以化瘀消癥，为君药。丹参、田七末、全蝎共为臣药，寒热并用，既能通血脉，又能活血止痛。丹参活血、祛瘀、止痛，兼以凉血安神；田七末味微涩可以止血，气辛散可以化瘀止痛，止血不留瘀，化瘀不伤正，其止血定痛、活血定惊、定惊止痛的作用尤适宜“谈痛色变”的内异症患者；全蝎可以缓解痉挛，散结，通络止痛。佐以牡蛎及珍珠母，二者味咸性沉，咸能软坚散结，沉能平肝潜阳、重镇安神、交通心肾，身兼两职。再以墨旱莲滋养肝肾入肾经；郁金、枳实疏肝理气止痛。气虚者，加党参、黄芪、怀山药、白术以健脾益气；肾虚者，加菟丝子、桑寄生、续断以补肾益气。正气足则抗邪外出，养正而邪自安。

无论是否已接受手术治疗的内异症不孕患者，或是准备接受辅助生殖治疗的内异症患者，李教授通常会给她们开一个包含丹参 20g，吴茱萸 20g，桂枝 10g，艾叶 10g 的小处方。嘱患者用纱布袋装好，用冷水浸泡一分钟，然后放入锅内蒸透，以皮肤可以耐受的温度敷于下腹两侧，每日 1 次，每次 20 分钟。药包可连续使用 10 ～ 12 次，可以达到温经散寒、化瘀止痛、软坚散结的效果。

内异症的病变部位与直肠相邻，直肠黏膜血管丰富，中药保留灌肠可以使药液通过肠黏膜、淋巴、静脉丛直接吸收，作用于盆腔，促进粘连组织软化、吸收，促进血液循环，提高药物的治疗效果。李教授常用的灌肠组方有两张，一张是复方毛冬青灌肠液益气活血、清热祛湿，一张是莪棱灌肠液活血化瘀、软坚散结，主要用于盆腔内异症、卵巢巧克力囊肿或术后，灌肠治疗的局部血药浓度高，药物直达病所，疗效显著。

李教授的内服、外敷、灌肠治疗，一般开始于月经干净后，用至排卵后 3 ～ 4 天，基础体温升高 3 ～ 4 天，后续可适当给予健脾养血、固肾安胎之剂，支持排卵后的黄体功能，如精卵结合，则提前助力摄胎、载胎、纳胎、养胎之功能。如未能受孕，下一周期可按同法继续调理治疗，治病、种子两不误。

2. 补肾活血调经种子

《女科正宗》曰:"男精壮而女经调，有子之道也。"《丹溪心法》云:"经水不调，不能成胎。"《妇人秘科》指出"女人无子，多以经候不调"。可见，女性不孕与月经有着密切的关系。李教授常认为西医学之子宫内膜异位症不孕应属于血瘀不孕的范畴，导致不孕的根本原因在于瘀血阻塞胞脉及脉络，两精不能结合。李教授又说妇人所以无子，除了血瘀之外，尚有冲任不足，肾气虚寒。"胞脉系于肾"，肾在主宰人体生殖方面起决定作用。因此，肾虚血瘀是导致子宫内膜异位症不孕的主要病机。

针对子宫内膜异位症不孕合并的月经失调，李教授把肾虚血瘀的核心病机与补肾调周法有机结合起来，补肾活血，调经种子。行经期，胞宫满溢，以通为主；经后期，胞宫血海空虚，以滋补肾阴、补益气血为主，使天癸充盛，促使卵泡发育成熟；经间期（排卵期）以温阳益气，以助卵子排出；经前期，胞宫逐渐满盈，以平补肾阴阳为主，使肾得封藏，黄体功能健全，以利于胚胎着床孕育。顺应月经周期调治，经调而孕自成。

3. 活血化瘀止痛种子

60%～70%子宫内膜异位症患者患有痛经与盆腔痛。其疼痛表现形式有周期性经期疼痛、性交痛、排尿异常（疼痛与尿频）、持续至非经期的盆腔疼痛。李教授认为，子宫内膜异位症的疼痛部位非常广泛，涉及骨盆腔的包括下腹部、腰骶部、臀部、会阴及阴道，以及排尿的疼痛；疼痛轻重不一，可为持续性或间断性钝痛或隐痛，患者说不清疼痛加重和缓解与何种因素有关，疼痛可由性交引起或加重，很多女性因恐惧疼痛而不敢性生活，或性欲丧失，对任何事物不感兴趣，或易冲动、自我控制能力差，生育能力降低。如何缓解痛经和慢性盆腔疼痛成为治疗子宫内膜异位不孕的当务之急。为此，李教授自拟活血化瘀止痛经验方剂。

（1）活血通经汤：当归10g，赤芍10g，桃仁5g，红花10g，牡丹皮10g，丹参15g，香附10g，郁金10g，鸡血藤20g。功用活血通经止痛，用于治疗经前经期下腹部疼痛、腰骶酸痛、肛门坠胀疼痛。

（2）当归芍药饮：当归10g，白芍15g，炙甘草5g，木香5g（后下），香附10g，延胡索10g，茯苓15g，郁金15g。功用补肝血、疏肝理气、化瘀行滞止痛，用治痛经、妇科诸痛之肝郁气滞型。疼痛缓解，心理负担释放，好孕易成。

“症病结合”“内外合治”辨治子宫内膜异位症不孕案

易某，女，32岁。就诊时间：2022年11月29日。

病史概要：患者因“发现左侧腹部包块1周”入院。既往月经规律，35天一行，7天干净，量少，痛经（+++）；经期腹痛进行性加重，甚则痛坠难忍；经行腰酸，带下偏多，纳可，眠欠佳，小便清长，夜尿频，大便正常。末次月经：2022年11月11日。舌暗红，苔白，脉弦细。生育史：G1A1（行清宫术）。2019年未避孕，至今未孕。2022年11月22日体检时行妇科B超检查，发现左侧附件区有一个类圆形云雾状低回声区，大小约71mm×49mm，考虑卵巢巧克力囊肿可能，遂至我院门诊就诊，门诊拟“盆腔包块”收入院治疗。

既往史：2016年孕7周发现胎停行清宫术；2019年查催乳素升高，诊断为高催乳素血症，每日服用半片溴隐亭，2022年1月复查催乳素（PRL）459.81 mIU/L，现未服用药物。

中医诊断：癥瘕；痛经；不孕（肾虚血瘀证）。

西医诊断：左侧卵巢巧克力囊肿；痛经；女性继发性不孕症。

四诊资料：神志清，精神一般，月经35天一行，7天干净，量少，痛经（+++），经期腹痛进行性加重，甚则痛坠难忍，经行腰酸，带下偏多，纳可，眠欠佳，小便清长，夜尿频，大便正常。末次月经：2022年11月11日。舌暗红，苔白，脉弦细。体查：左附件区可扪及一个大小约7cm×5cm的包块，形状规则，囊性，表面光滑，有压痛，无反跳痛。

辅助检查：2022年7月抗米勒管激素检查（AMH）4.9 ng/mL；性激素六项检查：黄体生成素（LH）3.97 IU/L，促卵泡生成素（FSH）6.01 IU/L，雌二醇（E_2）76 pmol/L，孕酮（P）0.7 nmol/L，睾酮（T）1.25 nmol/L，催乳素（PRL）399.1 mIU/L。入院后完善相关检查，B超提示左侧附件区见1个类圆形云雾状低回声区，大小约71mm×49mm，考虑卵巢巧克力囊肿可能；三大常规、肝功、凝血、生化、白带、胸片、心电图未见明显异常，CA19-9、肿瘤三项、卵巢肿瘤两项无升高。排除相关禁忌证后，于2022年12月2日行腹腔镜下左侧卵巢囊肿剔除术+盆腔内异灶电灼术+盆腔粘连分离术+宫腔镜检查，术中见宫腔形态正常，宫腔多发息肉样赘生物，较大5mm×4mm，双侧宫角形态正常，双侧输卵管开口清晰，内膜较厚，宫颈管光滑。患者术程顺利，术后恢复可。

辨证分析

（1）辨病：根据患者的症状体征、辅助检查及术中所见，子宫内膜异位症不孕的诊断明确。现代研究表明，内异症相关性不孕的病因与卵巢功能下降、卵泡质量差、盆腔解剖结构发生改变、子宫内膜容受性下降等因素相关，具体作用机制尚不明确，其可能通过多方面、多环节影响生育。中医方面，不孕无外乎虚实两端，实则阻滞冲任胞宫胞脉，精卵难以结合；虚则冲任胞宫胞脉失养，胎元难以成长。对于子宫内膜异位症合并不孕的患者，李教授强调必须标本兼顾，以补肾活血化瘀为法；并应循月经周期活血止痛，因时、因证制宜。

（2）辨证

①整体辨证：患者既往因胎停行清宫术，现月经周期延长、月经量偏少、经行腰部酸痛、小便清长、夜尿频等症并见，表明该患者尚有冲任不足，肾气虚之本虚证。患者精神一般，睡眠欠佳，胸中郁结，此为气滞之象，加之经行疼痛，可见血块，表明瘀血阻滞局部。此种表现为气机运行郁滞不畅，血液运行障碍，可见气滞血瘀标实之征。内治之法当以标本同治，在行气活血化瘀的同时，注意兼补肾之精气。

②局部辨证：气血凝滞、瘀血内停于局部，形成癥瘕，局部可触及包块，在入院外科治疗上，宫腹腔镜手术可切除包块（卵巢巧克力囊肿），使得局部气血恢复通畅，但手术器械亦会损伤局部血脉经络，形成新的病灶，故而在手术治疗后，亦要行气活血化瘀，内服方当以消癥化结汤加减。考虑患者肾精亏虚的本虚之证，当于方中加入补益肾精的药物。

治法：活血化瘀、消癥散结、补益肾气。

内治方：当归 10g，三棱 10g，莪术 10g，珍珠母 20g（先煎），郁金 15g，全蝎 5g，枳实 10g，丹参 15g，菟丝子 10g，墨旱莲 15g，女贞子 15g，鹿角霜 10g，田七末 3g（冲服）。

外治法：丹棱散结膏外敷下腹部，以活血化瘀、软坚散结止痛。

手术治疗：2022 年 12 月 2 日行腹腔镜下左侧卵巢囊肿剔除术 + 盆腔内异灶电灼术 + 盆腔粘连分离术 + 宫腔镜检查。

治后反馈：手术治疗后，左附件区包块消失，出院带中药 1 周。

门诊复诊：2023 年 1 月 2 日。患者门诊首次复诊反馈，正值月经尚未来潮，下腹轻微胀痛，纳可，眠尚可，夜尿每晚 1 次，较前减少，大便正常。舌暗红，苔白，脉弦滑。治以养血活血，行气解痉止痛。

内服方：当归 10g，白芍 15g，炙甘草 5g，木香 5g（后下），香附 10g，延胡索 10g，茯苓 15g，郁金 15g，菟丝子 10g，女贞子 10g，鹿角霜 10g。共 5 剂，日 1 剂，水煎服。

外治法：丹参 20g，吴茱萸 20g，桂枝 10g，艾叶 10g（用纱布袋装好，用冷水浸泡一分钟，然后放入锅内蒸透，以皮肤可以耐受的温度敷于下腹两侧，每日 1 次，每次 20 分钟）。

二诊：2023 年 1 月 16 日。现月经来潮，量多、夹血块，下腹胀痛，腰骶酸痛，纳可，眠尚可，大便正常。舌暗红，苔白，脉弦滑。治以行气活血，化瘀止痛。

内服方：当归 10g，赤芍 10g，桃仁 5g，红花 10g，牡丹皮 10g，丹参 15g，香附 10g，郁金 10g，鸡血藤 20g，枸杞子 10g，女贞子 10g，鹿角霜 10g。共 5 剂，日 1 剂，水煎服。

三诊：2023 年 1 月 29 日。末次月经 1 月 25 日，痛经症状明显好转，月经量基本同前，白带正常，纳可，眠欠佳，二便正常。舌暗红，苔白，脉弦滑。口服中药在上方基础上加酸枣仁、首乌藤养心安神。共 5 剂，日 1 剂，水煎服。外治法用丹参 20g，吴茱萸 20g，桂枝 10g，艾叶 10g 封包外敷。

患者按上述治法继续辨证调理，1 个月后开始备孕。

四诊：2022 年 3 月 8 日。末次月经 2 月 25 日，患者自诉月经量正常，未见血块，无痛经，纳眠可，二便调。舌暗红，苔白，脉弦滑。患者计划于本月开始备孕，治以疏肝理气，补肾活血。

内服方：山茱萸 20g，白芍 20g，当归 10g，益母草 30g，鸡血藤 15g，丹参 10g，牡丹皮 15g，菟丝子 20g，淫羊藿 15g，女贞子 15g，枸杞子 15g，熟地黄 15g。共 5 剂，日 1 剂，水煎服。

五诊：2022 年 4 月 6 日。末次月经 2 月 25 日，患者停经 41 天。4 月 1 日自测早孕试纸阳性。4 月 6 日查 P 36.5 nmol/L，HCG 15762 mIU/mL，确认妊娠。给以补肾健脾养肝，稳固胎元。

内服方：桑寄生 15g，续断 15g，墨旱莲 15g，菟丝子 15g，白芍 10g，春砂仁 5g（后下），太子参 15g，熟地黄 20g，怀山药 15g。共 3 剂，日 1 剂，水煎服。

2023 年 2 月随访，易女士喜得 1 子。

按：《素问·调经论》指出“气血不和乃百病变化而生”，其中不和就包括了血瘀。血瘀既是病理产物，又是致病原因，导致冲任、胞脉、胞络的瘀阻、瘀结。该患者不孕的原因在于瘀血阻塞胞脉及脉络，两精不能结合。除血瘀之外，尚有冲任不足，以及肾气亏虚，导致患者不孕。“胞脉系于肾”，肾在主宰人体生殖方面起着决定作用。肾气亏虚，加之瘀血内阻，患者更加难以受孕，故而内异症不孕患者常见肾虚血瘀之证。内异症不孕的治疗目标在于缩减和祛除病灶，缓解并解除疼痛，改善和促进生育，减少及避免复发。该患者左侧卵巢巧克力囊肿较大，有手术指征，建议患者先行手术治疗，通过外科治疗祛除病灶。结合患者的症状体征，辨证为肾虚血瘀证，故而内服药多以活血化瘀为主，同时兼以补益肾气；配合外治法，内外同治，增强疗效。术后建议患者进行 3 个月的中医调理，再行备孕。

中医在不孕症的整体治疗上，多见内外合治，中药根据患者的症状体征进行整体调治的同时，配合针灸、灌肠、外敷等外治法缓解局部症状。本案患者术后予中药内服以活血通经，补肾精养肝血，外以中药封包敷于下腹两侧，温经散寒、化瘀止痛、软坚散结。开始备孕时，可顺应患者月经周期辨证论治：月经期采用因势利导的方法，以活血化瘀、理气止痛为治疗要点；经后期因经期血瘀的病理产物致气血转化不利，经血内结，运行不畅，影响此时阴长阳消的生理运动，故而应以滋阴补肾、活血散结为法；排卵期当推动血液运行，鼓动卵子排出以助孕；排卵后及时健脾补肾，同时平补肾之阴阳以促进黄体功能。

四

扶正祛邪，内外兼治，营造生育最佳环境

输卵管炎性不孕是指输卵管发生炎性反应引起输卵管积水、阻塞、粘连而导致不孕。输卵管阻塞是继发性不孕症的主要原因之一，据调查由该因素引起的患者占不孕人群的25%～35%，且输卵管阻塞性不孕症具有治愈难度大、愈后易复发等特点，被WHO列为现代难治病之一。西医主要采用各种手术及药物、物理疗法及辅助生殖技术等治疗方法，虽起效快，但有损伤大、适用范围较窄、技术难度大、治疗费用高等不足，不易被患者接受。

输卵管炎性不孕在中医古籍中尚无明确的记载，依据其临床症状可归属于中医“无子”“带下病”“妇人腹痛”等范畴。金元医家朱丹溪在《格致余论·受胎论》中指出：“阴阳交媾，胎孕乃凝。所藏之处，名曰子宫，一系在下，上有两歧，一达于左，一达于右。”说明古代医家早已意识到输卵管这一器官的存在，且明确指出其在受精成孕方面的作用。《沈氏女科辑要》记载“若子宫受病，子管闭塞……皆不受孕”，亦说明输卵管是受孕过程中的一个重要环节。

李教授以辨证论治、整体观理论思想为指导，运用因证立法、随法选方、据方施治的辨证思路，根据患者的素体禀赋、临床表现，从整体观念出发，拟定治则方药。对输卵管炎性不孕之“湿”、之“瘀”的辨证细致入微，以“扶正祛邪、内外兼治”之法治疗本病，方法灵活多样，疗效显著。李教授擅长根据湿邪转化的寒热虚实不同，运用化湿除浊、清热利湿、化湿解毒、升阳除湿、温阳化湿、化湿豁痰等治法以调补脏腑、调理冲任、健固督带。输卵管炎性阻塞是其本身炎性病变与周围炎性病变并存所致，而炎症及手术本身可引起输卵管的再次粘连及异位妊娠。李教授认为，中医活血化瘀法有改善微循环和抗炎作用，不仅能扩张血管、促进局部血液循环、加快局部组织的修复和再生、预防粘连，而且还可减少炎症渗出物、有效减少炎性细胞的浸润、促进炎症吸收。临床上治以行气祛瘀、益气祛瘀、养血和血祛瘀、温通化瘀、清热化瘀、化痰逐瘀等法。

中医外治法具有渗透力强、直达病所的特点，李教授尤其强调内外兼治在恢复输卵管功

能、治疗输卵管性不孕中的必要性及有效性，常用的外治法有中药保留灌肠、药物外敷药、中药离子导入、针灸等。药物保留灌肠可使药物直接从直肠黏膜吸收到达病所，提高局部血药浓度，促进输卵管蠕动，效果确切，常用复方毛冬青灌肠液、莪棱灌肠液；中药热敷的药物作用及热效应可使盆腔局部血管扩张，血液循环加速，更有利于炎症的消散与吸收，常用四黄水蜜、双柏散水蜜及吴茱萸热罨包；中药离子导入根据离子导入原理，借助药物离子导入仪的直流电场作用，将中药离子经皮肤导入输卵管及盆腔病变组织，使局部保持较高浓度，加强炎症部位对药物的吸收，较好地提高输卵管的再通率，并可预防和松解盆腔粘连；针灸可活血化瘀，益气利水，温经通络，温化水湿，促进输卵管的蠕动，促进炎症渗出积水等的吸收。综上，中医外治法简单便捷，直达病所，既能有效提高局部药物浓度，又能减少药物的胃肠反应，弥补其他疗法的不足；配合中药内治法效果更是显著，可明显改善局部症状，促进盆腔微循环，改善输卵管功能，又可发挥调理整体阴阳气血的作用，为机体营造最有益于妊娠的生育环境。

1. 治孕必治带

李教授认为，输卵管炎性不孕的病因为经期前后、产后、人流、药流或宫腔操作后，过食辛辣或饮食不洁、性生活不慎、宫腔操作不当等，提出"湿、瘀"为致病因素。"湿者，太阴土气之所化也"，机体内脏腑功能失衡，正常输布津液的功能异常；《温热论·外感温热病篇》曰"湿胜则阳微"，说明湿邪易损伤人体之阳气，湿易困脾，脾阳不振，运化无权，从而湿气内生，蕴久化热；湿性重浊趋下，易侵袭人体下焦之脏腑经脉，阻遏气机。人体内外所感湿邪，趋于下焦，伤及下焦胞脉阳气，易致胞脉阳气虚衰，气虚运血无力，胞脉失于温通，终致胞脉气血滞涩，湿热瘀结，胞脉闭阻。湿邪下侵胞脉，变生湿热，热灼胞脉津液，胞脉津液亏虚，津血同源，胞脉无以充血，则胞脉不利，胞脉失温失养，而致不孕；湿热瘀结于带脉，带脉失约，则见带下量多、色黄等异常的表现，正如《诸病源候论》里论述"带下者，古令无子也"。对异常的带浊，应首先明确发病部位，辨别病邪，审清寒热虚实。其中外湿主要从泌尿－生殖道侵入，直犯胞宫、胞络。内湿则是由于脏腑功能失常，尤其是肾、肝、脾的功能失常，导致水液代谢的病理产物——水湿停聚，甚者湿聚成痰。无论外湿或内湿，均可导致不孕症。内湿既是病因，又是水液代谢的病理产物，两者可互为因果，互相影响。李教授擅长根据湿邪转化类型的寒热虚实不同，运用化湿除浊、清热利湿、化湿解毒、升阳除湿、温阳化湿、化湿豁痰等治法以调补脏腑、调理冲任、健固督带。

2. 整体与局部结合，内外兼治，多途径通达胞络

中医内治对减少和预防输卵管粘连、梗阻，改善机体环境较西医手术显著，但起效慢、耗时长。中医外治法使药物直达病所，达到改善局部微循环、减轻粘连、修复和疏通输卵管壁，强化并稳固清热解毒、祛湿化瘀之功。临床治疗上本着辨证论治、整体与局部相结合、内治与外治相结合的原则，以活血化瘀为基本大法。内服中药汤剂，从整体上促进血液循环，加快新陈代谢，调畅气机；外用中药保留灌肠、中药外敷、中药离子导入等法，使药物直接被吸收而作用于病变部位，促使局部病理产物吸收、消散，达到疏通输卵管的作用；针灸治疗可以明显改善输卵管及卵巢局部的血液循环，增加输卵管通畅度，恢复输卵管功能的作用，有“脉道以通，血气乃行”之妙，能进一步提高患者的输卵管再通率和妊娠率，补充了单一疗法的不足，效果颇为理想。目前，中西医结合治疗有较好的发展前景，内治与外治、全身与局部结合治疗，对预防术后粘连、输卵管复堵，减轻不良反应有较好的效果，明显优于单纯西医或中医治疗，值得临床推广。

3. 输卵管炎性不孕手术疗法

治疗输卵管炎性不孕症，西医大多采取手术的治疗方法，主要有腹腔镜微创手术、宫腔镜下插管通液术、宫腹腔镜联合术等。腹腔镜是衡量输卵管通畅、盆腔情况的金标准。术者在腹腔镜下可直观评判盆腔的整体情况，更加清楚地判断输卵管走行是否正常、是否迂曲等。同时，腹腔镜下能帮助患者恢复盆腔及输卵管的基本走行，恢复盆腔输卵管正常解剖结构，如盆腔粘连松解、输卵管伞端造口等。宫腔镜能直接观察到宫腔内部、输卵管开口及间质部情况，可排除宫腔息肉、内膜病变、输卵管开口不清等异常情况。宫腔镜下插管通液中，美兰液体是否反流、反流量的多少成为术者判断输卵管是否通畅的客观凭据。宫腹腔镜则联合两种微创手术的优点。西医手术治疗的疗效明确，在一定程度上恢复输卵管的通畅性，但不能有效地改善因长期的炎症刺激所引起的输卵管僵硬或充血水肿而导致的功能障碍；另外在手术过程中受到机械损伤、化学刺激等易引起输卵管出血水肿、结痂等，且存在术后复粘率高等缺点。宫腹腔镜手术后，可能出现术后疼痛、盆腔粘连、感染等情况，及时配合中药治疗，可起到抗菌消炎、消肿止痛、活血行气、散结通络的积极作用。因此，对于有明确手术指征的患者，可先行手术以了解腹腔和宫腔情况，明确诊断，积极治疗，全面了解不孕原因，为生育创造条件。

4. 辅助生殖增加输卵管炎性不孕受孕机会

对于输卵管病变经过治疗无效或输卵管先天发育异常，以及存在男方因素、免疫因素不孕等患者，辅助生殖技术是当前较为有效的解决办法。体外受精－胚胎移植（IVF-ET）是一种不依附于输卵管通畅性的辅助妊娠技术。有荟萃分析显示，对于峡部结节性输卵管炎和输卵管纤维化性阻塞，93%的患者无法再通，结合病史，对输卵管近端梗阻的患者推荐直接IVF；双侧输卵管远端梗阻，可选择 IVF 或手术治疗；复发性输卵管梗阻，推荐直接 IVF；有输卵管妊娠病史的输卵管梗阻，推荐直接 IVF；卵巢储备功能正常、不合并其他不孕因素的单侧输卵管近端梗阻患者，可考虑先行促排卵人工授精；综合患者个体情况，1～3个周期未妊娠者可推荐行 IVF；若为单侧输卵管远端梗阻患者，建议手术治疗，否则可选择 IVF 治疗。输卵管手术后，累积妊娠率在 1 年内上升最快，2 年内到达平台期，因此术后尝试自然妊娠最佳时机为 1 年内。超过 1 年仍不孕，可推荐 IVF；2 年仍不孕者，强烈推荐寻求辅助助孕。IVF 的优点是具有较高的成功率，创伤小，但存在费用高、刺激卵巢、不能避免异位妊娠、易流产等缺陷，治疗需配合中药调理，增加生育机会。

“内外合治”输卵管炎性阻塞性不孕案

陈某，女，27 岁。入院日期：2016 年 8 月 18 日。

病史概要：患者因“同居未避孕未孕 3 年”入院。2013 年开始未避孕一直未孕，夫妇同居，性生活正常。2015 年 8 月 10 日于外院行子宫输卵管超声造影提示：①左侧输卵管积水；②右侧输卵管显影至伞端，考虑伞端粘连不通。患者 13 岁月经初潮，平素月经规律，30 天一潮，7～8 天干净，量适中，日用卫生巾 4 片，湿 1/3～1/2，经前常乳胀，经期腹痛，腰酸明显。末次月经：2016 年 8 月 10～17 日，量、色、质同前，月经干净后无同房。现患者为求进一步诊治，由门诊拟“女性输卵管阻塞性不孕症”收入广东省中医院总院妇科。

中医诊断：不孕症（脾虚湿瘀互结）。

西医诊断：女性原发性不孕症；输卵管伞端阻塞（右侧）；输卵管积水（左侧）。

四诊资料：无发热恶寒，无恶心呕吐，无腹胀腹痛，少许腰酸痛，带下量多、色白、质清稀、无异味，无阴痒。纳可，眠差，二便调。舌淡暗，苔薄白，脉细。

妇检：外阴阴道正常，宫颈轻度柱状上皮异位，子宫前位，大小正常，活动可，无压痛，双附件未见明显异常。

2015 年 8 月 10 日于外院行子宫输卵管超声造影：①左侧输卵管积水；②右侧输卵管显

影至伞端，考虑伞端粘连不通。

既往反复念珠菌阳性，解脲支原体阳性（治疗后已转阴）。

2016年8月18日妇科B超：子宫大小、双附件未见异常。考虑盆腔粘连存在。

辨证分析

（1）辨病：根据病史、体征及辅助检查结果，可诊断为输卵管炎性不孕。输卵管炎性不孕是指由各种病原体引起的，长时间炎症刺激造成输卵管功能和结构的破坏，阻碍精卵结合导致的不孕。现代医学认为，长期炎症刺激造成纤维组织增生，使输卵管上皮、黏膜遭受破坏，纤毛节律性蠕动振幅减弱，继而形成粘连、阻塞、积水。李教授认为，本病由于经期、手术或产后不慎感染邪毒，湿、热与血互结，痰浊壅塞，瘀滞胞脉，胞脉受阻，两精不能相搏，而致不孕。湿瘀阻滞胞脉是本病的关键，病位在胞脉、胞宫，病性属虚实夹杂，主要与脾、肾、肝相关。

（2）辨“证”

①整体辨证：带下量多、色白、质清稀为脾失健运，湿邪困阻，下注胞宫胞脉之象；腰痛为气血运行乏力，日久气血流通壅滞腰府所致；湿瘀阻滞胞脉，难以摄精成孕；舌淡暗，苔薄白，脉细均为脾虚湿瘀互结之征。从整体辨证分析，缘患者久居岭南湿地，素体脾虚，脾主运化，脾运化水湿功能受阻，湿邪内蕴；加之素食肥甘厚味，滋生湿邪，湿邪日久，阻滞气机，导致血运不畅，湿瘀互结，壅塞胞宫，故发此病。病机属脾虚湿瘀互结，属本虚标实，治疗应标本兼治。

②局部辨证：患者输卵管造影提示左侧输卵管积水，右侧输卵管伞端粘连不通。刻下见少许腰酸痛，带下量多、色白、质清稀。治疗当祛湿利水、化瘀通络，结合现代手术疗法及中医外治法以疏通输卵管，改善拾卵运卵功能，以期好孕。

治法：健脾祛湿，活血化瘀。

内治方：茯苓15g，白术15g，党参15g，赤芍15g，炙甘草5g，牡丹皮15g，白扁豆20g，丹参15g，陈皮5g，砂仁（后下）5g，山药20g，薏苡仁15g，每日1剂，水煎服，共7剂。

手术疗法：2016年8月20日在气管内插管，全麻下行腹腔镜下盆腔粘连松解术＋左侧输卵管造口术＋右侧输卵管伞端粘连松解术＋双侧输卵管通液术＋宫腔镜检查术。腹腔镜下见子宫直肠窝可见淡黄色积液，子宫大小正常，表面见膜样粘连，肠管与左附件粘连，输卵管与卵巢被完全包裹。右侧输卵管迂曲，伞端被膜样粘连包裹，与盆壁少许膜样粘连。右侧卵巢外观正常，表面见膜样包裹。术毕用美兰液行通液术，双侧输卵管顺利见美兰液流出。再行宫腔镜检，镜下见宫颈管通畅，宫腔无畸形，内膜无增厚、充血，宫腔未见赘生物，双宫角及双输卵管内口清晰可见。术中诊断：女性不孕症；输卵管阻塞（右侧）；输卵管积水（左侧）；输卵管旁囊肿（右侧输卵管系膜囊肿）；女性盆腔粘连。

外治法：中药吴茱萸热罨包外敷腹部。

治后反馈：患者术后一般情况可，术口Ⅱ级愈合，嘱患者下次月经干净后 3 ～ 7 天无房事，门诊行输卵管通液术，术后可计划妊娠，尽早妊娠。嘱患者若术后半年内未能受孕，建议转生殖科行辅助生殖技术助孕治疗。

门诊复诊：

一诊：2016 年 9 月 1 日。患者腹腔镜术后，自觉带下量多、色黄、呈豆腐渣状，无外阴瘙痒。

治法：清热解毒祛湿，行气活血化瘀。

内治方：郁金 15g，土茯苓 15g，毛冬青 30g，败酱草 20g，粉萆薢 15g，鱼腥草 15g，车前子 15g，牡丹皮 10g，赤芍 15g，厚朴 15g，5 剂，水煎服。

2016 年 10 月 29 日、2016 年 11 月 26 日，患者月经干净无房事，分别于我院妇科门诊行 2 次输卵管通液术。

二诊：2016 年 11 月 26 日。诉末次月经：2016 年 11 月 18 日，近 2 个月下腹部胀痛，腰酸，肛门偶有坠胀感，带下黄、量多。舌暗红，苔薄黄，脉细。为防止术后盆腔粘连及输卵管阻塞复发，李教授建议"多管齐下"，治以利水通络、活血化瘀、清热祛湿。①中药内服选用自拟方药通管助孕汤加减：路路通 15g，威灵仙 10g，忍冬藤 20g，络石藤 15g，毛冬青 15g，川牛膝 15g，粉萆薢 15g，丹参 15g，当归 10g，郁金 10g，茯苓 15g，泽泻 15g，共 7 剂，水煎服，日 1 剂。②予复方毛冬青灌肠液（毛冬青、莪术、黄芪、大黄等）保留灌肠治疗，灌肠前排便，将药液加温至 36 ～ 37℃，用一次性灌肠袋。将灌肠管插入肛门 10 ～ 15cm，缓缓输入药液 100mL，保留 30 分钟，隔日 1 次，经期停用。③予四黄散 100g，水蜜调，热敷下腹部，每日 1 次，以活血化瘀、软坚散结。④非经期行针灸治疗以活血化瘀、疏通经络，促进输卵管的蠕动，减少炎症渗出，每周 1 次。选穴：关元、气海、子宫、归来、水道、中极、血海、足三里、三阴交、照海、太溪、复溜、脾俞、肾俞、肝俞、腰阳关、次髎等。

三诊：2016 年 12 月 28 日。末次月经：2016 年 12 月 15 日。妇检示：外阴发育正常，阴道通畅，宫颈光滑，分泌物量多、色白、拉丝；子宫前位，大小正常，活动可，无压痛；双侧附件未触及包块及增粗，轻压痛。患者诉下腹痛较前减轻，带下减少，无外阴瘙痒。患者求子心切，心情抑郁，入睡困难，加强心理疏导，治法同前。中药在前方基础上加合欢花15g，夜交藤15g，柴胡10g，共7剂，水煎服，日1剂。另予中药煎煮取汁沐足：桂枝15g，吴茱萸15g，当归15g，路路通15g，鸡血藤15g，夜交藤15g，共14剂，隔日1次，每次20分钟，以加快全身血液循环。并嘱患者行踢毽子运动，早晚两次，每次15分钟，加强盆腔局部血液循环，促进输卵管蠕动。同时坚持灌肠、针灸及中药外敷治疗。

2017年1月未孕，患者维持二诊方通管助孕汤中药内服（月经干净后起服）+毛冬青保留灌肠+四黄散外敷下腹部+针灸+沐足，并加强运动。

2017年3月28日复诊，停经42天，末次月经：2017年2月14日。当日查P 24.86 ng/mL，HCG 16937 mIU/mL。近日少许腹痛，腹泻2次，胃纳差，余无特殊不适。

治法：补肾健脾安胎。中药予桑寄生15g，续断15g，墨旱莲5g，菟丝子15g，白芍10g，砂仁（后下）5g，太子参15g，熟地黄20g，阿胶（烊化）15g，山药15g，7剂，水煎服。2018年元月，电话随访告知已顺产一子，母子平安。

按：李教授认为，输卵管炎性不孕不外乎外感、内伤两方面因素，日久造成湿、浊、瘀等病理产物出现。究其根本，皆因冲任胞宫受阻不通而不能成孕。妇人或肾阳虚，不能温煦脾土，脾虚生湿；或素体脾弱，饮食不节，痰湿内生，郁留冲任，阻滞胞宫胞脉；或肝气郁结，肝木克脾土而致塞。该患者入院采取手术的治疗方法，可直接到达病变的输卵管，使治疗效果显著。入院症见带下量多，结合舌脉，考虑脾肾两虚血瘀，治以健脾祛湿、活血化瘀，方选参苓白术散加减。方中党参、茯苓、白术、山药益气健脾渗湿，白扁豆、薏苡仁加强渗湿之功，砂仁醒脾和胃，陈皮行气化滞，配以赤芍、牡丹皮、丹参活血化瘀。术后门诊随诊，一诊患者术后见带下量多，以清热解毒祛湿、行气活血化瘀治疗炎症为主。方中毛冬青、鱼腥草、败酱草、土茯苓清利湿热，解毒化瘀。粉萆薢、车前子祛湿化浊，佐以丹皮、赤芍活血化瘀。其中丹皮专入血分，还可清血中瘀热。厚朴行气，配以郁金疏肝行气以解郁。二诊术后已行输卵管通液术2次，虽然手术在一定程度上恢复输卵管的通畅性，但存在术后复粘的风险。李教授治疗重视通达胞络，胞络通畅，恢复输卵管运输功能。临床上喜用藤类药物及广东道地药材进行治疗，三诊方中威灵仙、忍冬藤、络石藤清热解毒、活血通络，具有“走窜”功效，尤其适合胞脉不通者。其中威灵仙性温能走，既能通经络，又主入膀胱经，与茯苓、泽泻、粉萆薢合用以加强利湿之功；路路通利水通经，善治痰湿阻滞胞脉不畅；毛冬青清热解毒、活血通脉，丹参、当归活血化瘀，牛膝引药下行，有“引热同归小便中”之妙。治疗本病除采用口服中药外，常配合中医外治法：中药保留灌肠，使中药有效成分充分经直肠吸收后直接作用于盆腔；中药外敷，药物通过皮肤表面透过角质层进入真皮层毛细血管，通过体循环到达病灶；针灸，通过调理全身气血阴阳，从而改善经络脏腑功能。三诊时，患者处于排卵期，嘱其行踢毽子运动，以加强盆腔局部血液循环，促进输卵管蠕动；配以中药沐足，活血化瘀通络。患者求子心切，肝气不疏，气滞血瘀，冲任受阻，中药在前方基础上加柴胡、合欢花疏肝行气，夜交藤助眠安神。经过内外合治，标本兼施，患者带下量正常，无腹痛腹胀等症状，月经周期规律，最终成功妊娠，予寿胎丸加减补肾健脾安胎。

蔡炳勤

『祛邪为匡正，邪去更扶正』思维与外科疾病辨治

蔡炳勤

蔡炳勤，男，1939年10月生，广东汕头澄海人。广州中医药大学教授，中医外科主任医师、教授，中医外科学硕士研究生导师、中医师承博士生导师，广东省名中医，全国第三、四批老中医药专家学术经验继承工作指导老师，国家级名医工作室学术带头人，岭南疡科流派代表性传承人，广东省中医院大外科主任导师。

1958—1964年就读于广州中医学院（现广州中医药大学）中医专业，1964年到广东省中医院外科从事医疗教学科研工作，先后担任广东省中医院外科、大外科主任，广州中医药大学第二临床医学院外科教研室主任，中国中医药学会外科专业委员会委员，中华中医药学会糖尿病学会常务委员，广东省中医药学会糖尿病专业委员会副主任委员，广东省基层医药学会中西医结合肝胆外科专业委员会、胃肠外科专业委员会学术顾问。

蔡教授生于澄海版画之乡，从小受周围环境的影响，对琴棋书画十分喜欢，更对中国传统文化充满浓厚兴趣，从小熟读古书，为将来从事中医工作打下坚实的文化基础。他从事中医外科临床近60年，始终以慈和、谦卑、正直作为人生准则，视孙思邈《大医精诚》中“先发大慈恻隐之心，誓愿普救含灵之苦”为座右铭，并于学医中融入琴棋书画，防病治病养生于一体，将治病救人之术与人文艺术互相融合，擅用岭南道地药材，结合岭南本土饮食文化，医药同用，养治同调，为患者提供个性化诊疗方案。

蔡教授治学严谨，作风朴实，主张“谈书宜涩不宜滑，治病宜拙不宜巧”，强调“中医学术之根本在临床，临床之根本在疗效”。学术上倡导“由博而约，中西结合”。长年坚持门诊与病房查房一线，为中医外科发展不遗余力，培养和造就了一批中医外科骨干人才。代表著作有《中西医结合治疗外科常见病》《中医临床诊治丛书·外科专病》，广州中医药大学教材《中西医结合外科学》《蔡炳勤外科学术经验集》《岭南疡科流派医案精粹》《泌尿外科疾病中西医结合调护手册》等，发表论文数十篇。他从临床实际出发，研制多种中医药制剂，如治疗慢性溃疡的“祛腐生肌膏”，治疗尿石症的“碎石清合剂”，治疗糖尿病足的“渴疽洗方”等。他还提出“术后应激证”“术后虚劳证”“重症胰腺炎从膜原论治”等许多创新的中医理念，主张用中医创新思维指导外科临床。数十年以来，蔡教授在中医外科领域潜心钻研，倾注了毕生的精力。他认为在当今高、精、尖等各种科技手段应用于外科临床的大环境下，更要坚持中医创新，让传统的中医经典理论在当今外科发挥更大的作用！

一

"祛邪为匡正，邪去更扶正"是指导中医院外科临床的核心

如何发扬外科的中医特色？在科技突飞猛进的发展情景下，各种高、精、尖的外科手段如机器人、超声刀、热消融等在各专科广泛使用，怎样才能让传统中医药发挥历久弥新的魅力？

蔡教授认为，中医院的外科医生要树立中医手术观，着重把握两点。一是用中医思维指导外科临床，即"祛邪为匡正"。用中医看待外治法的思维看待最新的外科技术，外科手术自古是中医扶正祛邪的一种手段，其根本目的是扶助正气，提高人体本身的抗病能力。二是用中医疗效说话，即"邪去更扶正"。中医传承千年的经典理论是永不过时的，在外科围手术期，尤其是外科术后，在特色辨证基础上的内外结合，重视中医外治法，开展综合治疗是中医外科的特色。

蔡教授认为，应该用中医思维，以人为本，整体看待患者所使用的全部治疗手段，在整体辨证的基础上，以"匡正"为目的，进行局部辨证，整体辨证与局部辨证结合，在中医思维整体观的指导下进行取舍，综合采用各治疗手段的优势，弥补不足，促进疾病向愈。比如对于周围血管病行介入手术患者，蔡教授将微创介入手术看作中医外科"祛邪"的手段，血管局部狭窄或闭塞为局部血瘀证，微创介入下重建下肢血供为外治法，术后应用抗凝祛聚药物属于活血化瘀法的局部延伸。介入手术后，已将局部的"邪"祛除，在整体辨证处方时，就可减少活血化瘀类中药的使用，而侧重术后"扶正"。

整体辨证与局部辨证是贯穿疾病治疗的始终。蔡教授认为，我们中医的视野不应该局限于某种方法治疗某种疾病的突出效果，应该将更多的精力放在研究疾病的变化发展规律上，对整个疾病过程进行整体的动态把握，对某一阶段采用的突出优势治疗方法仅仅是某一时期的局部辨证手段。例如外科手术仅仅是解决某种疾病某一阶段突出的矛盾，更需要用中医整体思维的视角探究整个疾病的规律，未病先防，瘥后防复，才能体现中医治病求本，以人为本的"人本观"。只有动态观察、内外并举，提高临床疗效，争取为广大患者提供最佳诊疗方案，才能让中医院的外科蓬勃发展。

1. 祛邪为匡正——强外治

手术是治病救人的一种重要手段，在中医历史上已逾千年，摒弃手术即丢掉中医的传统。春秋时期《山海经·东山经》中记载了最早的外科手术器械砭石，当时为切开排脓的有效工具。《周礼》中外科医生被称为“疡医”，主治疮疡、痈肿和跌打损伤等多种外科疾病，手术成为内科与外科的重要区别之一。外科手术器械数千年不断进步，从古老的石刀，发展到明清时期大匕、中匕、小匕、柳叶刀、过肛筒、弯刀乌龙针等。《五十二病方》中提出了腹股沟疝的外科手术疗法。《诸病源候论》中保留了隋代肠吻合术、大网膜血管结扎术、大网膜坏死切除术等手术方法和步骤。明清时期的医家陈实功与王肯堂实施的气管、食管缝合术是世界上该种术式的最早记录。《三国志·华佗传》记载了麻沸散，元代危亦林《世医得效方》中详细论述了麻醉药量与麻醉深度之间的关系，都说明我国的麻醉技术渊源已久。

可见，中医手术治疗学的历史非常悠久，而且不断发展与完善。到了清代，由于“取类比象”“司外揣内”的思维定式盛极一时，手术、解剖等技术被视为旁门左道，使得中医外科手术的发展停滞不前。手术是千百年来中医治病救人的重要手段，只因受特定历史时期的封闭国策影响而落后罢了，手术是既“姓西”又“姓中”。

手术是在中医整体观念指导下的一种重要的局部治疗手段，是外治技术的进步。中医十分讲究“整体观念”，整体辨证与局部辨证相结合是中医外科的重要特色。蔡教授认为，手术是用一种符合患者生理的解剖畸形（解剖重建，异于正常解剖结构）来替代患者存在的病理畸形（解剖及功能异常）。这种病理畸形就是中医理论中的“邪”，生理功能就是“正”。手术就是“祛邪匡正”的一种医学治疗手段，也是中医外治法的一种，只有这样看待手术，我们才能为患者提供最佳的诊疗方案。现代手术技术的飞跃发展为传统中医外科的外治法拓展了空间，而在整体观念指导下，当我们考虑为患者实施手术时，必须充分权衡手术带给患者的效益与风险。手术的目的是治病救人，不能为手术而手术。

中医看来，手术并不是唯一治疗手段。如果行非手术治疗，就要充分发挥中医药的优势，如针对重症急性胰腺炎腹腔高压急性感染期的治疗，采用逐水泄热通腑的综合治疗方案，参考《伤寒论》结胸证的治疗理念，采用“邪气盛，要避其锋芒”的战术，以甘遂末泄水、大承气汤灌肠，让患者度过全身急性炎症反应期，减轻腹腔高压，明显降低了死亡率。针对糖尿病足的重症感染期，我们采用祛腐生肌系列疗法，纵深切开，贯穿引流，中药沐足，蚕食清创，生肌促愈，疗效肯定。

手术是中医祛邪扶正的一种手段，要坚持“祛邪为匡正、祛邪不伤正或少伤正”的原则。中医院做手术唯一与西医院的不同，是秉承了中医理念的指导。例如各种实体占位的切除、脓肿的切开引流等，手术可去除病灶，减少机体的损害，起到客观确切的"祛邪"作用。然而手术是一把双刃剑，可切除坏死组织，也可给正常组织带来损伤，任何手术都伴随着耗伤气血，气滞血瘀形成，同时是对身体的一个重要打击因素。历史上许多中医外科专家都是十分重视这一点，如明代陈实功不断改良手术工具和器械，以尽可能减少组织损伤。重视解剖、改良工具、爱护组织是外科手术成功的三要素。"祛邪不伤正"是古今众多医者的追求，彭淑牖教授发明的刮吸刀符合中医外科"祛邪而不伤正"的理念，以电切、电凝、钝性分离配合同步吸引，既能切除病灶，又能保存有用的管道组织。这种"刮吸解剖法"由谭志健教授引入之后，在我院广泛应用。近年来在"祛邪少伤正"理念指导下，我们大力发展微创技术，全国第一家胰腺微创中心于2016年在我院挂牌，只有中医理念与现代科学技术相结合，才能让中医院外科发展具有更宽阔的舞台。

2. 邪去更扶正——重内治

从中医"治病求本"理念出发，发挥中医药围手术期治疗优势。手术是治本还是治标呢？中医认为无论是小手术还是肿瘤根治性手术，都是治标，所谓肿瘤的根治性手术也不是根治，因为往往不能消除患者的致癌原因。中医治病强调"无病先防，已病防变，瘥后防复"的治未病思想，手术只是疾病发展某一阶段的特定治疗手段，手术结束往往才是治疗的开始，所以围手术期治疗是中医治病的本义，也是最能体现中医特色的环节。针对原发病手术的后续治疗，中医药目前也有广泛的发展空间。在围手术期，我们大胆引用与外科有关的中医药研究成果。如承气汤类方剂为代表的通里攻下法在腹部外科广泛应用，既可用于术前肠道准备，也可用于术后肠道功能恢复，使部分急诊手术变为择期手术，变手术为非手术治疗，明显提高临床疗效，减轻患者痛苦。

以中医疗效代言，推进中医药在术后快速康复中的应用。术前通过中医调节让患者以最好状态迎接手术，通过耳穴压豆、音乐疗法、中药沐足、口服汤药等方式调节情志以消除患者术前恐惧焦虑，发挥了很大作用。术后讲究"实则泻之，虚则补之"，积极应用中医药提高机体免疫力，减少围手术期并发症，还应特别注意术后常见症状的中医治疗。对于发热、咳嗽、呃逆、呕吐、便结、失眠、虚汗、焦虑、纳差等术后常见症状，中医治疗有独特优势，又与内科治法不尽相同。例如术后发热往往以虚、瘀、痰、毒为病机特点，分型论治往往能取得满意疗效。蔡教授通过近60年的围手术期临床经验，创新性提出"术后应激证""术后虚劳证""术后脾虚证"，并讲究不同的辨证论治方法，以中医疗效代言，倡导在围手术期积极开展中药熏洗、针灸、贴穴、中药外熨等特色治疗，促进患者的快速康复，提升外科术后患者的生活质量。

当今外科学的发展让我们可以更直观地去了解体内病灶的情况，腹腔镜探查、机器人探查等手术方式拓宽了人类的视野，揭开了很多病变神秘的面纱。各项现代仪器的检查手段，使得我们更好地“司外揣内”，这种中医辨证思维的拓展、转变，让我们当今中医外科医生尽可能地提高临床“证”效，提高辨证的准确率。从中医整体观念来讲，手术仅仅是中医外治“祛邪”的一种手段，而围手术期是中医治病的一个过程，“邪去更扶正”是通过中医辨证论治的处理，使得患者术后不适症状减轻、并发症减少、康复更快、更少复发，符合现代医学“快速康复”的理念，也符合中医“治已病而防未病”的思想。现代中医外科的发展，在外科患者术后的康复调理上，将有着越来越广阔的空间。

内外结合、分期辨治消渴脱疽案

陈某，男，58岁。入院时间：2020年9月26日。住院号：0402952。

病史概要：患者因“右足疼痛伴坏疽5天”入院。患者既往有糖尿病病史多年，5天前右足不慎外伤后出现红肿疼痛，右足第2趾远端逐渐瘀黑，不能行走，来院就诊，门诊以“糖尿病足”收入院。

中医诊断：消渴脱疽（湿热毒盛）。

西医诊断：糖尿病足；下肢动脉硬化闭塞症。

四诊资料：神清，疲倦，口干多饮，口苦，右足背远端红肿疼痛，右足第二趾发黑坏死，未见明显渗液，四肢远端麻木，纳欠佳，眠可，大便偏少，小便泡沫多，无发热。舌暗红，边有齿印，苔黄厚腻，脉弦数。体查：双下肢皮肤干燥，毳毛稀疏，右足背红肿，潮红灼热，第2趾发黑坏死、无渗液。右侧腘动脉搏动减弱，双侧胫后动脉、足背动脉未扪及。（附彩图1）

辅助检查（2020年9月26日）：β－羟丁酸1.81 mmol/L，葡萄糖22.23 mmol/L，糖化血红蛋白11. 3%。盆腔CT+双下肢CTA：①双下肢CTA所见符合下肢动脉粥样硬化闭塞综合征；②双侧股浅动脉轻度狭窄；③双侧胫前、胫后动脉闭塞，双侧腓动脉多发中、重度狭窄，双侧足背、足底内外侧动脉显影减淡；④腹主动脉下段、双侧髂总动脉、双侧髂内外动脉粥样硬化，管腔轻度狭窄。

辨证分析

（1）整体辨证：患者久患消渴，神疲、乏力、口干、四肢远端麻痹等症为气阴两虚，津不上承，肌肤失养之本虚证；右足红肿、口苦、苔黄厚腻、大便少、小便多泡沫为湿热毒盛，熏蒸肌肤，邪毒攻伐之标实证。内治之法应急则治标，缓则治本，以清热利湿解毒为法。

（2）局部辨证：右足红肿，湿热下注，毒入腠理，熏蒸肌肤，久则易溃，难以收口，病在下焦。治以清利下焦湿毒为法，内服方以五神汤合四妙散加减。外洗方以蔡氏渴疽洗方熏洗沐足，使得药物直达病所，清热解毒祛邪。积极使用拓展的外治技术，介入微创手术以疏通下肢阻塞血管，祛除阻滞经络之痰瘀，恢复气血流通。

内治方：紫花地丁 30g，车前子 15g（包煎），粉萆薢 15g，牛膝 25g，丹参 10g，苍术 15g，黄柏 10g，薏苡仁 30g。5 剂，水煎服，日 1 剂。

外洗方：蔡氏渴疽洗方（大黄、乌梅等）。

外治手术：2020 年 9 月 30 日行右下肢动脉血管腔内成形术。

治后反馈：患者服药 5 剂，介入手术治疗后，右足麻木疼痛症状缓解出院。

二诊：2020 年 10 月 15 日。4 天前外伤后复发右足红肿疼痛，足趾远端坏死、渗出，足底明显，口干口苦改善，无明显四肢麻痹。自诉咳嗽咳痰，痰黄质黏，难以咳出；无发热，眠差，小便黄，大便干。舌暗红，边有齿印，苔白根部偏黄，脉弦数。体查：双下肢皮肤干燥，毳毛稀疏。右足底红肿，按之稍有波动感，肤温升高；右足第二趾发黑坏死，可见渗液。双侧股动脉、腘动脉及右侧胫前动脉搏动可，左侧足背动脉及双侧胫后动脉未扪及明显搏动。（附彩图 2）

辨证分析

（1）整体辨证：患者久患消渴，气阴两虚为本，然小便黄、大便干，以及咳嗽咳痰、痰黄质黏、难以咳出，乃湿热之邪壅滞于肺，炼液成痰，肺气不利所致。舌苔较月前变薄，湿邪致病之力弱，内治之法，以清热利湿、化痰宣肺为法。

（2）局部辨证：右足红肿，范围较大，足底溃烂渗出，考虑邪毒未清，正气稍复，正邪交争渐剧，病位逐渐向外，气血鼓动邪气外出，毒郁腠理而不得出，熏蒸肌肤，溃烂成脓，脓出不畅，气血凝滞，经络阻塞，病在下焦，以清利下焦湿热毒邪为法。病情较重，要使用抗感染药物，相当于使用了大剂量的清热解毒药物，故而内服方以五神汤加减，以祛湿解毒为主，清热为辅，配伍化痰宣肺药物组方。外洗方以蔡氏渴疽洗方熏洗沐足，使得药物直达病所，清热解毒祛邪。积极使用切开排脓的外治法，使邪有出路，则正盛邪退，溃疡可愈。

内治方：金银花 30g，地丁 15g，牛膝 25g，车前子 15g（包煎），浙贝母 10g，桑白皮 15g，牡丹皮 10g，地骨皮 10g，瓜蒌仁 15g，桃仁 10g，杏仁 15g，甘草 5g。5 剂，水煎服，日1剂。

外洗方：蔡氏渴疽洗方（大黄、乌梅等）。

外治手术：创面切开排脓、贯穿引流、蚕食清创、定期清洁换药，促进溃疡愈合。

西药治疗：积极抗感染治疗，先予以头孢哌酮他唑巴坦钠，后根据伤口分泌物的药敏培养，调整为盐酸左氧氟沙星。

治后反馈：患者服药5剂，切开排脓及药物治疗后，右足红肿减退，咳嗽改善，痰少，略口苦，纳眠改善，二便调，舌暗红，边齿印，苔薄黄，脉弦细。口服中药在上方基础上去清热化痰之桑白皮、地骨皮、浙贝，加柴胡、枳壳、川芎以疏肝行气，活血祛瘀通络，服药5剂后出院。（附彩图3）

按："祛邪"与"匡正"的应用与辨证取舍。蔡教授认为，"祛邪"是手段，"匡正"是目的。外科"祛邪"的手段既有传统外治法，也有微创手术法。这种选择是在中医临床思维的指导下，在外科整体辨证与局部辨证相结合的前提下，不同时期选择不同的方法。患者首诊时感染并不严重，外治祛邪手段选择微创介入法，以重建下肢血供，蔡教授认为这种手段实际是中医活血化瘀法的延伸，术后所应用的抗凝祛聚药物也是活血化瘀类药物的拓展。在内服中药时，更强调祛湿解毒、利水消肿，采用五神汤合四妙散，就是补"祛邪"外治手段的不足，外用中药采用清热解毒，熏洗患处，缘于病位在肢末，药物内服，药效难达，外用药物可直达病所。这是在中医整体观念指导下进行辨证思维，治疗手段全面考虑的体现。

二诊时，患者局部感染症状突出，湿热毒邪侵袭，邪气旺盛，此时的外科"祛邪"手段，采用切开排脓的传统外治法，主张早切，充分引流，使得邪有出路，祛邪畅达，同时强调蚕食清创，以"少伤正"为目的，促进溃疡愈合。考虑患者应用抗感染药物，可以看作大量的清热类药物，中医辨证时补其不足，采用祛湿解毒、化痰宣肺的中药。蔡教授认为，应该用中医思维看待患者所使用的全部治疗手段，在整体辨证的基础上，以"匡正"为目的，进行局部辨证的取舍，尽量采用各治疗手段的优势，互相弥补不足，综合治疗，促进疾病向愈。

二

辨阴阳、内外并举论治疮疡病

所谓疮疡是指体表的化脓性感染疾病，是传统中医外科最常见的疾病。中医外科治疗疮疡病，依据疾病的发生发展过程，按照疮疡初起、成脓、溃后三个不同发展阶段（即初起为邪毒蕴结，经络阻塞，气血凝滞；成脓期为瘀久化热，腐肉成脓；溃后则为脓毒外泄，正气耗损），确立消、托、补三个总的治疗原则。蔡教授治疗疮疡病有50多年经验，其在诊断疮疡上，注重审证求因，详辨阴阳；在治疗原则上，灵活运用消、托、补三大法则，同时重视调补气血；内外治并举，重视外治。

1. 审因论治，首辨阴阳

《内经》中指出疮疡病总的发病机理："营气不从，逆于肉理，乃生痈肿。"《医宗金鉴》言："痈疽原是火毒生，经络阻隔气血凝。"可见疮疡与气血、脏腑、经络的关系是极其密切的，局部的气血凝滞，营气不从，经络阻塞，以及脏腑功能失调等，是总的发病机理。但概括而言，脱离不了阴阳的失调或偏胜，气血、脏腑、经络寓于阴阳之中，因为阴阳失调是疾病发生、发展的根本原因。因此，尽管临床病象千变万化，但总能以阴阳来分析疾病的基本性质，属阴证或阳证，为阴虚或阳虚。

在疮疡病"辨证求因"过程中，要抓住八纲辨证中的总纲，才不致有误。疮疡既生，症状复杂，病情多变，如何辨证？疮疡的阴阳分类主要是从病势、病位、局部和全身症状进行辨证。局部症状主要从皮温、皮色、肿形、硬度、疼痛、脓液、疮面等方面区别，全身主要辨别主症、舌、脉等。如仅从局部病灶上辨阴证、阳证：初起肿形高起、根脚收束、色赤发热，中期疼痛剧烈、按之波动，溃后脓汁稠厚黄润、疮面肉芽红热者为阳证；反之，初起顶平根散、不红少热、陷软无脓或脓稀如水、疮面紫黑或苍白为阴证。一般来说，阳证"属六腑毒胜于外，其发暴而所患浮浅"，故易肿、易脓、易腐、易敛，病程短，预后好；而阴证"属五脏毒攻于内，其发缓而所患深沉"，故难消、难脓、难溃、难敛，病程长，预后差。诊断疮疡须先辨阴阳，只有抓住此辨证纲领，治疗才不会发生原则性的错误，对疾病的预后转归也心中有数。

2. “消、托、补”法灵活运用，重视调补气血

蔡教授对疮疡的治疗，灵活运用消、托、补三大法则，同时重视调补气血。消法是运用不同的治疗方法和方药，使初起的肿疡得到消散，不使邪毒结聚成脓，是一切肿疡初起的治法总则，适用于尚未成脓的初期肿疡和非化脓性肿块性疾病，以及各种皮肤性疾病。托法是用补益气血和透脓的药物，扶助正气，托毒外出，以免毒邪扩散和内陷的治疗法则，适用于疮疡病中期，即成脓期。补法是用补养的药物，恢复其正气，助养其新生，使疮口早日愈合的治疗法则，适用于溃疡后期。

在长期的临床医疗实践中，中医外科自古以来始终坚持强调“以消为贵，以托为畏”这一重要治疗法则。清代王洪绪的《外科证治全生集》强调在阴疽的治疗过程中，“初起用托不可，反促阴疽之凝；已溃用托则溃者易敛，但易重复再生。唯其用内消之法，最为稳当”，指明了消法的重要性。托法是由补益药物与透托药物共同组合而成。补益药与透托药的轻重主次，决定着托法的分类。透托法与补托法系托法的两个分支，它们既有促使脓出毒泄的共同点，又有补益轻重不等之不同点。透托法以透为主，以补为次，主要适应证为邪毒亢盛，而正虚不明显之邪盛阶段；补托法以补为主，以托为次，用于正气不足，不能托毒外达，疮形不起难溃，以及疮疡溃而正气不足，不能排毒于外，外溃不敛，虚多邪少者。托法在疮疡中期的治疗作用主要有四点：一可使脓疡溃脓泄毒；二可使脓毒移深就浅；三可使脓肿轻者消散；四可使脓肿早日成熟。

从中医“治病求本”理念出发，蔡教授治疗疮疡灵活运用消、托、补三大法则的同时，重视调补气血。因为疮疡病的发生与否，与人体的气血盛衰有着密切关系。气血盛者，即使外感六淫邪毒或情志内伤等也不一定发病；反之，则易发病。气血的盛衰也直接关系着疮疡的起发、破溃、收口等，对整个病程的长短有重要影响。若气血充足，外疡不仅易于起发、破溃，而且也易于生肌长肉，迅速愈合。如气虚者，则难于起发、破溃；血少者，难于生肌收口。因此，蔡教授在治疗疮疡过程中常用扶正托毒、调补气血之法，由于“脾胃为一身气血之源泉”，调补气血的同时应注意顾护脾胃，以助气血之恢复，而使疾病早日痊愈。

3. 内外并举，重视外治

《医学源流论》言“外科之法，最重外治”，中医外科与内科的治疗差异在于重视外治，

这也是中医思维在外科与内科的最不同体现。中医学在很早以前就采用外治法，如《礼记》说：“头有疮则沐，身有疡则浴。”外治法与内治法在给药途径上不同，但外治用药直接作用于局部，配合内治可提高疗效。疮疡轻浅者，有时甚至只用外治可治愈；而疮疡重症，必须内外治结合。

外治常见药物治疗、手术治疗和其他疗法。药物治疗是用药物制成不同的剂型（膏药、油膏、箍围药、掺药、草药等）施用于患处，使其直达病所而达到治疗目的。手术用各种器械和手法操作进行治疗的方法也有多种多样，常见切开法、烙法、砭镰法、挂线法、结扎法等。其他疗法如灸法、拔罐法、熨法、洗涤法等。《理瀹骈文》言：“外治之理，即内治之理；外治之药，即内治之药。所异者法耳。”外治法的运用，需与内治相同，要进行辨证施治，根据疾病不同的发展过程，选用不同的治疗方法；不同的症候，采用不同的处方。

蔡教授常用的外治方法为手术疗法、药物疗法。如“脓已成，当以针通”“当头点破”使毒随脓出，开户逐贼，切开排脓是疮疡成脓期的主要手段。脓部位深、难排出者，应用通畅引流，或用垫棉法压迫促进排脓。药物治疗如用院内制剂四黄水蜜制成围箍药外治有头疽，可使肿势范围达到箍集围聚，起收束疮毒的作用。将新癀片研磨成粉后和白醋调匀，外敷体表无破溃的肿物，有解毒消肿的作用。注重疮疡的清洁换药，如用四黄洗剂清洗创面。

内外并举辨治有头疽案

吴某，男，47 岁。就诊时间：2020 年 3 月 21 日。门诊号：62985465。

病史概要：患者“多脓头疖肿 9 天”就诊。患者 9 天前（3 月 12 日）发现左小腿外侧皮肤有一疖肿，自行挤压后症状加重，出现局部红肿疼痛、范围扩展、脓头增多，伴有腹股沟淋巴结疼痛。现淋巴结疼痛缓解，发病以来无发热，3 月 17 日查血常规、血糖未见明显异常，CRP 57.95 m/L，至外院就诊，予头孢类抗生素服用，服三日未效。提供 3 月 19 日照片（附彩图 4）见左小腿外侧红肿，周围漫肿范围大（＞ $10cm^2$，外用烫伤膏）。于 3 月 21 日至我院外科门诊就诊。

中医诊断：有头疽（体虚毒滞）。

西医诊断：痈。

四诊资料：左小腿外侧红肿，疼痛明显，疖肿周围炎症浸润范围＞ $10cm^2$，局部破溃，溃疡面直径约 2.5cm，溃疡面可见数个脓头凸起，少许淡黄色渗液，无脓液流出（附彩图 5），纳眠尚可，大便正常。近期饮食较油腻。患者素体偏虚，汗出较多，易外感。舌淡苔白，脉沉细数。

辨证分析

（1）辨病:《外科理例·疮名有三》言:“疽者，初生白粒如粟米，便觉痒痛。三四日后，根脚赤晕展开，浑身壮热微渴。”“疽顶白粒如椒者数十，间有大如莲子蜂房者，指捺有脓不出。”本例患者初起局部疖肿，自行挤压后症状加重，出现局部红肿疼痛、脓头增多，辨病属中医“有头疽”范畴。

（2）辨阴阳：疖肿发展快，局部红肿疼痛，属半阴半阳证。

（3）辨方证：患者平素汗多、易感冒为素体偏虚，抵抗力偏差，近期饮食油腻，脾虚停湿化热，湿热下注，气血瘀滞，于小腿形成疖肿；后患者挤压局部，使局部皮肤肌肉损伤加重，毒邪内陷，体虚无力抗邪，不能透毒外出故病情进展。辨证属体虚毒滞，治疗以补气养血，托毒排脓为主，辅以利湿消肿，处方以托里消毒散加减。

处方如下：黄芪30g、川芎10g、当归10g、皂角刺10g、穿山甲5g、金银花15g、牛膝25g、泽泻30g、茯苓15g、猪苓20g、车前子10g、甘草5g，7剂，水煎服，日1剂。

外治：消炎油纱覆盖溃疡面，四黄散加水与蜂蜜调匀成水蜜后外敷小腿肿胀处；每日2～3次。

药后反馈：患者内外治结合治疗7日后，于3月28日复诊，见左小腿红肿减轻，溃疡面可见数个脓头（附彩图6），疼痛减轻，无口干口苦，舌淡红苔白，脉沉细。处上方加减，服用3周，外治同前，左小腿无肿胀，溃疡愈合，无盗汗。2020年5月19日随诊可见局部愈合良好（附彩图7）。

按：疮疡病是传统中医外科常见病，蔡教授诊治疮疡病时，诊断注重审证求因，详辨阴阳；在治疗原则上，灵活运用消、托、补三大法则，重视调补气血；同时内外治并举，重视外治。本例患者辨病属中医“有头疽”范畴，急性起病，局部红肿疼痛明显，属于半阴半阳证。然仔细审查病因，发现患者原有气虚之本（汗多、盗汗、舌淡、脉沉细等均为气虚之象），气不足则外邪能入侵，外邪入侵后无力驱邪外出，正气不充而病邪不能局限则扩散进展，致使成脓困难且难排出，故辨证为体虚毒滞证。治疗以托法中“补托”为法，补气养血、托毒排脓。首诊用托里消毒散加减，黄芪、当归、川芎、茯苓健脾补益气血，托毒排脓；金银花清热解毒，穿山甲、皂角刺消肿排脓，托疮毒，促其早溃；病在下肢，消肿宜重视祛湿，故用泽泻、猪苓、车前子利水渗湿，牛膝引药下行、直达病所且重用可利尿；甘草调和诸药。之后三诊根据患者症状改善，随机调整处方，均不离疮疡“消、托、补”三大治疗法则，同时重视顾护正气、调补气血，如治疗始终重用黄芪补气托毒、利水消肿、益卫固表，用当归养血活血。

《医学源流论》说“外科之法，最重外治”，有头疽乃疮疡重症，外治尤为重要。本例有头疽外治方面用消炎油纱覆盖溃疡面消炎，用四黄散加水与蜂蜜调成泥糊状即四黄水蜜外敷。四黄水蜜外用是中医外治法的箍围药。箍围药是中医治疗有头疽的特色，可使肿势范围达到箍集围聚，起收束疮毒的作用。另外，蔡教授认为要重视与患者沟通，如有头疽的整个治疗疗程需大概 4 周，患者就诊时就应告知疗程，让其安心配合治疗，这是取效的前提。

三

内外和合，分“期”分“机”攻坚急危重症胰腺炎

重症急性胰腺炎起病急，进展快，并发症多，病情非常凶险，目前仍然是腹部外科乃至整个外科领域中的疑难病和危重病。据文献报道，尽管重症急性胰腺炎只占急性胰腺炎病例中的5%～10%，但病死率高达15%～50%。经过多年临床观察与实践，蔡教授发现胰腺所处的腹膜后解剖位置与中医经典学说中描述的“膜原”结构相似，并且都具有“既封闭又沟通”的病情演变特点。因此，他结合《伤寒论》结胸证、《温病学》三焦传变的经典理论，创新性地提出了蔡氏分“期”、分“机”论治重症急性胰腺炎的特色疗法。其主张分为三期：早期为全身急性反应期，应用泻水、通腑减压的治法；中期为感染期，主张“蚕食清创”除“胰疽”；后期为恢复期，强调透达膜原护胃本。

1. 急性反应期，泄热逐水

在发病第一个星期之内，患者以急性炎症反应为主要病理表现。其主要症状为上腹痛，持续加重的腹胀，大便不通，呼吸困难；主要体征为腹部按之硬、痛。蔡教授从中医经典理论出发，认为此期病机符合“心下痞硬、按之痛”之结胸证，病位在心下，为“水”“热”互结所致。提出泄热逐水同施，前后腹腔并重的治疗原则。内治法以“甘遂末”逐水，此期患者不宜进食时，则以鼻肠管饲药，减少甘遂对胃的刺激。若二便不下，复加复方大承气汤灌肠。外治法主张腹部外敷四黄水蜜，腰部外敷芒硝，前后腹腔并重的方式泄热逐水。

甘遂善治水肿性疾病，被誉为“泄水之圣药”。《伤寒论》云：“太阳病，重发汗而复下之，不大便五六日，胃府燥矣。从心下至少腹硬满而痛不可近者，大陷胸汤主之。”甘遂为大陷胸汤（丸）的主药，苦寒有毒，归肺、肾、大肠经，具有通里攻下、泻水逐饮的作用。“大陷胸汤关键在甘遂一味，使下陷阳明之邪、上格之水邪，从膈间分解，而硝、黄始得成其下夺之功”，故甘遂作为君药，功善攻逐水饮、泻热破结。尤怡在《伤寒贯珠集》中也曾说水饮在胃，必兼破饮之长，故用甘遂。甘遂“逐水”之力与大承气汤等“泄热”之功结

合，前敷四黄清热，后敷芒硝吸水并施，实现水热互结之邪分消运转，避免邪滞局部，化浊成毒。此阶段主攻"腹内高压""泄热逐水同施，前后腹腔并重"。

2. 全身感染期泻热逐水，祛痰化浊

发病第 2 ～ 4 个星期，在胰腺及周围组织坏死、感染基础上出现肺功能障碍、肾功能不全等全身炎症反应综合征。蔡教授认为，若患者急性反应期未能及时泄热逐水，水热互结，化痰成浊，正盛邪盛，正邪相争，出现腹胀腹痛、大便秘结、口干口苦、发热、舌红苔黄腻、脉洪等气分邪盛之证，且原心下中焦之邪迅速向上焦侵袭，出现上焦纳气功能受累，可见呼吸急促、弱而急、心慌心悸（现代医学表现为低氧血症，ARDS 等肺功能障碍，甚至需要呼吸机）等重症表现，后又累及下焦，出现下焦别浊功能受累，见尿少、神昏或烦躁不安、舌红绛。腹腔穿刺引流液呈暗褐色血性液体，辅助检查提示尿素氮、肌酐升高等肾功能不全，呈现休克症状。

蔡教授认为，此时病情危重，邪犯三焦，"水、热、痰、浊"诸邪交杂，弥漫三焦，并由气分入里，侵至血分，邪易成瘀。此时内治法应用大柴胡汤、清胰汤等方剂，加水牛角、丹皮、赤芍等凉血解毒之品，泻热逐水，祛痰化浊。而外治法则需要果断采用微创腹腔镜手术，既要精准止血、清创脓肿、建立引流，又要减少正常胰腺组织和血管的创伤，尽可能降低再次出血的概率。蔡教授将这种重症急性胰腺炎的高要求手术清创与中医外科学传统祛腐、化瘀、补虚、活血、生肌的"蚕食"清创法相结合。他认为，"蚕食"清创有祛脓的目的，又要兼顾大病后正气不足的特点。蔡教授的中医手术观"祛邪不伤正、祛邪少伤正"，与西医提到的损伤控制理念相一致，有效彻底止血、清创有度有节、减少机体创伤、搭建通畅引流。主张内治解毒，外治祛邪，邪有出路，疾病向愈。

3. 恢复期，透达膜原

经过积极有效地口服凉血解毒内服汤药，合并现代医药抗感染；外治采用微创手术，"蚕食"清创，合并有效的腹腔引流，如病情未再继续进展，会出现"正虚邪渐退"之势。此时临证可见，神志逐渐恢复，尿量逐渐增多，呼吸功能逐渐改善，腹胀未再继续加重。蔡教授认为，此时原先三焦弥漫之邪渐去，但正气也大受耗散，不能一鼓作气鼓邪外出，"水、热、痰、浊、瘀"等邪乘正虚深伏"膜原"。此阶段虽然整体情况趋于稳定和好转，但胰腺及周边组织感染、坏死病灶吸收缓慢，持续较长一段时间，符合中医"邪伏膜原"特点。即邪在伏脊之前，胃肠之后（胰腺），病位深，一般治疗难速愈。此时内治法应以透达膜原之

邪为主要治法，常用柴芩达原饮加减治疗。与中医外科疮疡病之托法思维相同，不宜过于寒凉攻伐，也不可留毒于内，采用透托之法，促进膜原之邪外出。此期外治法主要采用带管引流，使得余毒可清；同时使用中药热罨包外熨，促进胃肠功能恢复。

总之，蔡教授对于重症急性胰腺炎的证治强调分“期”、分“机”治疗，内外并举，攻坚克难，扶危救困。内服汤剂从早期泻热逐水，峻药攻伐；到中期凉血解毒，化瘀泄浊；再到后期透达膜原，托邪外出。中医辨证思维层层递进，攻邪之力逐渐缓和，皆因配合有效的外治法。早期传统敷药，前后腹腔并重，泻热、活血、逐水三者兼顾；中期有效清创，“蚕食”递进；后期引流通畅，邪有出路。内外结合，勇攻重症难病，敢于挑战现代医学难题。

内外并举救治急危重症胰腺炎案

林某，女，54岁。入院时间：2022年8月29日。住院号：0451610。

病史概要：患者因“上腹部疼痛20余天”入院。患者于20余天前开始出现上腹部疼痛难忍、向后背部放射，至当地某三甲医院住院治疗。8月9日查胰腺炎2项明显升高，腹部CT提示急性胰腺炎、十二指肠上段水肿增厚并周围渗出、胆囊结石、胆囊炎、胆总管轻度扩张、肝脾周围少量积液、双肺炎症等。当地医生诊断为急性胆源性胰腺炎，予以抗感染、护肝、胃肠减压、辅助通便等治疗。8月12日查增强CT，提示急性坏死性胰腺炎较前进展。胰周渗出较前略有吸收，但患者腹内压仍高，波动在15～19mmHg，遂入住当地医院重症监护病房，并予加强抗感染、胃肠减压、呼吸机辅助通气等治疗10余天，仍反复高热、腹胀难忍，症状未见改善，当地医生建议家属做好预后欠佳的准备。家属协商后，于8月29日至我院急诊就诊。急诊查CT提示胰腺所见，考虑急性坏死性胰腺炎、胰周多发坏死物积聚；右侧腹膜后腰大肌旁团块，考虑脓肿并出血可能。建议增强扫描复查，提示心脏增大；双侧胸腔少量积液，双肺部分受压，含气不全，腹盆腔少量积液；腹盆部皮下软组织水肿等。急诊拟“急性重症坏死性胰腺炎”收入我院重症监护室治疗。

中医诊断：胰疽。

西医诊断：急性重症胰腺炎；脓毒症；腹腔感染；肺部感染；胆囊结石；胆囊炎；高血压2级（很高危组）。

四诊资料：8月31日蔡教授查房。患者气管插管，镇静状态，高热，腹胀，不能言语对答，腹部触之胀而满硬，大便未解，尿少。因镇静状态，未查看舌苔，脉细数乏力。

查体：皮肤、巩膜无黄染。双肺呼吸音清，可闻及广泛痰鸣音。腹部膨隆，腹壁张力高，全腹未扪及明显包块，无压痛、反跳痛，肝脾肋下未及。腹部叩诊呈鼓音，未闻及肠鸣音，无气过水音。腹压 22 ～ 22mmHg。留置盆腔、双侧腹腔引流管，可见褐色液体引出。四肢末梢冰凉，双膝可见花斑，双足底未见瘀紫，双下肢凹陷性水肿。

辨证分析

（1）辨病：《伤寒论》云："太阳病，重发汗而复下之，不大便五六日，胃府燥矣。从心下至少腹硬满而痛不可近者，大陷胸汤主之。"患者持续性上腹胀痛，满硬不适，腹部膨隆如球、渐进加重，气促，呼吸困难，大便不通。辨病属中医"胰疸"重症范畴。

（2）辨期：急性反应期。

（3）辨证：符合"心下痞硬、硬满而痛不可近者"之结胸证，病位在心下、三焦，病邪以"水""热"为主。证属水热互结之结胸证，且邪犯血分，热毒弥漫三焦。

（4）治疗原则：凉血解毒、扶正祛邪、泄热逐水同施，前后腹腔并重。

内治法处方：①生甘遂末（每日 3g）、大黄末（每日 30g）水拌后鼻饲。②汤剂清瘟败毒饮加减：生石膏 30g（先煎），大黄 10g，生地黄 15g，草果 10g，当归 15g，黄连 10g，水牛角 30g（先煎），连翘 10g，槟榔 15g，黄芩 15g，玄参 10g，厚朴 25g，黄芪 50g。③大承气汤灌肠（大黄 20g，厚朴 30g，芒硝 20g）。

外治法处方：前腹部外敷四黄水蜜，后腰部外敷芒硝。

西医治疗：继续予镇静、抑制胰蛋白酶活性、胰酶分泌药物、抗感染、呼吸机辅助通气、化痰舒张支气管、护肝、护胃及营养补液支持等治疗。

药后反馈：治疗 3 日后，患者排便多，腹压明显下降（表 1），发热峰值较前下降。复查血，提示白细胞及炎症指标改善，中医继续原治疗方案。治疗一周后，通过中药鼻饲内服、外用，结合西医生命支持，患者病情逐渐好转，体温开始下降并趋于稳定，腹腔高压明显减轻，胃肠功能逐步恢复，如皮球般的肚子开始慢慢平软，膀胱内测压显示腹腔压力下降。随后，患者终于拔除插入喉中 30 余天的气管插管，恢复自主呼吸，也摆脱了长达 20 余天的"人工肾"和"人工肝"等高级别生命支持，各项生命体征明显转好，平安度过了重症胰腺炎的第一期。中医药干预对缓解急性重症胰腺炎的腹腔高压，疗效肯定。表 1 是患者的腹腔内压（mmHg）测量数据。

表 1　患者治疗过程中的腹腔内压（mmHg）测量数据表

日期	8 月 30 日	8 月 31 日	9 月 1 日	9 月 2 日	9 月 3 日	9 月 4 日
腹腔内压（mmHg）	22 ～ 22	22 ～ 22	19 ～ 19	16 ～ 16	15 ～ 15	11 ～ 11
日期	9 月 5 日	9 月 6 日	9 月 7 日	9 月 8 日	9 月 9 日	9 月 10 日
腹腔内压（mmHg）	15 ～ 15	15 ～ 15	12 ～ 12	6 ～ 6	6 ～ 6	15 ～ 15

病情变化（第二个死亡高峰）：9月10日15:00，患者诉腹痛明显，胰腺中心医生查看患者，查血常规及胸腹部CT提示腹腔新发出血，考虑胰腺坏死合并血管破溃出血，急送手术室行腹腔镜下胰尾伴部分胰体切除术＋腹腔脓肿切开引流术＋腹腔血肿清除术＋腹腔粘连松解术。果断采用清创引流，使邪有出路。术后第三天，患者拔出气管插管，中医继续术前治疗方案，全身症状不断改善，体温下降。至16日开始无发热，腹压逐渐下降，炎症指标及胰酶等均改善，病情稳定，于9月19日转胰腺中心病房继续专科治疗。

二诊：2022年9月21日蔡教授查房。

三诊资料：患者神清，疲倦，无发热，稍腹胀，无腹痛，无咳嗽咳痰，少许胸闷气促，小便调，大便少，舌暗淡，苔微黄，脉弦细。

查体：术口敷料少许渗出，皮肤、巩膜无黄染。双肺呼吸音清，左下肺可闻及湿啰音。腹部稍膨隆，肠鸣音弱。双下肢无水肿，留置盆腔、双侧腹腔引流管，可见褐色液体引出。

辨证分析

（1）辨病：患者疲倦，乏力，无腹痛，腹胀隐隐，气促，大便少。辨病属中医“胰疽”范畴。

（2）辨期：感染恢复期。

（3）辨证：此病发病部位特殊，位于皮里膜外之“膜原”，伏脊之前，胃肠之后（胰腺），病位深，邪伏于此，难出难愈。病程至此，三焦弥漫之邪渐去，但正气也大受耗散，不能一鼓作气鼓邪外出，“水、热、痰、浊、瘀”等邪气互结，伏于膜原，正虚邪恋，难以速愈。现代医学认为，胰腺及周边组织感染、坏死病灶吸收缓慢，且局部缺血会持续较长一段时间，与中医“邪伏膜原”特点一致。治疗采用透托法，以透达膜原之邪为要，口服汤剂以柴胡达原饮加减。

柴胡10g，甘草5g，槟榔10g，桔梗10g，白芍10g，黄芩10g，草果10g，荷梗10g，枳实10g，厚朴15g，青皮10g。水煎服，日1剂，服用5剂后恢复良好，带药出院。

按：急性重症胰腺炎是现代医学的急危重症，蔡教授从中医疮疡理论、《内经》伏邪理论、《伤寒论》结胸证、温病学说之三焦传变、卫气营血辨证等多种经典理论中寻求治病之法。他认为“胰疽”属于中医外科痈疽的范畴，在中医思维的指导下，治疗内疽病的总则就是分期辨证，内外结合，消、托、补兼顾，这是异病同治的指导原则。但中医同时重视同病异治，尽管都是痈疽病，但由于“胰疽”的发病部位特殊，不可能采用传统体表疮疡的简单清创引流。在中医思维的指导下，清创引流，邪有出路是必需的，但对外治法提出了更高要求，外治法选择的时机更加重于外治法技术的本身。

整个重症胰腺炎的辨治过程，充分体现了分期辨治，疾病不同时期采用不同的治疗方法。在中医思维的指导下，早期急性反应期，外治应该采用箍围法，使得邪气聚集并局限，故而选用外敷传统药物，内治则需导邪外出，选用攻下峻猛的甘遂、大黄之品，并配合中药灌肠，全力攻邪，使得邪从二便得解，缓解腹腔高压，保护脏腑之气。中期感染期，果断采用外科手术清创，此时的外科手术不仅是祛邪，更重要的是止血，治疗胰腺周围再出血。如果此期不能采用有效的清创和止血，患者生命必然受到威胁。但若在早期采用手术清创，则可能导致炎症扩散，不能局限，加重胰腺感染并导致患者死亡的结局。因此，蔡教授始终强调外治时机的重要性，同疮疡病“脓熟切开”的原则一样，必须把握时机。

在“胰疽”病后期，结合中医经典理论，认为伏邪难愈，透邪为上，托法为补，采用柴胡达原饮。柴胡为君，祛邪外透；黄芩清泻郁热，草果、厚朴燥湿化痰，宣畅中焦；槟榔下气破结，化痰散积。这五味主药，配伍其他健脾祛湿之品，共奏透表清里、和解三焦之功，使得膜原之邪得破。此方来源于经典，用于现代病证仍有奇效，正如蔡教授所言，中医思维实际就是各种治疗手段都在中医经典理论指导下，有据可依；同样，在中医经典理论指导下，辨证准确，名方经方可在新的中医诊疗思路下古为今用，创新思路也会有创新之效。

四

外科围手术期中医思维的应用

中医外科原包括疮疡、皮肤病、肛肠病、乳腺、骨伤等内容，但随着医学的发展，一方面疮疡患者减少，另一方面皮肤、肛肠、乳腺、骨伤等独立成科，中医外科已向新的医疗领域延伸，如腹部肿瘤、急腹症、甲状腺疾病、肝胆结石、泌尿结石等方面，且外科病房以手术患者居多。手术患者增多，一方面可提高中医外科技术，保证中医的与时俱进，另一方面也面临思维片面化、技术功利化、人文薄弱化等问题。针对中医外科目前的发展情形，蔡教授认为：中医外科医生应坚持中医思维，提升中医学术水平，用先进的中医理念指导外科手术，是发展中医外科的必由之路。蔡教授认为，首先应用中医思维看待手术，手术自古是中医外治法之一，是“祛邪”的手段，提出“中医手术观”；在此基础上提出了“祛邪为匡正，邪去更扶正”的先进中医外科理念。

“邪去更扶正”，即要求在围手术期综合运用中医各种治疗方法，充分发挥中医的特色优势，实现患者的快速康复。蔡教授认为中医思维在围手术期的应用主要体现在：处理人与病的关系上，要坚持“人的第一性”；处理正与邪的关系，要保证“正的主体性”；手术后“邪去扶正”，治疗过程中坚持疏肝运脾的通达原则、多元整合的综治原则。

1. 坚持“人的第一性”，用中医临床思维来认识和处理人与病的关系

蔡教授认为，在处理人与病的关系中，要强调人的第一性，以人为本：尊重患者，了解患者，重视与患者沟通。

中医四诊中的问诊是诊病的首务，要重视问诊。患者的素禀、爱好、经历、性格、对病的认识和态度，对治疗的看法和心理特征等与疾病的治疗息息相关。如果不重视问诊，与患者沟通缺失，是造成疗效降低、医疗纠纷发生的重要原因。扁鹊三见齐桓公都想为他治病，却被拒绝，其实也说明其在与患者沟通方面的缺失。另外，手术患者因对手术的恐惧及对疾病认识不充分，常见紧张、焦虑等负面情绪，更需医护人员倾听与抚慰。

若缺乏与患者沟通，则易忽视了患者的需求，如外科医生更多的是关注手术的成功性，对术口的处理易被忽视，而患者术后会在意表面切口的美观性。

2. 处理正与邪的关系，保证“正的主体性”

在围手术期处理正与邪的关系上，要保证“正的主体性”。中医认为，“正”是人体生命活动与机能的总称，扶正祛邪是调动机体防病、抗病能力以祛除疾病。“邪”是致病因素，外科的邪多为“病灶”。比如肿瘤病灶，中医称为积，认为“积之所生，正气不足，而后邪气踞之”。中医治疗过程强调“祛邪不伤正或少伤正”，即手术祛除病灶尽量少伤正或不伤正，保证“正的主体性”，而“微创手术观”就是这种观念的体现。

手术后围手术期强调中医思维“邪去更扶正”。虽手术病灶已除，但因手术的打击，围手术期患者常出现发热、咳嗽、呃逆、呕吐、便结、失眠、虚汗、焦虑、狂躁、纳差等术后常见症状。针对围手术期的各种症状，蔡教授创新性地提出“术后应激证”“术后虚劳证”“术后脾虚证”等理念，运用中医各种治疗方法进行综合治疗，以促进患者的快速康复，即是“邪去更扶正”。中医思维在围手术期邪去扶正的过程中，蔡教授强调遵循疏肝运脾的通达原则、多元整合的综治原则。

3. 坚持疏肝运脾的通达原则

中医围手术期的治疗目的，主要是消除应激、防治并发症，达到快速康复的目的。手术后应激是存在于不同手术间的一类共性反应。蔡教授将术后应激反应（如人体汗出异常、睡眠障碍、情志改变、胃肠功能障碍等）作为术后常见症状的重要病机，提出“术后应激证”概念。即源于手术对人体的刺激，激发人体的应激反应，引起人体汗出异常、睡眠障碍、情志改变、胃肠功能障碍等一系列症候群。治疗上，蔡教授坚持疏肝健脾的通达原则，处方常用四逆散、枳术汤加减，可以在较短的时间内缓解患者不适的症状。

国医大师陆广莘教授认为，手术创伤、术后应激状态，肝作为“军用”脏器，首当其冲。谭志健教授等进一步认为，手术早期应激状态中，肝脏起着防卫与适应作用，机体在应激状态下所产生的一系列代谢和功能的改变，有积极防御意义，是“正祛邪”抗病反应的机能亢进表现，是机体“应付不良事件”而动员全身的结果。亢则为邪，郁则为邪，应激过度可能致气血紊乱等病理变化。从中医学理论分析，肝为将军之官，人体应激，肝首当其冲，是肝气、肝疏泄功能的病理体现。可见，“肝”在人体应激反应中扮演着重要角色。因此，蔡教授提出术后应激，从“肝”论治。在治疗上，蔡教授强调一方面抓住肝之应激这一始动因素，从肝论治，临证常用四逆散。四逆散出自《伤寒论》，为调和肝脾的代表方剂，原方药物组成为柴胡、芍药、枳实、炙甘草，其治疗的关键作用为调理气机，以恢复气机正常的运行。

肝之应激过度，肝失疏泄，木旺乘土，易影响“民用”脏器脾胃。脾胃为后天之本，是人体气机升降的枢纽，脾胃升降功能失司，则气机不畅，水谷精微运化失常，故术后患者常出现食无味、纳不香、不知饥、腹易胀、便难畅等脾胃功能障碍证候。手术损伤人体正气，脾胃升降功能失司而气滞，蔡教授认为其病机是气虚与气滞并存，治宜运脾醒胃，临床常用攻补兼施的枳术汤加减。枳术汤取自《金匮要略》中配伍，枳实用量倍于白术，枳实导滞祛湿，白术健脾温中，攻补兼施，通降之力强于温补。若一味泻下，如用大承气汤苦寒泄泻更伤元气，易致气虚不复；若一味补脾，则加重壅滞，滋生痰浊。唯有通补兼施。辨证加减：夹痰湿者，加苏梗、荷梗，取二梗之“中空畅通”之义，以形补形，畅通肠腑；病位浅（胃肠），胀痛明显，舌苔白腻者，加厚朴温中汤；病位深（肝、胆、胰），痛连腰背，舌苔白厚如积粉者，加减柴胡达原饮；兼有肺气虚明显的，合用玉屏风散；兼有脾虚湿胜的，合用二陈汤。另一方面，从脾胃本身的特点和术后病机特点出发：太阴脾土性喜燥；术后脾虚湿聚气滞，湿得温则化，气得温则行，故治疗上强调温运之法，诸如吴茱萸外敷、艾灸及四磨汤、小建中汤、大黄附子细辛汤之类随证而施。

4. 坚持多元整合的综治原则

《素问·异法方宜论》云：“圣人杂合以治，各得所宜。”蔡教授认为，为实现患者围手术期快速康复，各种治疗措施有机组合、系统治疗，如内治与外治结合、医护结合、医疗与自疗结合等。

（1）内治与外治结合：内治通过辨证处方，给予患者内服中药，达到治病目的。外治即运用中医外治法，如针刺、艾灸、外敷、沐足等治疗。

（2）医护结合：医生和护士共同为患者健康努力。医生主要负责患者的疾病诊断、手术、开处方；护士负责患者的护理，如发药、输液、中医外治治疗、引流管护理等，每天患者见到护士的时间更多，只有医护结合，才能为患者提供全方位的周到服务。

（3）医疗与自疗结合：医护对患者的治疗是一方面，“自疗”是患者自己对自己的治疗。手术只是治疗外科疾病的一个阶段，手术的恢复也依赖于患者自我的调养，如患者可通过练习八段锦、打太极拳、情绪调节等方式实现自我治疗，使机体自调节、自修复能力达到最大化。

5. “辨证论治”向“辨病分证”的转变

围手术期患者已有明确诊断，西医规范治疗在先，单纯中医综合治疗还不能满足实际需要。应将西医治疗的理念和方法，纳入中医思维中，两者优势互补，拓宽诊疗思路和方法，将“辨证论治”变成“辨病分证”，西医确定“病”，中医在“辨病”的基础上“分证”治疗。

以肝癌治疗为例：西医肝癌诊治规范有外科手术、局部消融、血管介入、放射治疗、分子靶向治疗、对症支持等。其中围手术期最多见是肝癌切除手术和血管介入栓塞化疗。①肝癌手术前，多“肝郁脾虚证”，治以健脾益气、疏肝开郁为主，中药有助于增强机体抗手术打击能力，减少术后并发症；术中坚持微创，减少损伤，利于快速康复。②术后因“肝之应激”，症见“应激而汗”“失眠”，中医药能消除应激，改善睡眠和出汗异常，促进脾胃功能的恢复。③血管介入化疗栓塞术后综合征，因化疗药、碘油、明胶海绵填塞剂等药毒，直达病所，长期滞留，出现低热、黄疸、腹水等，使肝胆气机受阻、气滞血瘀、疏泄不利，证属湿浊内蕴化热，治以清热化瘀泄浊，蔡教授常用大黄蛰虫丸。

青蒿鳖甲汤治疗肝癌术后低热案

何某，女，60岁。就诊时间：2021年8月17日。诊疗卡号：60017029。

病史概要：患者因“肝脏手术后发热10余日”就诊。患者2002年8月因肝癌行右肝癌切除术，术后病理诊断为肝细胞癌（小肝癌型），后因肝硬化门脉高压行脾切除术。2021年5月复查腹部CT提示：肝S8段高密度影同前，考虑为肝癌术后改变；肝右叶S8段低密度灶，考虑肝癌术后复发。于2021年5月11日行肝S8段切除。出院后患者反复低热，最高体温不超过37.8℃。2021年6月3日至我院住院治疗，行腹腔穿刺术，可见胆汁样液体流出，考虑术后胆漏所致腹腔感染。

中医诊断：发热（阴虚发热）。

西医诊断：①发热；②肝恶性肿瘤；③肝炎后肝硬化。

四诊资料：仍有低热，午后多见，疲倦，怕风，少许气促，无腹胀腹痛，舌淡红，苔白，裂纹深，脉细数。

辨病分证

患者肝癌术后出现低热，曾行腹腔穿刺，考虑为术后胆漏所致腹腔感染，但目前无腹胀腹痛，无感染表现，发热午后多见、苔白、裂纹深等符合阴虚发热表现，考虑为阴虚发热；发热日久伤正耗气，故见疲倦、气促，气虚不固而见怕风。辨证属阴虚发热，兼有气虚。治疗以养阴清热为主，处方青蒿鳖甲汤。

处方：青蒿 10g，地骨皮 10g，牡丹皮 10g，胡黄连 5g，醋鳖甲 30g（先煎），白薇 10g，虎杖 10g，太子参 15g，法半夏 10g，淡竹叶 10g，麦冬 10g，生姜 10g，甘草 5g，7 剂。

二诊：服药 1 剂后，开始无发热，纳欠佳，易饱胀，口干不欲饮，舌淡红，苔白裂纹深，脉弦细。

处方：太子参 15g，麦冬 10g，五味子 10g，干石斛 10g，白术 10g，茯苓 10g，山药 15g，鸡内金 10g，麦芽 30g，布渣叶 10g，百合 10g，合欢花 10g，7 剂。

药后反馈：无发热，纳改善，无腹胀，无口苦口干，门诊随诊。

按：术后并发症有多种，蔡教授针对常见并发症有丰富的治疗经验，主张用中医药治疗术后并发症。术后发热是外科常见的症状之一，蔡教授从“虚、毒、浊、瘀”四个方面，辨证治疗术后发热，取得良好效果。发热的根本在于阴阳失衡，对于术后长期发热的患者，蔡教授认为应该根据中医理论，从阴阳入手，把握虚实，进而从“阴虚、血虚、气虚、瘀血、浊积、邪毒”等辨证论治。

本例患者为术后长期低热，从发热午后多见、苔白裂纹深等症，辨证考虑为阴虚发热，故用养阴清热之青蒿鳖甲汤加减。大队清虚热之品青蒿、地骨皮、牡丹皮、胡黄连、醋鳖甲、白薇以治本，清热凉血滋阴。少加清热解毒之虎杖，因气阴两虚易成瘀，虎杖有祛瘀之功；淡竹叶、麦冬入心经，养阴清心。加太子参益气扶正，法半夏化痰，生姜和胃，甘草调和诸药。服药 1 剂后，开始无发热，可见辨证施治的重要性。后续予参麦饮补气养阴以巩固疗效，并根据纳差等症予健脾开胃之品，疗效明显。

黄春林

『衷中参西、病证结合』辨治肾脏病

黄春林，男，1937年2月生，广东惠阳人。首批广东省名中医，广州中医药大学教授，博士生导师，广东省中医院（广州中医药大学第二附属医院）主任医师，心脏中心、肾病中心学术带头人，国家二部一局（人事部、卫生部、中医药管理局）确定的名医带高徒中医专家，全国第二、三、四批老中医药专家学术经验继承工作指导老师。

1954年8月毕业于广东省惠阳高级中学，考入广州中医学院（现广州中医药大学）六年制医疗本科。1963年7月毕业，后因品学兼优留本校第二附属医院——广东省中医院工作，从事医疗、教学、科研工作近六十载，成绩显著。先后担任心血管病区、综合病区主任，广州中医药大学第二临床研究所副所长，且兼任医院冠心病研究小组组长，后由心转肾，领衔组建肾病中心。作为客座教授先后前往马来西亚马华中医学院，香港中文大学中医学院担任中医教学。2003年受国家中医药管理局委派，作为主考官，对香港6000余名在职中医师进行考核，为香港卫生署对中医师进行考核、实行登记注册提供重要依据。曾任广东省肾病专业委员会副主任委员、顾问，广东省中西医结合专业委员会常委、顾问，糖尿病专业委员会常委，广州市卫生局中医专家委员会委员等。近10年，因年龄关系退居二线，担任广东省中医院主任导师。

黄教授自幼思维活跃，对自然科学如地理、化学、植物学等有着浓厚兴趣，和大多数人一样，理想是成为一名发明家。但后因目睹很多街坊邻里患病后得不到有效的医治，感同身受，遂立志学医，以期能为村民们减轻病痛。时至今日，86岁高龄的他，仍雷打不动地坚持每周4次专科门诊、1次专科教学查房，为临床疑难病的中医诊治及新一代中青年医师的培养呕心沥血。

在行医态度上，黄教授一直以唐代名医孙思邈“大医精诚”的标准要求自己，对患者总是备至关怀，皆如至亲之想，秉承“见彼苦恼，若己有之”之念，近六十载春秋如一日，初心不改。业已耄耋之年的他跟学生们最常“念叨”的一句话就是：“工作是一种快乐，怎么会感到厌倦呢？”

黄教授在临床诊治中非常重视和强调辨病，他提出了现代中医辨病的学术思想，即在现代医学认识疾病的基础上，应用中医药的基本思维，如八纲辨证、阴阳辨证或者脏腑辨证等思维去分析疾病的基本病机、基本治法；在病证结合思维的指导下，进一步总结疾病的诊治规律，如疾病不同分期、分型、分类的理法方药，形成诊疗方案，并不断验证、完善，提高临床疗效。黄教授认为，基于现代中医辨病思想的“病－证”结合的施治方法，其思路广，针对性强，讲起来“灵活有边”，做起来“心中有数”，可以更好地发扬中医特色和优势，实现中医现代化，提高中医疗效。

一

衷中参西，病证结合

黄教授认为，中医现代化的形式应借用现代科学技术的发展，特别是现代化医药的发展来保持、发扬中医的特色和优势，达到中西医优势互补。保持中医特色和优势，再把西医的特色和优势为中医所用，这样才能更好地发展中医药，更好地为人民群众解除疾苦。中医、西医都是人类同疾病作斗争，共同的对象都是人，各自从不同的侧面阐释疾病，提出防治方案。中医临床的显著特点是“整体观念”与“辨证论治”。中医通过“望、闻、问、切”四诊，收集病证信息，再运用“六经”“六因”“卫气营血”“八纲”“脏腑”等辨证方法进行综合分析，推求病变所在，做出诊断。在此基础上确立治法，遣方用药，随症加减。

1. 掌“辨证论治”，习“病证结合”

传统中医的医疗模式是辨证论治。黄教授认为，这种传统的规范具有一定的灵活性、实用性。但这种规范是以古代农业科学技术为基础，以古代的辩证唯物主义为指导形成的，具有一定的局限性。加上辨证的“证”是千变万化、千差万别的，缺乏具体的、客观的标准，做起来“灵活无边，心中无数”。因此，黄教授主张根据临床实际的调查研究，借助现代医学的病因、病机、诊断、治疗方法，总结疾病的证型变化和中医施治规律，使临床方案规范，保证临床疗效。简而言之，就是把每个病种（从常见病开始）的基本“证型”确定下来。即将这些基本证型的变化规律与原发病因（诱因）、基础病理、病程的不同阶段、病情的严重程度，以及合并症等方面的关系寻找出来，让医家有规律可循；也就是把单一的辨证论治转变成“病—证”相结合的论治。

辨病论治有两种方法，一种是辨中医的病，用中医的药；另一种是辨西医的病，用中医的药。辨病治疗虽然也是中医的固有治疗方法，但由于历史条件所限，中医辨病治疗没有得到充分发展。黄教授的经验是“辨西医的病，用中医的药”，把西医的好东西拿过来为中医所用，实施起来省时省力，事半功倍，效果甚佳。办法是先辨病、后辨证，用辨病确定治疗方向，用辨证确定治疗方法，以满足患者的实际需求。黄教授认为，要解决中医的临床辨病用药问题，首先必须掌握现代的中药药理，才能进一步实现中医现代化，更好体现中医疗效。

2. 思“中医现代化”，成“现代中医家”

黄教授认为，一切事物都是在矛盾中变化发展的，中医药学也不例外。随着人类社会的发展，疾病谱的变化，中医药学也应随之发展变化。在当今社会科技发展的大背景下，中医药学应该实现自身的现代化。

第一，这是人民群众的需求。当今社会发展了，生活水平提高了，人民群众对医疗保健的要求也高了，急性病、传染病减少了，慢性病、疑难病、老年病、肿瘤康复及健康的养生保健等问题显现出来，中医在这一方面有一定的特长，应该加以发展，以满足人民群众的需求。黄教授常指导患者使用食疗，在他的主题讲座、医学专著中均有肾、心、糖尿、胃肠等病相关食疗介绍。此外，还与医院营养师合作，为住院患者提供中医特色的食品、炖品。

第二，这是国家的需求。国家的医疗保健对全世界任何一个国家来说，都是一件大事。医疗保健费用是一笔沉重的负担，像中国这样有十四亿人口的大国，要建立全民医疗保险，负担沉重，难度之大是可以想象的。好在中医价廉物美、疗效确定。发展中医药、中西医并存，既可以满足人民群众的需求，又可以为国家排忧解难，符合国情。因此，黄教授在治疗药物的选择方面，按照“安全、有效、价廉”三原则进行处理，尽可能让患者少花钱，治好病。

第三，中医现代化也是中医发展的需求。不同历史时期，中医现代化的形成和内容有所不同。汉代有以张仲景为代表的伤寒学派；金元有以刘元素为代表的寒凉派，李东垣为代表的补土派，朱丹溪为代表的养阴派，张从正为代表的攻下派。明清时代有以张景岳为代表的温补派，叶天士、吴鞠通为代表的温病学派。晚清时代，西洋医学传入中国，出于临床实际，名医唐容川就提出“中西医汇通”，张锡纯就有“衷中参西”的记录。

因此，黄教授认为，作为现代一名中医师，只要有可能就应当去努力学习，去掌握自己相应专科领域的检查、治疗手段、疾病预后估计、抢救技术、基础科研方法等，以发展中医学术，提高中医疗效。

3. 潜“学贯中西”，探“心肾共建”

黄教授为寻求医学真理，除努力攻读中医经典，“勤求古训，博采众方”之外，还努力学习现代医学基础，以期“中医学术站在最前缘，现代医学跟踪得上”。为此，除自学外，曾先后争取到中山医科大学一附院、广东省人民医院、日本国福山循环器病院研修心血管病。

黄教授外出进修学习之后，先后担任心血管病区、综合病区的病区主任工作，之后又兼任了医院冠心病研究小组组长。在院长及中西医老专家的支持下，黄教授到工厂、农村、学校、机关开展较大规模的调查（计有 18000 人的血压，1500 人的中老年冠心病），继之开展普治和临床研究，为广东省中医院现代心脏中心建设奠定了良好的基础。

黄教授实干低调，善于开拓，勇于担当。1995 年，黄教授按照医院党委的决定，领衔组建我院肾病中心。到肾科之后，黄教授立即开展肾病中心的组建工作，首先是调整班子，培养人才。其培养人才的办法是请进来，派出去。请院内外中西医专家，咨询、会诊、现场指导，把医疗骨干外派到北京、上海、广州最有名气的肾脏中心进行深造。继而扩大临床，购买先进设备，组织深入研究，经过近 30 个春秋努力，使我院肾科由小到大，由弱到强，逐渐建设成为全国优秀的肾病专科，全国中医慢性肾脏病临床研究基地。

黄教授由心转肾，但仍按中医学术带头人要求，参加心脏病区查房、学术研讨，在黄教授及其团队的共同努力下，把我院心血管科亦建设成全国中医重点专科。

4. 论"衷中参西"，研"现代中医学"

黄教授在中西医学术关系处理上，不主张中西医混合，以免造成医药资源的浪费。他主张中西医结合，取长补短，提高疗效；主张中西医融合，创造有中国特色的新医学。

为提高中医疗效，黄教授结合临床实践，开展临床科研。1989 年担任广州中医药大学第二临床研究所副所长，主抓临床科研，采取一系列措施，包括调整科研领导班子、外出参观学习、制订科研条例、设立科研基金等，对医院的医、药、护、技进行培训，让大家掌握现代科研方法，组织科研投标，经过近 10 年努力，实现医院高层科研"零"的突破，使医院科研由后进渐变为先进，能够担任"国家自然科学基金""863"计划"九五攻关"等重大医学研究课题，为此他获得医院的特别贡献奖。

黄教授在临床实践中主张辨西医的病，辨中医的证，用中医的药，以期提高中医疗效。例如痛风性关节炎急性期表现为湿热痹证，他依据中西医的治疗方法，急性期除采用具有类"非甾体消炎"作用的中药黄柏、防己、忍冬藤、桑枝等清热通痹外，尚采用百合、山慈菇、土贝母、黄花菜等含秋水仙碱的中药，采用秦艽、秦皮、生地、知母等糖皮质激素样作用的中药；缓解期采用山药、苍术、土茯苓、仙茅等健脾益肾降尿酸的中药。因此治疗方向精准，治疗药物丰富，提高了治疗效果。

对于慢性疑难病的治疗，黄教授主张扶正抑邪。例如扶正抑病毒、扶正抑细菌、扶正抑肾衰、扶正抑心衰、扶正抑糖尿、扶正抑心机病、扶正抑肿瘤，效果良好。黄教授在扶正抑病毒、扶正抑肿瘤方面，经常使用一些具有诱生干扰素类的中药，如黄芪、人参、茯苓、白术、当归、鸡血藤、白芍、淫羊藿、黄精、冬虫夏草、桑椹、紫河车、天麻、沙参等，以及可作食疗的猕猴桃、丝瓜、冬菇、猴头菇、灵芝、云耳、余柑子等，以抑制病毒及肿瘤组织的生长与繁殖。

传统的辨证论治，具有宏观、整体的优点，不需要现代的检测就可以开展治疗，并取得一定疗效。但传统辨证过于笼统、大体、粗略、模糊，影响中医疗效提高及学术的推广。当今各项现代仪器的检查手段，使得我们能更好地“司外揣内”，且能在西医所诊断的疾病上进一步地去辨证，这种中医辨证思维的拓展、转变，病证结合的论治思想，让我们当今中医医生能尽可能地提高临床疗效，提高辨证的准确率。而中药药理学的发展让我们可以更直观地去了解中药作用于人体的情况，让现代中医“论治”水平进一步提升。因此，在中医学术关系处理上，黄教授主张病证结合，用辨病的方法确定患者的治疗方向，用辨证的方法为患者提供具体的治疗方案，以提高中医疗效。

膜性肾病案

欧某，女，33岁。就诊日期：2021年4月7日。

主诉：尿中多泡沫10个月。

现病史：患者10个月前开始出现尿中多泡沫，尿色淡黄，尿量可，无尿频尿急尿痛，无腰酸腰痛等不适，于外院就诊，查尿常规提示尿蛋白（+++）。2020年6月30日外院肾穿刺活检，提示膜性肾病（Ⅱ期），予氯沙坦降压消尿蛋白。后患者曾至我院门诊就诊，门诊医生予他克莫司及中药汤剂治疗，尿蛋白仍维持在（++）至（+++）。今日来黄教授门诊，复查尿蛋白（+++），血清白蛋白29g/L，血肌酐80μmol/L。症见患者神清，稍疲倦，夜尿频，无尿急尿痛，小便夹泡沫，腰酸，少许胃脘痛，右下肢麻木，无口干口苦，纳一般，眠差，夜尿4～5次/天，大便烂。舌淡暗，苔黄厚腻，脉沉弦。

既往史：既往月经先期，10个月前开始月经延期。

生育要求：暂无生育要求。

中医诊断：尿浊（肾虚不固，湿热瘀阻证）。

西医诊断：膜性肾病（Ⅱ期）。

辨证分析

（1）先辨病：患者既往于外院行肾穿刺活检术，病理明确提示膜性肾病（Ⅱ期），诊断明确。根据膜性肾病的病理特点，正是基底膜上皮下免疫复合物的沉积、足突广泛的融合，导致蛋白的丢失。因此，治疗的重点在于控制蛋白尿。

（2）再辨证：黄教授认为，尿浊的核心病机是因虚致损，即肾虚不固、脾虚不运、肝虚不化，致使精微不固、营阴受损，对此予以健脾、养肝、固肾的针对性治疗。该患者就诊时，以尿中夹泡沫为主要临床表现，病史长达10月余，病情较为复杂。且患者尿频，腰酸，近10个月的月经延期，考虑肾虚不固；眠差为肾阴虚，心肾不交所致；右下肢麻木为阴虚肢体失濡养；少许胃脘痛为瘀血阻滞；苔黄厚腻为湿热内蕴之象。结合患者舌脉，舌淡暗，脉沉弦，考虑以肾阴虚、肾虚不固为主，兼夹湿、热、瘀，病位主要在肾。因此，该患者以肾虚为本，湿热瘀阻为标，辨证属"肾虚不固、湿热瘀阻"，治以滋阴补肾为主，兼以祛湿清热化瘀，予自拟经验方加减。

处方：黄芪50g，黄精15g，茯神50g，山萸肉50g，菟丝子20g，女贞子10g，芡实30g，干石斛15g，甘草5g，金樱子肉30g，三七片10g，砂仁15g，蒲公英20g，炒黄连5g，海螵蛸15g，浙贝母15g。7剂，水煎服，日1剂。

中成药：乌鸡白凤丸1袋，口服，一日2次；昆仙胶囊2粒，口服，一日3次；本院院内制剂口服液1支，口服，一日3次。

药后反馈：2021年4月21日二诊，患者诉服药后疲倦、眠差等症明显改善，小便仍有泡沫，大便情况改善，余症基本同前，检验结果提示白蛋白34g/L、血肌酐74μmol/L，守方7剂。2021年5月27日三诊，患者诉小便泡沫较前减少，腰酸改善，复测尿蛋白（+），尿潜血（+），白蛋白38g/L，血肌酐62μmol/L，效不更方，守方7剂。后规律复诊，2021年8月9日复测白蛋白47.1g/L，血肌酐45μmol/L，尿蛋白（±）。白蛋白、血肌酐变化趋势如图1、图2所示。

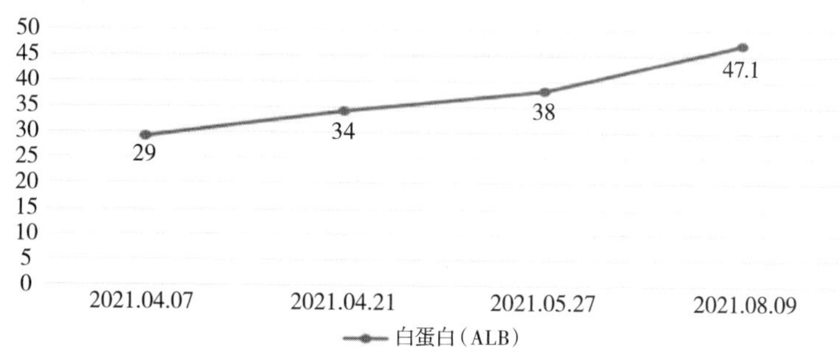

*图中：纵轴为血清白蛋白（g/L），横轴为检验日期。

图1 治疗过程中的白蛋白变化趋势示意图

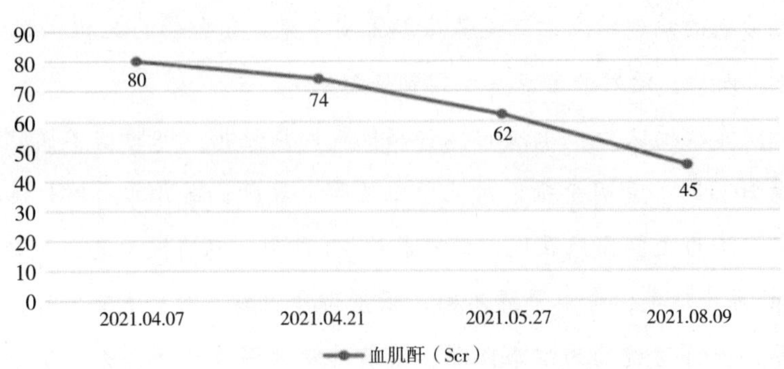

* 纵轴为血肌酐（μmol/L），横轴为检验日期。

图 2　治疗中的血肌酐变化趋势示意图

按：膜性肾病是以弥漫性肾小球基底膜增厚伴上皮细胞下免疫复合物沉积为特征的一组疾病，可继发于自身免疫性疾病、感染、毒物、肿瘤等，亦有部分病例无确切病因。膜性肾病起病缓慢，以蛋白尿为主要表现，60% ～ 80% 患者表现为肾病综合征，部分患者可有镜下血尿。其自然病程差别较大，约 1/3 的患者可自发缓解，但也有 30% ～ 40% 的患者病情得不到控制，逐渐发展成为终末期肾脏病。膜性肾病的临床表现主要为蛋白尿、低白蛋白血症及水肿。从证候角度看，属于中医的“尿浊”“水肿”范畴。然而，水肿只是膜性肾病的常见症状之一，而肾小球滤过屏障受损出现蛋白尿，即所谓“尿浊”，才是膜性肾病的核心症状。

针对蛋白尿，黄教授依据辨病的思想，认为可从以下四个方面进行用药：①降压消尿蛋白的中药，如具有血管紧张素转化酶抑制剂（ACEI）样作用的中药有黄精、白果、豨莶草、地龙等；具有血管紧张素Ⅱ受体拮抗剂（ARB）样作用的中药有红芪、何首乌、泽泻、决明子、海金沙、木贼、降香、瓜蒌、南星、法半夏、青风藤等。②祛风湿中药消蛋白，主要指具有非甾体抗炎药（NSAIDs）作用中药的应用。黄教授认为，祛风湿中药除少数具有肾上腺皮质激素样作用（如秦艽、秦皮、青风藤）外，大部分有 NSAIDs 作用。这一类中药有 100 多种，其中雷公藤、黄蜀葵花在肾炎方面的研究开发应用值得效仿探索。③激素样中药消尿蛋白，如人参、党参、黄芪、冬虫夏草、菟丝子、地黄、何首乌、肉苁蓉、枸杞子、紫河车、仙茅、淫羊藿、杜仲、巴戟天、补骨脂、海马、附子、肉桂、水牛角、夏枯草、穿心莲、知母、白花蛇舌草、升麻、柴胡、三七、蒲黄、延胡索等。④具有免疫抑制作用的中药消尿蛋白，如雷公藤、昆明山海棠、黄葵、槐杞黄颗粒、灯盏花提取物等。

黄教授认为，该患者中医的辨证考虑为肾虚不固、湿热瘀阻。治疗上，参照上述的辨病中药进行组方用药。因患者苔厚腻，考虑熟地易黄精、石斛，加砂仁行气健脾消滞以防滋腻；尿浊、大便烂，加水陆二仙丹以加强固摄之力；患者现少许胃脘痛，且肾病患者长期用药，恐伤其胃，加乌贝散以抑酸止痛；苔黄腻考虑内夹湿热，加蒲公英、炒黄连以清热祛湿，既解内蕴之热毒，又防诸补药之温燥。患者兼有右下肢麻木，予昆仙胶囊补肾通络、祛风除湿；月经延期，予乌鸡白凤丸补气养血调经；气血不足、腰酸，予院内制剂口服液益气活血通瘀。复诊根据患者症状变化，于原方上加减，全程不离“补肾固精、健脾摄精”。

黄教授认为，膜性肾病在疾病初发或病情活动之时，有不同程度的尿蛋白漏出，且有逐渐加重的趋势，并发症突出，应及时采取祛风除湿、清热利湿兼顾活血化瘀等治法，做到祛邪务尽。而“邪之所凑，其气必虚”，可知祛邪之后应注意调摄固本防复。膜性肾病缓解期，虽尿蛋白明显减少或消失，但患者常常有腰膝酸软、体虚易感、倦怠乏力、舌淡脉细等脾肾亏虚之证候。黄教授认为，可从补肾固精、健脾摄精、养肝益肾三法来恢复脏腑之气化，从而有效“塞流”，固其根本。

二

病证结合、立足脾肾辨治慢性肾脏病

慢性肾衰的发病机制复杂，西医对于本病的发病机制尚未完全阐明，有效肾单位的丢失是造成本病的根本原因，其中肾小球硬化及肾间质纤维化是导致有效肾单位丢失的主要原因。因此，临床多从这两方面阐述慢性肾脏病的发病机制。西医目前对慢性肾衰无特异性治疗，重点在于延缓病情进展，主要治疗措施在于降低尿蛋白及其相关血压、血糖、血脂、尿酸的控制，积极防治其他并发症，改善患者不适症状，提高其生存质量。

黄教授认为肾为先天之本，寓真阴而藏真阳，只宜封藏，不宜外泄。若肾脏失于封藏，或精气不充，肾之精微外泄，则出现蛋白尿、血尿等症；肾主水，若肾气化功能失常，可导致水液运化障碍而出现水肿、癃闭等症。本病以脏腑虚损为主，脾肾气虚、湿瘀内阻为基本病机。

1. 立足脾胃，联系脾肾

黄教授认为，在传统中医理论中，脾肾在生理上相互联系，在病理上相互影响，并将脾胃与肾的相互联系主要总结为三个方面，即后天滋养先天、共同主宰水液代谢、气机升降与阴阳平衡。慢性肾衰中，调养脾胃乃医家王道，原因有二：其一，慢性肾衰病程长，各种致病因素容易损耗人体的正气，引起阴阳气机的失调，导致变证丛生，所以应始终固护中焦——气血生化之源；其二，慢性肾衰的治疗过程中需要口服多种中西药物，需要脾胃进行运化，难免引起脾胃气机失调，运化无力，药力则可能变为药邪。因此，黄教授非常推崇李东垣在《脾胃论·脾胃盛衰论》中所说："其治肝、心、肺、肾，有余不足，或补或泻，惟益脾胃之药为切。"黄教授结合自己的临床经验和现代药理学知识，总结出调脾七法，具有一定的指导意义。

2. 通腑泻浊，灵活用药

在肾脏病的病变过程中，往往伴随邪实结聚于内，如浊毒瘀血或湿热砂石或湿热瘀毒等。因此，黄教授应用通腑大法，配合扶正、降浊、活血、清热、利湿等法治疗肾脏疾病，往往取得意想不到的疗效，正合《医学心悟》中"盖一法之中，八法备焉"之精微要旨。大黄性苦寒，是一味传统的泻下药，具有泻下攻积、逐瘀通经、清热泻火、凉血解毒、止热淋等多种疗效。现代药理学研究表明，大黄通过调节脂质代谢及氮质血症，抑制肾小球系膜细胞异常增生，缓解肾小管的高代谢状态，抑制肾脏纤维化，从而达到肾脏保护作用，延缓慢性肾衰进展。黄教授认为，做好单味药的基础研究，对于遣方用药意义重大，虽然单味药对于延缓 CKD 的作用机制各异，但效果肯定。在临床辨证论治过程中，可应用多种药物的疗效进行加减治疗。

黄教授特别强调，攻邪的目的是"以气血流通为贵"，即加强脏腑的气化功能，使内蕴上逆之湿、浊、毒随气机升降出入而消散，或从呼吸由上而出，或随大、小便由下而出，或随汗由表而出，使邪有出路。故此处之通腑不只是肠腑，又有"州都之腑"和"鬼门玄腑"，正合《内经》"开鬼门""洁净腑""去宛陈莝"之要旨。

3. 健脾补肾、祛湿活血

黄教授认为，脾肾亏虚、湿浊、瘀血的逐渐加重，是慢性肾衰发生发展、病情恶化的根本病机，故提出"总关脾胃，不离湿瘀"。针对其病机特点，黄教授立扶正祛邪为治疗原则，提出"益气健脾补肾、祛湿活血"的治疗大法。黄教授在临床中重视复方、名方作用，认为方剂是中药应用的基本形式，是治疗疾病的基本手段，在辨病、辨证、立法的基础上配伍而成的，即方从法出。临床中多使用复方治疗疾病，名方历久不衰，如六味地黄丸。

根据慢性肾衰治疗大法，于古方六味地黄丸健脾补肾基础上加黄芪、淫羊藿，自拟仙芪地黄汤为基本方，加减治疗多种慢性肾脏疾病，临床疗效颇佳。正如《景岳全书》云："水肿证以精血皆化为水，多属虚败。治宜温补脾肾，此正法也。"

针对慢性肾炎综合征，黄教授依据辨病的思想，认为可用昆仙胶囊配合中药。昆仙胶囊主要由昆明山海棠、菟丝子、淫羊藿、枸杞子四种药物组成，具有补肾通络、祛风除湿的功效，通过药物之间的组方配伍，较其他单纯雷公藤制剂具有减毒增效的特点。其中昆明山海棠为君药祛风除湿，其主要成分雷公藤甲素具有抗炎、免疫调节、抑制肿瘤生长、改善心血管系统、影响骨代谢的作用；臣以淫羊藿祛风湿、补肾强精，其主要成分淫羊藿苷具有抗炎、改善缺血再灌注、减轻肾脏纤维化及降压的作用；菟丝子和枸杞子共为佐药，共同发挥补肾养血、填精益髓的功用，菟丝子的主要成分为黄酮类，可改善雷公藤总苷引起的生殖损伤，枸杞子主要成分甜菜碱则具有降糖、降脂、抗炎、保肝、生殖保护等功效。临床及药理研究表明，昆仙胶囊具有免疫抑制、抗炎、降低蛋白尿、保护肾功能等作用。

针对高血压，中药药理研究已证明许多中药具有作用靶点不同的降压作用。如具有钙离子通道拮抗剂样作用的中药有防己、川芎、当归、赤芍、红花、丹参、黄芩、钩藤、罗布麻叶等；具有 ACEI 样作用的中药有黄精、白果、地龙、豨莶草等；具有 ARB 样作用的中药有黄芪、青风藤、牛膝、法半夏、瓜蒌、木贼等；具有利尿降压作用的中药有防己、杜仲、桑寄生、泽泻；具有 β 受体阻滞作用的中药有葛根、佛手、淫羊藿；具有中枢性降压作用的中药有远志、酸枣仁、全蝎、地龙、钩藤、桑寄生。黄教授在辨证论治的基础上，尽量选用上述具有降压作用的中药，既能辨证用药，又能根据药理作用来提高中药的降压疗效。

慢性肾衰案

吕某，男，65 岁。就诊日期：2021 年 12 月 27 日。

主诉：血肌酐升高 10 年，双下肢水肿 2 周。

现病史：患者因 10 年前体检发现，血肌酐、血压升高，多次查尿蛋白阳性，考虑为慢性肾炎综合征，予护肾、降压、消尿蛋白等对症治疗，动态复查血肌酐波动于 100 ～ 200 μmol/L，2021 年 9 月 3 日至广州医科大学第四附属医院体检，查血肌酐 205 μmol/L，尿酸 589 μmol/L，尿常规：尿蛋白（++）。2 周前患者发现双下肢水肿，小便泡沫增多，尿量较前稍减少，活动后胸闷气促，纳差食少，遂至广州市增城区中医院就诊，测血压 230/120mmHg，查血肌酐 470.9 μmol/L，尿酸 500 μmol/L，白蛋白 26.4g/L，脑利尿钠肽前体 13830.3pg/mL，尿常规：潜血（++），蛋白（++），24 小时尿蛋白定量 2.8g。诊断为“慢性肾脏病 5 期、急性左心衰、恶性高血压”，予降压、利尿、抗心衰及护肾等治疗后，血压下降、心衰缓解、浮肿减轻后出院。出院后于 2021 年 12 月 24 日至南方医科大学南方医院复查血肌酐 439 μmol/L，估算肾小球滤过率 11.33mL/min。尿常规：尿蛋白（+++），尿潜血（++）。尿蛋白 / 肌酐比 3.2g/g。泌尿系彩超提示：双肾慢性肾功能不全改变、双肾结石、双肾囊肿、双肾实质钙化灶、前列腺增生伴钙化。后患者为求中医治疗，至黄教授门诊就诊。症见患者神清，精神疲倦，形体肥胖，面色苍暗，双下肢轻度凹陷性水肿，小便量少夹泡沫，少许尿痛，肩关节疼痛，手指麻木，无口干口苦，纳一般，眠欠佳易醒，大便正常，舌淡暗，苔微黄腻，脉弦。

既往史：高血压 10 年，最高血压 230/120mmHg。目前服用马来酸左氨氯地平片 2.5mg，每日 1 次；特拉唑嗪胶囊 2mg，每日 1 次；硝苯地平控释片 30mg，每日 1 次，血压控制良好。

中医诊断：慢性肾衰（脾肾两虚，湿热瘀结证）。

西医诊断：①慢性肾脏病5期（慢性肾炎综合征）；②高血压3级（很高危组）；③高尿酸血症；④肾结石（双侧）；⑤单纯性肾囊肿（双侧）；⑥前列腺增生（伴钙化）；⑦肾钙化（双侧）。

辨证分析

（1）先辨病：患者慢性病程，肌酐升高超过3个月，慢性肾脏病诊断明确；原发病方面，患者尿常规以血尿、蛋白尿为主，结合病史，考虑为慢性肾炎。患者病程中出现恶性高血压、急性左心衰，导致慢性肾脏病进展。现代医学认为，高血压是慢性肾衰进展的危险因素。因此，黄教授在治疗上主要选取具有ACEI/ARB、β－受体阻滞剂等作用降压药物，且ACEI/ARB具有减少尿蛋白和延缓肾功能恶化的肾保护作用。黄芪、黄精等具有ACEI和ARB样的作用，且本身就具有益气固肾摄精的功效，同时又可以抑制肾素血管紧张素系统而减少尿蛋白，一举两得。此外，尿毒症毒素、慢性肾衰继发的各种代谢紊乱等均可对心血管系统产生损害，且部分肾衰的患者存在胃肠动力不足，用力排便后又可诱发心衰，加重病情进展。黄教授认为其辨证为湿热瘀结，治疗上给予清热化湿祛瘀，常用的药物为大黄、藿香、三七、丹参、红花、桃仁等。

（2）再辨证：黄教授认为慢性肾脏病的病因有久病脾肾亏虚，先天肾气不充，外邪、劳损伤肾等。其病机虽以脾肾虚损为本，但脾气不运、肾精不足为其核心。慢性肾脏病虽以虚证为主，但也非纯虚无实，脾肾亏虚，水液运化代谢失调，其病理产物便为水湿之邪。结合该患者病史及症状，病史10年之久，患者形体肥胖，双下肢轻度水肿，纳一般，眠欠佳，小便量少，舌淡暗，为脾肾两虚之象；尿痛，苔微黄腻为湿热内蕴之象。辨证属脾肾两虚、湿热瘀结，中药处方予仙芪地黄汤加减。

处方：淫羊藿15g，黄芪30g，黄精15g，山药15g，牡丹皮15g，生山萸肉15g，菟丝子15g，芡实15g，干石斛15g，昆布20g，大黄炭5g，积雪草30g，广藿香15g，三七片10g，甘草5g。7剂，水煎服，日1剂。

中成药：金水宝6粒，口服，每日3次；昆仙胶囊2粒，口服，每日2次；尿毒清颗粒1袋，口服，每日4次。

西医治疗：予对症降血压、降尿酸、利尿处理。

二诊：2022年1月13日。患者诉服药后双下肢浮肿减轻，稍有腹胀不适。查生化：血肌酐291μmol/L；尿常规：尿蛋白（++），尿隐血（++），尿葡萄糖（+++）；24小时尿蛋白定量2.75g。原方去三七，加砂仁15g，香附20g，海螵蛸20g，7剂，水煎服，日1剂。

后分别于2022年1月27日、2022年2月10日复诊，腹胀不适缓解，于前方去香附、山药、芡实、牡丹皮，加覆盆子30g，葛根30g，炒黄连10g，金樱子肉25g。2022年2月23日复测尿蛋白（+），尿葡萄糖（++）。后规律复诊，均守方治疗，2022年4月14日复测血肌酐190μmol/L，尿蛋白（+）；2022年6月2日复测尿蛋白（±）。白蛋白、血肌酐变化趋势如图3、图4所示。

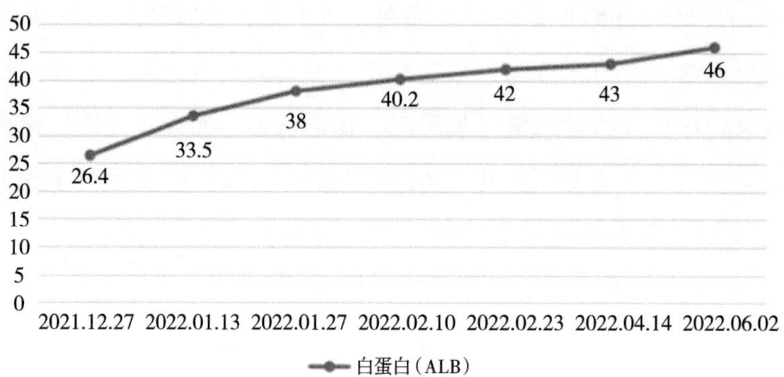

*纵轴为血清白蛋白（g/L），横轴为检验日期。

图3 治疗过程中的白蛋白变化趋势示意图

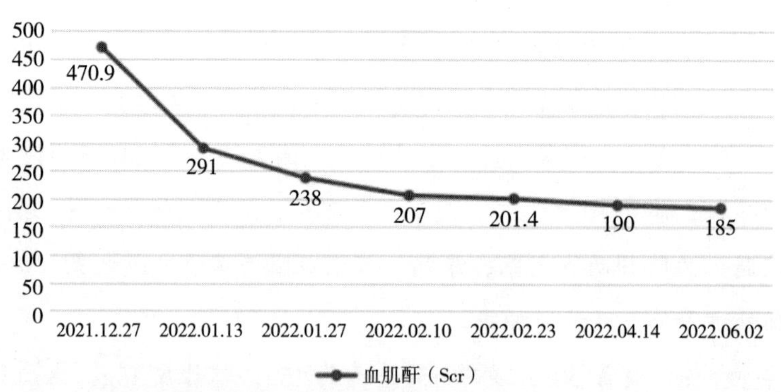

*纵轴为血肌酐（μmol/L），横轴为检验日期。

图4 治疗过程中的血肌酐变化趋势示意图

按：慢性肾衰临床常见症状为倦怠无力、水肿、腰膝酸软、恶心呕吐、脘腹胀闷、呼吸有尿臭味、皮肤瘙痒、少尿甚或无尿等，可归于中医"关格""癃闭""水肿"等范畴，多由水肿、淋证等多种病证迁延难愈发展而来。

本案患者初诊时以重度水肿为主要临床表现，慢性肾脏病病史10年余，考虑为感染后慢性肾脏病急性加重。结合患者形体肥胖、纳一般等症状，考虑脾肾两虚为本、湿热蕴结为标，方选仙芪地黄汤加减。黄老认为患者脾肾亏虚形成的浊毒，单纯利尿难以奏效，临床常用大黄炭清泄阳明之腑。大黄经过炭化的炮制方法，既能减轻大黄的苦寒之性，防止损伤脾胃之气；又能发挥通腑泻浊的功效，使痰湿浊毒等通过大便排出体外。最重要的是利用大黄活血化瘀的功效来治疗因气血运行受阻滞而致的血瘀。中成药配合金水宝、尿毒清颗粒健脾固肾；患者兼有肩关节疼痛，予昆仙胶囊补肾通络、祛风除湿；患者少许尿痛，予金钱草颗粒清热利湿。复诊根据患者症状变化于原方上加减，全程不离“健脾补肾、祛湿活血”。仙芪地黄汤乃是在六味地黄汤基础上加黄芪、淫羊藿而成，临床随症加减。浮肿明显者，以茯苓皮易茯苓，加强利水消肿；便秘属实者，加大黄以通腑泻浊；属虚证者，加决明子、肉苁蓉、火麻仁以润肠通便；素有胃疾，泛酸明显者，加海螵蛸制酸护胃；嗳气腹胀者，予陈皮、木香、枳壳以行气消痞；食少纳呆者，加炒谷芽、炒麦芽以健胃开胃；便溏者，加藿香、秦皮祛湿止泻；口干明显者，加北沙参、石斛以养阴清热等。

三

标本兼顾分缓急，辨治IgA肾病

中医文献中没有对本病的直接记载与论述，据其主要临床表现和病机特点可归属于“尿浊”“溺血”“慢肾风”等范畴。黄教授结合宏观中医外候及微观病理辨证认为，IgA 肾病的病因病机虽然纷繁复杂，但总体可概括为先天正气不足，后天邪气来犯，生活失调加重。其中本虚以脾肾虚为主，兼有肺气虚；标实以风、湿、热为主，久则化瘀。黄教授根据 IgA 肾病活动性和非活动性的临床特点，将其常见的中医证型分为稳定期和急性期两大类，不同时期的本虚和标实各有侧重，辨证用药各不相同。

1. 急则治标，祛邪固肾

黄教授根据自己的临床经验并结合现代研究进展，认为黏膜感染是 IgA 肾病诱发或加重的重要原因，其中最常见的是上呼吸道感染。黄教授认为，感染引起的全身和肾脏炎症反应与中医风热、湿热、疮毒等邪气相关。风为阳邪，善行而数变，“肾足少阴之脉，从肾上贯肝膈，入肺中，循喉咙，夹舌本”(《灵枢·经脉》)，风邪常夹热邪犯于肺卫与咽喉，可循经而下扰肾络；热邪则多借助风邪游走之性，窜扰肾络，迫精外出，溢出肾络；湿为阴邪，其性重浊、趋下，易阻遏气机，损伤阳气，或者化热损及肾的脉络。故以风、湿、热为主的外邪均可致肾失固摄，精血外溢，导致血尿、蛋白尿的发生。因此，治法应以驱邪为主，可应用疏风、清热、利湿法清除病原体，减轻炎症反应。

风热、湿热、疮毒等外邪侵袭机体，急则治标，故治以祛邪固肾为法。如外感风热，循经内传，灼伤肾络而引起精血外泄，治疗应疏风清热为主，可选用银翘散加减；若皮肤疮毒循经内陷，波及肾络，导致血尿，治疗应清热解毒凉血，可以五味消毒饮加减；若饮食不洁，内生湿热，循经下注而灼伤肾络，迫血妄行，引起尿血，治疗应清热利湿止血，可选用葛根黄芩黄连汤合小蓟饮子加减。

2. 缓则治本，脾肾同调

黄教授认为，五脏虚损或功能失常皆可影响精微物质的生成、运行及其生理功能，所谓“五脏相通，移皆有次”(《素问・玉机真脏论》)，其中又以脾肾关系最为密切。肾为先天之本，寓真阳而涵真阴，主脏腑气化、精气的潜降和封藏；脾为后天之本，气血生化之源，运化水谷精微，主升清；脾肾虚损或失调，必将影响精微的产生、封藏、输布。IgA 肾病多有后天调摄失常，再加上药毒损伤，尤其是激素、免疫抑制剂等，常常损伤中焦脾胃，致脾胃升降失常，脾不能升清卫外，胃气上逆反流，致使上焦咽喉不利，下焦肾失固摄，尿蛋白迁延不愈。

久病脏腑亏虚，日久成瘀，均可导致血溢脉外而发生血尿，或精微下泄而产生蛋白尿。缓则治本，故治疗应以扶正为主。如脾气亏虚，气虚不能统摄血液，致血溢脉外者，治疗应补益心脾、补气摄血，可选用归脾汤加减；如阴虚火旺，虚火灼伤肾络，迫血妄行而导致精血外泄者，治疗应滋阴降火凉血，可选用知柏地黄汤合二至丸加减；如久病入络、肾络瘀阻，使血不归经者，治疗应补气活血、化瘀止血，可选用桃红四物汤加参芪，或以补阳还五汤加减。

3. 病证结合，逆转病态

黄教授认为，中医除辨证治疗之外，同时可结合西医的诊断方法及治疗原则来开展辨病治疗。黄教授针对 IgA 肾病的疾病特点，善于应用具有 ACEI 或 ARB 样作用的中药，如红芪、青风藤、牛膝等具有 ARB 类药物样作用，黄精、豨莶草、白果等具有 ACEI 样作用。现代药理学研究显示，这些中药不仅可以降低全身血压，还可以减轻肾小球内压和炎症反应，从而减轻蛋白尿，稳定肾功能。因此，黄教授认为在辨证指导下，选择相应的中药组方，或与食疗配合，采取长期维持治疗，既具有满意疗效，又无 ACEI 或 ARB 类药物的不良反应。

现代医学认为，IgA 肾病的临床特征提示存在活动性疾病和疾病进展时存在激素或免疫抑制剂使用指征。黄教授临床常采用一些具有免疫抑制或激素样作用的中药，如麻黄、金钱草、黄芩、丹皮、桂枝、白芍、七叶一枝花、昆明山海棠等具有抑制免疫作用，黄芪、淫羊藿、冬虫夏草、山萸肉、杜仲、仙茅、巴戟天等具有激素样作用。研究还发现，上述中药对肾脏活动性病变，如细胞增生、系膜基质增多和炎症细胞的浸润等均具有一定的抑制作用。因此，黄教授认为临床可辨证选用此类中药组方或在辨证选方的基础上加用此类中药逆转病态。

IgA肾病案

李某，女，55岁。就诊日期：2021年7月22日。

主诉：尿液检查异常8月余。

现病史：患者于2020年12月体检发现尿液检查异常，当时查尿常规，提示潜血（+++），尿蛋白（+），血肌酐正常，在外院就诊，予肾炎康复片等对症治疗，复查仍有血尿、蛋白尿，遂于2021年1月住当地院系统诊治。查尿常规：潜血（+++），红细胞计数2879个/μL。尿蛋白（+），尿蛋白肌酐比1.326g/g。血肌酐、血白蛋白、泌尿系彩超、左肾静脉“胡桃夹”彩超未见异常，肾活检提示IgA肾病（MEST-C评分：M1E0S1T0C0）。2021年3～6月，于外院规律就诊，予金水宝等对症治疗。2021年7月复查尿常规，仍提示潜血（+++），红细胞计数2061.8个/μL，蛋白（+），尿蛋白肌酐比1.057g/g，遂于2021年7月22日至黄教授门诊就诊。症见疲倦乏力，平素易感冒，偶有咽痒咳嗽、干咳无痰，小便有泡沫，大便质烂，日2～3次，纳欠佳，眠可。舌淡红，苔黄微腻，脉细。

体格检查：血压134/84mmHg，心率78次/分；咽喉未见异常，心肺查体未见明显异常，腹软，肝脾未触及，双下肢无浮肿。

既往史：高血压病史2年，既往血压最高170/85mmHg。

中医诊断：慢肾风（脾虚不运，热扰肾络证）。

西医诊断：①IgA肾病；②高血压病2级（极高危组）。

辨证分析

（1）先辨病：患者因反复尿液检查异常8个月就诊，尿中以红细胞增多为主，兼有尿蛋白，结合肾脏穿刺病理结果，考虑为IgA肾病。现代医学认为，蛋白尿是IgA肾病疾病进展的主要危险因素，治疗上主要选取具有ACEI/ARB类药物作为基础支持治疗降压，减少蛋白漏出。现代研究发现，一些中药具有ACEI和ARB样的作用，在本患者的治疗中，黄教授在方中加入红芪、黄精等药，其本身就具有益气固肾摄精的功效，同时又可以抑制肾素血管紧张素系统而减少尿蛋白，一举两得。

（2）再辨证：患者疲倦乏力、纳欠佳、大便烂为中焦脾虚运化无力，不能升清所致；脾失健运，卫表不固，则在外之风邪易侵袭人体，循经波及肾络而致尿浊；脾虚日久阻遏气机，化热损及肾络而致尿血。黄教授认为，此为脾胃亏虚，精微下陷，兼有化热迫血妄行，虽表现为尿浊、尿血，但总责之于中焦脾虚不运，治当健脾补气升清，兼以清热止血，且配合疏风解表的中成药预防外感，切断疾病加重的来源，故取佳效。

处方：红芪2袋（20g），党参25g，山药25g，海螵蛸15g，甘草10g，砂仁15g，炒黄连5g，葛根25g，黄精15g，蒲黄5g，干石斛15g，三七5g，小蓟15g，白茅根25g，覆盆子25g。共7剂，水煎服，日1剂，分2次温服。

中成药：昆仙胶囊1粒，口服，每日3次；复方枇叶止咳合剂15mL，口服，每日3次；自觉外感咽痒时，服复方鱼腥草颗粒1包，口服，每日3次。

二诊（2021年8月12日）：患者诉服药后胃口改善，小便泡沫减少，大便成形、次数较前减少，余症基本同前。检验结果提示尿潜血（++），尿红细胞计数30.4个/μL，尿蛋白（+），尿蛋白肌酐比0.85g/g，血肌酐正常。予红芪加量至3袋（30g），增强益气升清之力。

三诊（2021年10月21日）：患者诉小便泡沫较前减少，乏力明显改善，效不更方，守方7剂。后规律门诊复诊，均守方治疗。2022年1月13日复测尿蛋白（+），尿红细胞计数14.5个/μL，尿蛋白肌酐比0.496g/g；2022年9月18日复测尿蛋白阴性，尿红细胞计数7.9个/μL，尿蛋白肌酐比0.27g/g，血肌酐正常。镜下尿红细胞数、尿蛋白肌酐比变化趋势如图5、图6所示。

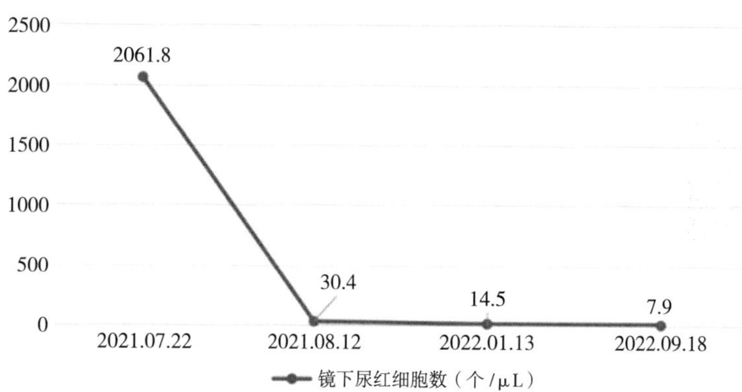

* 纵轴为镜下尿红细胞数（个/μL），横轴为检验日期。

图5　治疗过程中的镜下尿红细胞数变化趋势示意图

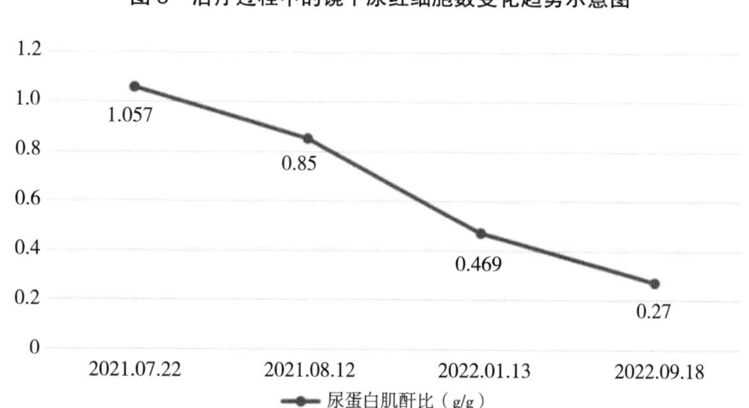

* 纵轴为尿蛋白肌酐比（g/g），横轴为检验日期。

图6　治疗过程中的尿蛋白肌酐比变化趋势示意图

按：IgA 肾病是我国最常见的原发性肾小球疾病，其病因及发病机制尚未完全明确。现代研究普遍认为是一种难治性免疫疾病，目前还无法针对确切病因采取有效的治疗措施。近年来的研究发现，未控制的高血压和蛋白尿是 IgA 肾病进展的独立危险因素，同时 IgA 肾病往往因呼吸道、消化道或皮肤等黏膜的感染而加重，其中高进展风险的患者在病理上常表现为活动性病变为主。因此，减轻蛋白尿、控制血压、消除感染、抑制免疫炎症是本病总体的治疗原则。

本案患者初诊时以血尿、蛋白尿为主要临床表现，肾穿刺活检提示 IgA 肾病。结合患者疲倦乏力、大便烂、纳欠佳、平素易感冒等症状，以及舌淡红、苔黄微腻、脉细的舌脉情况，考虑以脾虚不运为本，日久化热损及肾络为标。治以健脾升清，清热止血之法。方中以红芪、党参、山药、葛根益气健脾升清，海螵蛸、砂仁、炒黄连、甘草改善中焦脾胃运化，石斛、覆盆子滋阴润燥养胃津，蒲黄、三七化瘀止血，小蓟、白茅根凉血止血。治疗以中焦脾胃为本虚而兼顾血热之标实，配合昆仙胶囊益肾通络，标本兼治，故获成功。另外，黄教授还特别注意局部感染的预防，如对于存在呼吸道黏膜慢性炎症的患者，可以使用复方杷叶止咳合剂、鱼腥草颗粒等疏风解表的中成药，以减轻或预防局部的炎症反应。

黄教授在本案中使用红芪，此药与黄芪相比，益气升阳力较强，在 IgA 肾病等免疫相关疾病中疗效更佳。黄芪是豆科紫云英属植物，为最常用的扶正固本，补中益气药之一。红芪属于豆科植物多序岩黄芪属，为多序岩黄芪的根，与黄芪同科不同属，两者均具有益气升阳、补血生津等功效。黄芪和红芪化学成分相似，但含量有一定的差异。有药理实验证明，在如气虚、血瘀、精亏等以自由基为诱因的相关疾病及免疫相关方面疾病的防治，红芪的效果会稍优于黄芪，故在经济条件允许的情况下可予选用。

黄教授认为，正气不足、外邪留滞是 IgA 肾病患者迁延不愈的根本原因，主要由肺脾肾之气不足，风湿热瘀等外邪侵袭上中下三焦所致。其中病在上焦者，可选用僵蚕、蝉蜕、茅根、黄芩、柴胡等疏风利咽；病在中焦者，可选用参苓白术散、资生丸、升阳益胃汤等加减运脾祛湿、补肾固肾，另可酌加苦寒燥湿解毒之品如黄芩、黄连、黄柏、蒲公英、蛇舌草、半边莲等；下焦湿热者，可选用四妙散、八正散、易黄散等加减，可加入苦参、白鲜皮、土茯苓、地锦草等清利湿热。

四

燮理虚实防传变，辨治糖尿病肾病

黄教授认为，本病是以肾虚、气阴两虚为基础，病变过程中可出现阴虚不能敛阳而致虚阳上越的阴虚阳亢证；气虚无力推动血脉和阴虚液涸皆可致血脉运行失畅，故导致肾虚血瘀的出现；日久则脾肾俱损，阴阳两虚，夹有瘀血和水湿潴留，泛溢肌肤，可出现脾肾两虚证和阳虚水泛证；进一步发展则肾阳衰败，五脏俱损，浊毒内停，而出现肾虚关格证，表现为尿少或尿闭、恶心呕吐等，病属危重。病变以肾为本，肾虚、气虚、浊毒、血瘀贯穿病程的始终。在治疗上，应根据疾病不同阶段的特点，确定其治则及处方用药。

1. 见微知著，积极防治

糖尿病是一种慢性疾病。现代研究表明，30% ～ 40% 的糖尿病患者将发展成为糖尿病肾病。黄教授认为，糖尿病肾病患者一旦出现蛋白尿，肾功能多呈进行性减退，疾病进展直至进入终末期肾病。因此，在糖尿病肾病早期即应开始积极治疗，包括生活方式干预、饮食调理、运动疗法、严格控制血糖、中医药治疗等方面。黄教授重视对糖尿病患者的早期宣教，嘱其适度进行体育锻炼，如慢跑、打太极拳等；调整生活方式，戒烟戒酒，避免熬夜；严格控制饮食，减少肥甘厚腻摄入；监测血糖，使血糖维持在目标范围内等。

清代医家陈士铎在《辨证录》中云："夫消渴之症，皆脾坏而肾败，脾坏则土不胜水，肾败则水难敌火，两者相合而病成。倘脾又不坏，肾又不败，亦无消渴之症矣。"黄教授认为，脾为后天之本，气血生化之源，脾气虚弱，水谷精微无以化生，肾精不得滋助，日久必定伤肾。因此，本病在早期多以脾肾不足，气阴两虚为主。中药的应用以辨证为前提，参考相关药物的现代药理研究。譬如补气类中药如人参、太子参、黄芪、山药、茯苓、苍术等，养阴类中药如麦冬、生地黄、天花粉、五味子、石斛等，补肾类中药如山茱萸、女贞子、黄精、桑椹、枸杞子等均有一定的降低血糖的作用。

2. 既病防变，兼顾他症

黄教授认为，糖尿病肾病的患者常因血压、血脂控制不佳，微循环血流动力学改变，或并发感染而导致疾病进展和恶化。有关研究也证实，中医药治疗糖尿病的优势并不完全表现在降低血糖的疗效上，其优势很大程度上在于糖尿病并发症的防治方面。糖尿病肾病中医病机演变的规律，初期多为阴虚燥热，可因阴虚阳亢出现高血压；渐至气阴两虚或阴阳两虚，而易受外邪侵袭并发感染；日久肾气虚衰，湿瘀内阻，脾胃运化无力，则并发血脂升高或微循环病变。临床遣方用药时，应根据患者的综合情况予以全面考虑。

现代药理研究表明，许多中药具有降压作用，如天麻、桑寄生、杜仲、淫羊藿、远志、法半夏、佛手、豨莶草、防己、猪苓、泽泻等；活血祛瘀中药能改善微血管循环，如三七、丹参、红花、当归、赤芍、桃仁、益母草、泽兰等；具有降脂作用的中药有山楂、何首乌、女贞子、大黄等；合并尿路感染时，选用黄柏、秦皮、木香、川朴等。黄教授认为，可结合临床具体情况，适当选用上述药物，以达到降压、降脂、预防感染、防治肾小球硬化的目的。

3. 燮理虚实，固肾泻浊

糖尿病肾病进展至肾功能衰竭，其病程难以逆转且进展甚速。因此，黄教授强调治病之法当求其本，兼顾其标，尤以燮理虚实为要。消渴病久，虚证更虚，实证更实，病机重点有所不同，治疗上权衡正邪主次，不可随意滋补，当兼顾祛邪。

唐容川《血证论·发渴》曰："瘀血发渴者，以津液之生，其根于肾水……有瘀血，则气为血阻，不得上升，水津因不能随气上布，是以发渴……血去则不渴矣。"久病入络，气机不利，津液敷布失常，血络瘀滞，痰浊内生，而致瘀血浊毒内蕴。黄教授认为，浊毒内蕴在肾衰病的进展中是一种因虚致实的病理现象，同时也会因实致虚，加速肾衰病进展，故应以通腑泻浊之法贯穿治疗首尾。

糖尿病肾病案

唐某，男，57岁。就诊日期：2022年2月23日。

主诉：尿液检查异常2年余，疲倦乏力1个月。

现病史：患者于2020年2月体检发现尿蛋白阳性，当时未予重视及系统治疗。2022年1月患者自觉疲倦乏力，遂至当地医院就诊，2022年1月20日当地医院查血肌酐225μmol/L，血红蛋白正常。尿常规提示：尿蛋白（+++）。泌尿系彩超：双肾、双侧输尿管、膀胱、前列腺未见明显异常。外院完善眼底检查提示糖尿病视网膜病变，既往2型糖尿病病史20余年。考虑为“慢性肾脏病4期、2型糖尿病肾病、2型糖尿病视网膜病变”。2022年2月复查尿蛋白（+++），尿蛋白肌酐比3.220g/g。遂于2022年2月23日求诊于黄教授。症见精神疲倦、乏力，口干欲饮，时有腹胀不适，恶心欲呕，怕冷，小便夹有泡沫，纳一般，眠可，大便干结。舌质淡暗，苔黄腻，脉弦数。

体格检查：血压128/79mmHg，贫血貌，心率86次/分，律齐；双肺呼吸音清，未闻及啰音；腹软，肝脾未触及；双下肢未见明显水肿。

既往史：2型糖尿病20余年、糖尿病视网膜病变；高血压10余年，既往血压最高190/95mmHg。

中医诊断：消渴肾病（脾肾气虚，湿浊瘀阻证）。

西医诊断：①2型糖尿病肾病；②2型糖尿病视网膜病变；③慢性肾脏病4期；④高血压病3级（极高危组）。

辨证分析

（1）先辨病：此患者既往20余年糖尿病病史，结合糖尿病视网膜病变，诊断为糖尿病肾病。一开始以尿蛋白阳性为主要表现，兼有肾功能衰竭。黄教授明确指出，辨病治疗也是中医固有的一种治疗方法，同辨证论治一样也是中医治疗疾病的精华之一。针对糖尿病肾病不同的侧重点，黄教授常选取相应的辨病治疗药物，如使用葛根、黄连、黄精、山茱萸、黄芪、山药、石斛、覆盆子等具有降糖作用的中药以加强血糖控制；使用淫羊藿、菟丝子，加强肾脏氧自由基的清除，保护残余肾功能；使用蒲黄、积雪草、大黄等活血化瘀排浊中药，促进毒素排出、抑制肾脏纤维化等。

（2）再辨证：黄教授认为，糖尿病肾病根据其证候特点，可有虚实夹杂偏重之不同。病之初期以气阴两虚为主，久郁化火，积热伤津，火灼损阴，耗精伤肾，甚则阴损及阳，阴阳两虚。消渴日久，常致瘀血内停，瘀血又可成为病理产物性病因，下阻肾络而致气滞血瘀证。患者有糖尿病20余年之久，初诊以疲倦乏力、口干欲饮、腹胀、恶心欲呕等脾虚不运、湿瘀内阻之象为主要表现。结合舌脉，舌质淡暗，苔黄腻，脉弦数，辨证属于脾肾气虚、湿浊瘀阻证，当以健脾补肾、祛湿降浊、活血化瘀为法。

处方：淫羊藿25g，黄芪50g，黄精15g，山药20g，干石斛20g，甘草10g，炒黄连10g，蒲黄10g，葛根50g，积雪草30g，覆盆子30g，昆布20g，藿香15g，砂仁15g（后下），大黄5g，巴戟天20g。水煎服，日1剂。

中成药：昆仙胶囊2粒，口服，每日3次。西医维持原降压、降糖方案。同时予糖尿病饮食指导，嘱其调整生活方式，进行适度体育锻炼，使血糖维持在目标范围内。

二诊：2022年3月10日。患者诉服药后疲倦、腹胀症状改善，小便泡沫减少，大便情况改善，矢气频，余症基本同前。检验结果提示：血肌酐221μmol/L，尿蛋白（+++），尿蛋白肌酐比3.202g/g。上方去藿香、砂仁，加山萸肉、菟丝子以增强补肾益精之力。

三诊：2022年3月24日。患者诉小便泡沫较前减少，口干改善，复测尿蛋白（++），尿蛋白肌酐比1.826g/g，效不更方，守方7剂。

四诊：2022年4月28日。怕冷缓解，复测血肌酐194μmol/L，尿蛋白肌酐比1.716g/g，于前方加陈皮10g以健脾燥湿和胃。

以后规律门诊复诊，均守方治疗。2022年5月31日复测尿蛋白肌酐比1.609g/g，2022年6月28日复测尿蛋白肌酐比1.602g/g，2022年8月2日复测尿蛋白肌酐比1.498g/g，尿蛋白（+），血肌酐188μmol/L。血肌酐、尿蛋白肌酐比变化趋势如图7、图8所示。

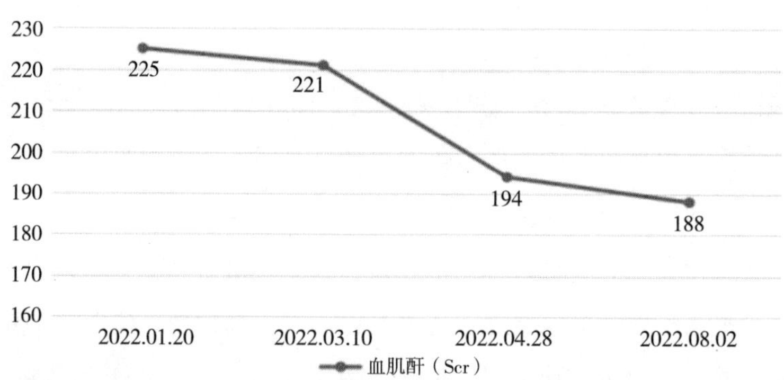

* 纵轴为血肌酐（μmol/L），横轴为检验日期。

图7 治疗过程中的血肌酐变化趋势示意图

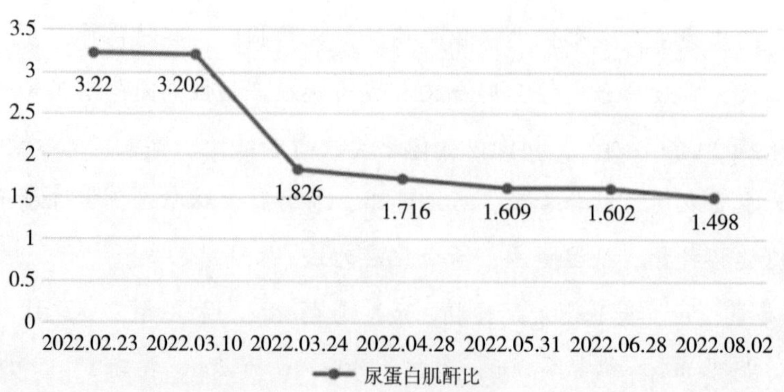

* 纵轴为尿蛋白肌酐比（g/g），横轴为检验日期。

图8 治疗过程中的尿蛋白肌酐比变化趋势示意图

按：糖尿病肾病是糖尿病最常见、最严重的微血管并发症之一，其临床特征为早期持续性的蛋白尿，部分患者可表现为尿里泡沫多，逐渐出现肾功能损害、高血压、水肿；最后病情进展至晚期，出现严重肾功能衰竭、尿毒症，需透析治疗。糖尿病肾病在古代文献中并无直接对应的中医病名，根据《圣济总录》中对“消肾”的阐述，如“消肾，小便白浊如凝脂，形体羸弱”“消渴病久肾气受伤，肾主水，肾气虚衰，气化失常，开阖不利，能为水肿”等，本病中医命名应为“消渴肾病”，但随着不同的病变阶段，根据其临床表现也可归属于中医学“水肿”“尿浊”“关格”等范畴。中药在糖尿病肾病的治疗过程中发挥巨大的优势，既能有效降压、降糖、降脂，又能延缓疾病的进展，改善某些药物治疗的不良反应。

在本病案中，患者既往有糖尿病20余年，病程日久，脾肾之气渐亏，疲倦乏力，面色萎黄，为脾肾气虚，清气不得上荣之象；腹胀不适、恶心欲呕，为中焦不运，脾胃升降失常之象；大便干结，为湿瘀内阻，传导失司之象；口干欲饮，为日久伤阴，气阴两虚所致；怕冷为阴损及阳，卫外不固之象。结合舌质淡暗、苔黄腻、脉弦数的舌脉情况，辨证为脾肾气虚、湿浊瘀阻证，治以健脾补肾、祛湿降浊、活血化瘀为法。方中淫羊藿、黄精、覆盆子补肾益精，黄芪、葛根升阳益气，山药、甘草益气健脾调中，藿香、砂仁促进脾胃运化，黄连清热燥湿，蒲黄、积雪草、大黄化瘀泄浊，昆布消痰浊，石斛养阴，巴戟天温补肾阳。诸药合用，脾肾同补，阴阳同调，使正气得复，邪有出路。后根据患者症状随症加减，配合昆仙胶囊祛湿通络，控制蛋白尿，并加强日常生活方式干预及饮食指导，取得良好疗效。

余绍源

『病与证结合』思维与脾胃病辨治

余绍源

余绍源，男，1940年3月生，广东惠州人。主任中医师，教授，博士研究生及博士后导师，广东省名老中医，享受国务院政府特殊津贴专家；第三批、第五批全国老中医药专家学术经验继承工作指导老师。曾任广州中医药大学第二临床医学院内科教研室主任、广东省中医院大内科主任。现任广东省中医药学会消化专业委员会名誉主任委员，广东省中医药学会终身理事，广东省保健行业协会第一届岭南养生文化研究促进会首席顾问。

余教授多年从事脾胃肝胆疾病的临床及科教一线工作，践行的“竭力磨砖祈作镜，诚心点石欲成金”行医座右铭，也是对中医后学者的寄语。重视临床实践，提倡中西医结合，借鉴现代医学对疾病的微观认识，归纳总结疾病的中医病机内涵，坚持“病与证结合”的中医诊疗思维，创新性地提出“辨病方药、专病专方”的治疗原则，在萎缩性胃炎的治疗上提出“专病专方”——萎胃复元汤，临床辨治上主张“崇土说”，提出“中焦如衡，调气为要”，并创立胃痞病的“调气十法”，在肝纤维化及肝硬化腹水的治疗方面提出攻（攻逐）补（健脾）兼施等重要思想，对消化系统疑难杂症的治疗有重要指导意义。

余教授研制的“胃炎清”等多种中成药临床疗效显著，已作为广东省中医院院内制剂而常规应用，深受病患欢迎。研制的胃药“胃乃安”获广东省科技进步奖。曾主持卫生部课题“胃炎清治疗Hp相关性胃炎的研究”，并获广东省中医科技进步奖；主编《中西医结合治疗内科常见病》《中西医结合内科学》《消化科专病中医临床诊治》《疑难病现代中医治疗精粹》等著作；发表科研论文30多篇。1995年获“优秀中西医结合工作者”荣誉，被广东省政府评为突出贡献专家。先后培养了研究生20余名，培养国家级师带徒弟子6名。

一

辨证论治是中医学理论体系的主要特点之一

辨证论治之精神，来源已久。“辨证”一词首见于《伤寒论・序》，“论治”一词最早见于滑寿的《读素问钞》，至明代周之干《慎斋遗书》专列“辨证施治”一篇，论曰：“见病医病，医家大忌。盖病有标本……惟见一证而能求其证之所以然，则本可识矣……本必有因，或因寒热，或因食气，或因虚实，或兼时令之旺衰，故治寒者温之，热者清之……虚者补之，再兼时令之味，而病已矣。”书中强调辨认内在的病变机制，针对病之本进行治疗。辨证论治理论于1960年载入第一版中医院校试用教材《中医内科学讲义》，其《绪论》指出：“首先在发病的原因上，可以明确内外各种致病因素，再从整体观点出发，运用四诊八纲，观察每一种病的属性、病位，以及人体虚实的情况，来综合分析患者的复杂病情，依据辨证施治的规律，确定不同的治法，灵活掌握，处理一切疾病……详述各种疾病的成因、证候及治疗原则等。每一病名下列概说、病因、辨证、治法、结语、附方等项目。”书中用六淫及寒热、虚实、气滞、痰饮等病因病机词汇作为病理分型的标题，每一类型下叙述一组相关的症状，并以其病因病机理论分析相关的症状。

辨证论治反映了“证”的时相性，同一疾病过程中由于病因、病理、发展趋势等出现不同的病机变化，即出现了不同的“证”，这时可采用不同的治疗措施和方法。辨证论治首先通过客观检查，如“望”“闻”“问”“切”，以观察人体机能与疾病斗争过程中所引起的生理病理变化所呈现的复杂多样的“症候”反映；再结合风、寒、暑、湿、燥、火六淫外邪和喜、怒、忧、思、悲、恐、惊内伤七情对生理病理的影响；在这个基础上，加以整体观的理论，从而辨别阴、阳、表、里、寒、热、虚、实、邪、正、标、本各种病证类型，总结辨证依据；最后在辨证结论的基础上，提出相应证型的治疗方法及方药，以恢复其生理常态。

以溃疡性结肠炎为例，溃疡性结肠炎（ulcerativecolitis，UC，下文简称“溃结”），是一种由遗传背景与环境因素相互作用而产生的疾病，呈慢性的炎症状态，病变呈连续性，可累及直肠、结肠的不同位置，具体病因尚不明确，临床以发作、缓解和复发交替为特点，是消化系统常见的疑难病。溃疡性结肠炎以反复发作的腹痛、腹泻、黏液脓血便、里急后重为主要症状，部分患者可伴有发热、贫血、体重减轻等全身症状，属于中医学"腹痛""泄泻""痢疾""大瘕泄"的范畴。中医治疗溃疡性结肠炎有一定优势，以辨证论治为特色，因此对溃疡性结肠炎的辨证是临床治疗的前提。辨证论治的要点，包括病因病机的辨证，素体脾气虚弱是溃结的发病基础，感受外邪、饮食不节、情志失调、劳倦过度等是主要的病因及诱因。湿热蕴肠，气滞络瘀为基本病机，脾虚失健为主要发病基础，饮食不调是溃结主要发病诱因。结合八纲辨证、脏腑辨证、卫气营血辨证等方法，本病多为本虚标实之证，活动期以标实为主，主要是湿热蕴肠，气血不调；缓解期属本虚标实，主要为正虚邪恋，运化失健，且本虚多呈脾虚，也有兼肾虚者。溃结临床以正虚邪恋、虚实夹杂证多见，治疗总以扶正祛邪、标本兼顾为原则，同时应注意分清虚实、寒热、标本、缓急。一般初期或急性发作期，以标实为主，多为湿热蕴结；治宜重在祛邪，以清热燥湿、行气调血为主。慢性期或恢复期，多为脾肾亏虚或肝脾不调，治宜补益脾肾、固肠止泻，或抑肝健脾。中国溃疡性结肠炎中医诊疗共识意见将其分为大肠湿热证、热毒炽盛证、脾虚湿蕴证、寒热错杂证、脾肾阳虚证等5个主要证型：大肠湿热证，予芍药汤加减以清热化湿，调气行血；热毒炽盛证，予白头翁汤加减以清热祛湿，凉血解毒；脾虚湿蕴证，予参苓白术散加减以健脾益气，化湿助运；寒热错杂证，予乌梅丸加减以温中补虚，清热化湿；脾肾阳虚证，予理中汤合四神丸加减以健脾补肾，温阳化湿等。

辨证论治是中医治病的核心要素，唯有在正确辨证论治的基础上，才能准确抓主疾病在不同阶段的病机变化，从而不断完善治疗过程中的理法方药，实现"人－病－证"的有机结合。辨证论治具有整体性、动态性等特点，综合性主要体现在从多维度、多层次进行综合辨治，临证中需考虑患者的病因、病机、病性、病位、证候、脉象及体质等因素，准确寻找辨治切合点，对应不同诊治维度，精准定位、立法处方，化繁为简、便捷施治；针对性则主要体现在根据疾病或人体发病特点而采用不同的治疗思路与方法，具体表现为全面综合疾病和患者的临床资料，同病异治、异病同治。

溃疡性结肠炎案

谢某，女，30岁。就诊时间：2022年4月27日。门诊号：91375544。

病史概要：患者因"反复腹泻便血1年余"就诊。既往曾在外院住院，先后行维得利珠单抗、乌司奴单抗治疗，症状未见好转。2022年2月17日外院肠镜：溃疡性结肠炎（待病理，Mayo评分：3分）；病理：①降结肠：结肠黏膜组织见较多淋巴细胞、浆细胞、中性粒细胞浸润，并见隐窝炎及少许腺体稍扭曲，符合慢性活动性炎；②直肠黏膜局灶糜烂，并见炎性渗出及坏死物质，伴炎性肉芽组织形成，黏膜内见较多淋巴细胞、浆细胞、中性粒细胞浸润，炎症分布均匀伴腺体减少，并见隐窝炎，符合慢性活动性炎。综上所述，病变形态上符合溃疡性结肠炎，请结合临床、内镜及影像学综合考虑。

中医诊断：痢疾（热毒炽盛兼阴血亏虚）。

西医诊断：溃疡性结肠炎（慢性复发型溃疡性结肠炎急性发作期）。

四诊资料：平素腹泻反复，近1个月大便次数增多，1天5次，便质稀烂夹暗红色脓血，便前腹痛，便后缓解，伴有里急后重感；口干口苦，胃纳欠佳，形体消瘦，月经量少，睡眠欠佳，烦躁梦多。舌淡红，苔黄燥，脉沉细。

辨证分析

（1）先辨虚实、辨寒热：结合病史及症状，患者病情复杂，病史1年之久，形体消瘦，月经量少，阴血已亏，但见脓血便、量多次频，故为虚实夹杂；患者为慢性复发型溃疡性结肠炎急性发作期，虽病程较久，阴血暗耗，见形体消瘦、月经量少、口干失眠为虚火内炽之表现，但又见便下脓血、里急后重、口干口苦、烦躁、苔黄燥等热灼肠络之象，故为热毒炽盛兼阴血亏虚证。

（2）再辨方证：阴血亏虚兼热毒炽盛，方以白头翁汤合驻车丸加减。

处方：黄连10g，黄柏10g，诃子15g，地榆15g，槐花15g，侧柏叶15g，荆芥炭10g，三七粉3g（冲服），生地黄30g，当归炭10g，阿胶10g（烊服），14剂。

药后反馈：患者服药14剂后，大便次数较前减少，1天4次，便质稀烂，夹有白色黏液及鲜血，便前少许腹部胀痛不适，便后缓解，口苦无口干，舌偏红，苔薄黄，脉沉细。予前方去生地黄，加白头翁15g。14剂继服后，患者病情仍保持稳定，加山药增强健脾之功，中医辨证施治4个月，病情未再反复。

按：溃疡性结肠炎中医分型目前虽有中医共识，但仍缺乏统一标准，且大多数患者在临床上不止表现为1个证型，而是2个或2个以上的证型混合，虚实夹杂，寒热错杂，因此不能单独按照某一个证型来治疗，必须辨证论治，随症加减，才能达到较好的临床疗效。根据该患者的临床表现及病程长、易复发的特点，认为将本病归属中医“痢疾”（久痢）较为合适。随着病情演变，溃疡性结肠炎可出现虚实、寒热、气血的病机转化。该患者病情缠绵难愈，反复发作，出现阴血虚损之象，可见形体消瘦、月经量少、舌质淡红、脉沉细，此类症状皆属于虚证、热证的范畴；阴虚日久，化火酿毒，正如张景岳所云：“痢疾之病……酷热之毒蓄积为痢。”热毒炽盛，入营动血，表现为便下脓血、里急后重、口干口苦、烦躁、苔黄燥。此类症状皆属于实证、热证的范畴，故为本虚标实，阴血亏虚兼热毒炽盛，但实热证交虚热重，治以清热祛湿、凉血解毒、滋阴清肠为法，方以白头翁汤合驻车丸加减。溃疡性结肠炎病情反复迁延，邪气留恋，正气衰微，收涩过早，不能给邪以出路，导致闭门留寇（邪），则邪壅肠腑，转为慢性痢疾，或者发作与缓解交替的休息痢。辨证论治，随症加减是溃疡性结肠炎的辨治原则，决定了中医治疗溃疡性结肠炎的疗效。

二

掌握辨证论治，实现异病同治

异病同治是中医理论中独有的治疗大法，是中医诊疗特色辨证论治的具体体现。中医理论认为人体是一个整体，在外的证候可以反映在内的疾病，不同的疾病如果发病机理相同，则可以辨为同一证候，在治疗上也可以用同样的方法，这就是所谓的“异病同治”。

“异病同治”一词最早出现在清代陈士铎的《石室秘录》中：“同治者，同是一方而同治数病也。”这一治疗方法在《黄帝内经》中虽无明确文字表述，但与“同病异治”相对，亦体现了这种思想。张仲景在《伤寒论》中也没有明确提出“异病同治”，但其在病证结合的理、法、方、药运用上充分体现了“异病同治”精神，尤其在《金匮要略》中更是如此。《百合狐惑阴阳毒病证治第三》曰：“病者脉数，无热，微烦，默默但欲卧，汗出，初得之三四日，目赤如鸠眼，七八日，目四眦黑。若能食者，脓已成也，赤小豆当归散主之。”《惊悸吐衄下血胸满瘀血病脉证并治第十六》曰：“下血，先血后便，此近血也，赤小豆当归散主之。”此二病虽然病因、病名、病症不同，但病机相同，均为热蓄血分、湿毒不化，所以同用赤小豆当归散渗湿清热、解毒排脓、活血化瘀。这体现了中医治病的灵活性，更彰显了“异病同治”的魅力。

“异病同治”即表示对发病机制相同的不同疾病采用同一种治疗方法救治，这一理论基础就是“证同治亦同”，而证则是最终选择治疗方法的关键点。证是指某一疾病达到某个阶段所产生的特征和症状，由此类症状可以窥见疾病的一些病因、病性、病机及病势，也可以将“证”作为划分生命活动状态的重要依据。疾病症状即是对此阶段该疾病状态的显示。比如亚健康患者肝胆湿热的疾病，即表示患者临床症状为肝胆湿热。气虚证出现于多种疾病的某一阶段中，同时也是亚健康疾病主要症状。因此，根据这一情况，利用“异病同治”方式在中医辨证论治的基础上对其进行治疗，即可取得满意效果，这在中医基础理论研究中至关重要。正如清代的陈士铎在《石室秘录》中说明：“同经者，同是一方而同治数病也。如四物汤可治吐血，又可治下血；逍遥散可治木郁，又可治数种郁；六君子汤可治饮食之伤，又可治痃气之积。”

病证结合主要为中医学特色，其可多方面考量疾病机理情况，从而找出最适合的治疗方式。不同的疾病有相同的病理机制，或是发展到某个病理阶段而出现相同的病机证候，可以用相同的治则和方药来调控。余教授常以同一方药治疗数种疾病而获良效，如滋水清肝饮有滋肾清肝之功，可加减应用于脾胃病及内科杂病，如食道炎、慢性浅表性胃炎、慢性胆囊炎、更年期综合征、痤疮等都有较好的疗效。又如出自《脾胃论》的补中益气汤，具有补中益气、升阳举陷之功效，主治脾虚气陷证。凡临床出现饮食减少、体倦肢软、少气懒言、面色萎黄、大便稀溏、舌淡脉虚等症状，通过辨证属于中气下陷所致的不同疾病如泄泻、脱肛、内脏下垂、重症肌无力、妊娠及产后癃闭、胎动不安、月经过多、慢性盆腔炎性病变、眼睑下垂、麻痹性斜视、多汗症等，都可用补中益气汤出入加以治疗。这些都体现了中医辨证论治、异病同治的原则透过表象分析出各种疾病的共同病机，抓住问题本质，不同的疾病采用同法同方治疗。可见，异病同治丰富了辨证论治的内涵，也展示了中医学卓越的治疗思想，在中医基础理论中占有重要的地位，必须正确理解和把握。

滋水清肝饮治案1

谢某，女，48岁。就诊时间：2006年8月20日。

病史概要：患者近半年月经稀发，伴烘热感，反复于门诊中药调理，均未见效果，故求诊余教授。

中医诊断：绝情前后诸症（肾精不足兼肝郁化火）。

西医诊断：更年期综合征。

四诊资料：半年来自觉潮热，面红，时有微汗，眠差，多梦，口干口苦，月经3个月未至（末次月经5月16日），烦躁易怒，偶有头晕，舌红，苔薄黄，脉细数。

辨证分析

（1）先辨虚实、寒热：结合病史及症状，患者病史有半年之久，月经稀发，肾水亏虚，但见面红舌红、口苦、苔薄黄，故为虚热证，肾精不足兼肝郁化火。

（2）再辨方证：肾精不足兼肝郁化火，方以滋水清肝饮加减。

处方：熟地黄15g，山药15g，山茱萸15g，牡丹皮15g，泽泻15g，茯苓15g，柴胡10g，白芍15g，当归10g，栀子10g，酸枣仁15g，旱莲草15g，知母15g，浮小麦30g，7剂。

药后反馈：二诊时潮热、汗出、口干明显减轻，睡眠仍欠佳，心烦多梦。守方去知母、浮小麦，加合欢皮15g，龙齿30g（先煎）。7剂，每天1剂，早晚分服。三诊时睡眠改善，再以滋养肝肾调理月余而愈，月经恢复正常。

滋水清肝饮治案2

黄某，男，48岁。就诊时间：2005年11月3日。

病史概要：患者有慢性肝炎史10年，近1年来肝功能异常，服用护肝降酶药稍减，停药后反复，谷丙转氨酶（ALT）波动在60～120U/L。

中医诊断：胁痛（阴虚火旺）。

西医诊断：慢性乙型肝炎。

四诊资料：自觉右胁部不适，情绪抑郁，乏力，口干微苦，眠差，大便干结，胃纳一般，舌红少苔，脉细弦。

辨证分析

（1）先辨虚实、寒热：结合病史及症状，患者病史1年之久，以胁痛为主，但口干、便干、舌红、苔少、脉细，故为虚证，属阴虚火旺证。

（2）再辨方证：阴虚火旺，方以滋水清肝饮加减。

处方：熟地黄15g，山药15g，山茱萸15g，牡丹皮15g，泽泻15g，茯苓15g，柴胡10g，白芍15g，当归10g，栀子10g，酸枣仁15g，川楝子15g，虎杖30g，白背叶根30g，珍珠草30g，14剂。

药后反馈：二诊时胁痛口干减轻，大便顺畅，睡眠改善。守方去虎杖、川楝子，又服14剂。三诊时诸症消失，饮食、睡眠好转，精神佳，复查肝功能在正常范围，随访1年无复发。

按：余教授善用滋水清肝饮治疗脾胃病及内科杂病，滋水清肝饮由六味地黄汤合丹栀逍遥散（熟地黄、山药、山茱萸、牡丹皮、泽泻、茯苓、柴胡、白芍、当归、栀子、酸枣仁）组成。具有滋肾清肝功效，用于治疗肾水不足，肝郁化火证。肾阴不足致肝失所养，疏泄失常，肝郁气滞，故以六味地黄汤滋养肾阴，以丹栀逍遥散清肝疏肝。病因为肾阴虚，但病变在肝脏，故临床表现为肝郁化火，症见烦躁易怒、失眠多梦、胁痛口干、舌红、苔黄、脉弦同时兼有眩晕耳鸣、少苔或无苔、脉细之阴精不足证。余教授认为，运用本方既要抓病因病机，又要灵活变通。因病变在肝脏，方中当归必用不可弃，其既可引经报使，又有治本正源作用，配伍得当，妙用无穷。

案1为女子七七，肾气渐衰，天癸将竭，真阴亏损，阴不制阳而发为潮热、面红、汗出；阴虚火旺，则口干口苦、烦躁、失眠、多梦。故用滋水清肝饮滋肾清肝安神，加用旱莲草、知母养阴清热，浮小麦滋阴敛汗，合欢皮、龙齿疏肝安神。真阴足，虚火降，心肾相交，阴平阳秘，诸症自愈。案 2 为慢性肝炎病程长，患者多有情志不畅，疏泄失常，肝郁化火，耗伤肝阴，子病及母，终致肝肾阴虚。治宜滋肾养肝，清肝疏肝。方用滋水清肝饮滋肾养肝；加川楝子疏肝行气；白背叶根、珍珠草清热解毒；虎杖清热通便。全方补而不腻，疏肝而不伤阴，使肝脏功能逐渐恢复而临床治愈。

辨证论治是中医学认识疾病和诊治疾病的基本原则，是中医理论体系及其临床实践的主要特色。辨证论治作为中医理论体系的核心，是联系中医基础理论与中医临床实践的重要桥梁。从以上两个案例可以看出，虽然案例 1 诊为绝经前后诸证，案例 2 诊为胁痛，但它们在病程中都出现了肾精不足、肝郁化火这一共同的病机。只要精准把握辨证论治，以滋肾清肝为治则，均获得良好临床疗效，验证了中医“异病同治”理论的科学性、有效性及对临床的指导意义。

但“异病同治”并非无论什么病，只要“证”相同，就可以同治。相反，“异病同治”的“病”是有条件的。中医并不是可以忽略病，片面地认为无论什么病，只要证同就可以治同。随着病症结合认识的加深，余教授认为只有将辨病与辨证相结合，异病同治才更科学，临床效果也会更好。

三

辨病先于辨证，辨病是辨证的前提与基础

西医学诊治过程中，强调疾病诊断的明确。西医学对病的诊断，即病的确定，一般是通过病史、体格检查、实验室检查及影像等进行综合分析。这些诊断往往建立在病因、病理解剖、病理生理等方面，一般先找出疾病的部位，病变器官，所属系统如呼吸系统、心血管系统、消化系统等；然后确定病理属性，如支气管扩张、冠状动脉硬化性心脏病、肝硬化、甲状腺功能亢进症等。由病原体引发的疾病则需找出病原体，如伤寒、细菌性痢疾、病毒性肝炎等。或根据病理、实验室、影像学结果予以确诊，如胃癌、胆结石、心肌梗死、脑出血或梗死等。因此，诊断的确定是西医学临床的首要问题，只有明确了“病”，才能进行治疗。

与中医学相比较，西医学对疾病诊断方面，没有“证”这一辨治要求，中医的诊治模式过分强调“辨证”，忽略了“辨病”。纵观中医学术发展，辨病论治早于辨证论治。中医学对疾病本质的认识，最早是确定病种并赋于病名。远在商周时期的甲骨文中，就有以部位命病名的描述，如疾首、疾目、疾腹、龋等。长沙马王堆出土的中医典籍《五十二病方》中详细记载的痫、癫疾、骨疽等 52 种疾病均为“辨病”用药。其后，中医学奠基之作《黄帝内经》中所载的病名则有 100 余种，其中更出现了讨论疟、痹、痿、咳等疾病治疗的专篇，而其仅有的 13 个方剂也是针对疾病而设，如鸡矢醴治疗鼓胀、生铁落饮治疗狂证、兰草汤治疗脾瘅、左角发酒治疗尸厥、半夏秫米汤治疗失眠等。

由于时代的局限，中医学对疾病的认识比较粗浅，对疾病的命名也相对混乱，以症状、病机、病因命名的现象普遍存在，以至于同一疾病可以有多个病名。随着经验的积累及对疾病认识的加深，中医辨病论治的诊治模式也得到相应的发展。中医认为，疾病是致病邪气作用于人体，人体正气与之抗争而引起机体组织功能障碍的一个生命过程，反映某种疾病全过程的总体属性、特征和规律。在中医学理论中，每一种病都应有特定的病机或病理，如咳嗽的“肺失宣肃”、哮病的“伏痰”夙根、胸痹的“阳微阴弦”、消渴的“阴虚燥热”等。即便是创辨证论治模式的《伤寒杂病论》，每章开篇必是先有“辨 ×× 病”，然后才是按“脉证

并治"，可见辨病自古就是辨证的前提与基础。

以急性胰腺炎为例。胰腺的急性炎症过程，在不同程度上波及邻近组织和其他脏器系统，临床表现为往来寒热、腹痛，甚则上腹部硬满拒按。中医学对胰腺炎发病及治疗具有深远且独到的见解，以经典原文为证：①按之心下满痛者，此为实也，当下之，宜大柴胡汤(《金匮要略·腹满寒疝宿食病脉证治》)。②《伤寒论·辨太阳病脉证并治中》第103条：太阳病，过经十余日，反二三下之，后四五日，柴胡证仍在者，先与小柴胡。呕不止，心下急，郁郁微烦者，为未解也，与大柴胡汤，下之则愈。③《伤寒论·辨太阳病脉证并治下》第136条：伤寒十余日，热结在里，往来寒热者，与大柴胡汤。④《伤寒论·辨太阳病脉证并治下》第165条：伤寒发热，汗出不解，心中痞硬，呕吐而下利者，大柴胡汤主之。提示急性胰腺炎核心的主要病因病机、症状体征大致相似，是典型的少阳与阳明合病，因而治则也基本相同。邪热未出少阳，胆经之气失畅，故往来寒热、胁肋苦满；邪气深入，热结而成里结之实证，大便秘结，苔黄。经临床实践，凡急性胰腺炎大都使用大柴胡汤治之。出现"呕不止，心下急、郁郁微烦"，是少阳邪气未解，邪入阳明之腑化热成实所致，虽内有里实，但外却非太阳表证，故治法上虽病在少阳，本应禁用下法，但在兼有阳明腑实的情况下，就必须和解、泻下并用。既不单独用小柴胡汤，也不单独用承气汤，应当用大柴胡汤。因小柴胡汤为和解少阳之主方，大柴胡汤取小柴胡汤去人参、甘草，合解阳明之热的大黄、枳实、芍药而成，也即小柴胡汤与小承气汤两方加减而成。而西医认为胆源性胰腺炎，都是"胆胰合病"，与中医学理论契合。近来就有医家提出胰腺类为少阳，因胰腺所产生的胰液与少阳胆所产生的胆汁共同消化食物，且胰管与少阳胆的胆总管共同开口于十二指肠大乳头，认为胰腺与少阳在生理上息息相关，在病机上胰酶激活与少阳郁火内灼的病机演变类似。因此，认为急性胰腺炎的病机为少阳阳明合病，即饮食不节或胆热犯胃，而致邪热郁于胆腑，阻于中焦，进而脾胃运化失调；或与痰湿互结，郁而化热；或与燥屎互结，久则瘀、毒内生，阻滞中焦，"腑气不通，不通则痛"，而致腹胀、上腹痛、恶心呕吐、发热等症。六腑"以通为用，以降为顺"，故其治疗当从少阳阳明合病入手，并应贯穿疾病全程。急性期治以和解少阳，通腑泄热，化瘀止痛。药理学研究也证实大柴胡汤有保肝、利胆、抗炎作用。

疾病以症状和证候为基础，针对疾病形成的病理本质的治疗为治病求本。首创六经辨证体系的张仲景也强调辨病，对疾病进行整体的辨识。即以疾病为对象，将疾病最初侵犯肌表，到逐渐入里，正气渐虚，最终形成死证的全过程用六经统筹起来。体系的构建，使得疾病的全貌得以窥视、疾病的演变可以预估。经方运用于治疗疾病时有法可循，能够落实到疾病的不同时期。如病在太阳以麻黄、桂枝类方，病在少阴以四逆汤类方，体现出疾病的不同时期的核心病机，且据此选方有异。诚如清代徐灵胎在《医学源流论》中所言："欲治病者，必先识病之名。能识病之名，而后求其病之所由生。知其所由生，又当辨其生之因各不同，而症状所由异。然后考虑其治之法，一病必有主方，一方必有主药。"

运用经方辨病论治急性胰腺炎案

吴某，男，61岁。就诊时间：2019年4月17日。住院号：8072977。

病史概要：患者因"腹痛6天"入院。既往有瘢痕性幽门梗阻、胃潴留等病史。患者6天前因饮食油腻后出现上腹部隐痛，部位以中上腹为主，伴恶心欲呕；后出现发热，患者未测体温，时有反酸嗳气，无肩背放射痛。曾至我院门诊就诊，门诊医师予护胃止痛等治疗未见明显好转。昨日患者上腹部隐痛加重，伴发热，最高体温达38.8℃，遂至我院急诊。查降钙素原0.18ng/mL，超敏C反应蛋白（hsCRP）119.17mg/L；胰腺炎2项：脂肪酶（LIP）173U/L，血清淀粉酶（AMY）496U/L。上腹部CT符合急性胰腺炎，胰腺体局部坏死；胃体、胃底胃壁增厚，胃小弯侧见数个软组织密度结节影。建议进一步检查。急诊考虑急性胰腺炎，收入脾胃病科进一步治疗。

中医诊断：腹痛（少阳阳明合病）。

西医诊断：急性胰腺炎；瘢痕性幽门梗阻。

四诊资料：上腹部隐痛，以中上腹为主，恶心呕吐，咽干口苦，胃纳欠佳，暂无发热恶寒，时有反酸嗳气，无腰背放射痛，无转移性右下腹痛，无身目黄染；大便二日一行，色黄成形，质干，欠通畅。舌红，苔黄腻，脉弦滑。

辨病分析

（1）先辨病证：患者腹痛不适、纳差、口苦、咽干，属少阳证；大便硬结、脉弦滑是阳明郁热之象，故六经辨证属少阳阳明合病。

（2）再辨方药：以大柴胡汤加减。

处方：柴胡15g，大黄10g（后下），枳实15g，黄芩15g，法半夏10g，郁金15g，延胡索（醋延胡）15g，木香10g（后下），厚朴15g，甘草5g，茯苓15g，陈皮5g。2剂，日1剂，水煎服，少量多次频服。

药后反馈：患者服药2剂后，上腹痛明显减轻，无恶心欲吐，无发热恶寒，口苦咽干减轻，胃纳一般；大便1天2次，质软通畅。舌红，苔薄黄，脉弦滑。2019年4月24日复查胰腺炎2项：LIP 56.0U/L，AMY 288.0U/L。守方续服7剂，病情未再反复。

按：急性胰腺炎的发病病因、症状体征大致相似，治则亦基本相同，因而可从辨病论治入手，给予专病专方专药。徐灵胎《医学源流论》指出：“欲治病者，必先识病之名……一病必有主方，一病必有主药。”说明不同疾病可有自己的专方专药治疗。专病专方，如少阳病用小柴胡汤，百合病用百合类方，肠痈用大黄牡丹皮汤或薏苡附子败酱散，郁病用逍遥散，脏躁用甘麦大枣汤，蛔厥用乌梅丸等。专病专药，如海藻、昆布软坚散结；水银、硫黄疗疥疾；常山、青蒿截疟；黄连、鸦胆子治痢等。少阳阳明合病用大柴胡汤，具有和解少阳、内泻热结功效。柴胡透泻少阳之邪，与黄芩和解清热；方中大黄的量最小，枳实与少量大黄以内泻阳明之热结；半夏与生姜和胃降逆；芍药柔肝缓解止痛；大枣调和肝脾。少阳病禁下，本方不仅不悖少阳的禁下原则，又和解少阳，内泻热结，得以表里双解。故《医方集解》提到“少阳固不可下，然兼阳明腑证则当下”，以宣展枢机、疏利三焦、调达上下、和畅气机、通腑泄热为法。通过临床实践，体验到本病在治疗过程中，大便畅通与否对病势的转化有密切的关系，对病情的改善起着关键的作用。如大便通畅，则病情好转，症状减轻。若大便不通或通而复秘，则诸症加重，病情转恶。因此，对本病的治疗，清热通便是为主法，保持大便通畅，自始至终不可忽视。

四

把握现代辨病与中医辨证长短，中西并重

辨证论治作为一种中医临床体系，其优势在中医临床的灵活性、个体化、精准性和有效性上。但辨证论治在当前临床应用中主要存在四个短板：第一，由于四诊本身的局限性，导致辨证信息采集的主观性高；第二，教科书式的辨病加辨证分型论治容易导致辨证的教条化倾向，使临证失去思维的活跃性；第三，四诊症状的辨证分类提纲，会导致一些更重要、更能反映身体最主要矛盾的症状或脉象被忽视；第四，平面化判断四诊信息，会导致病证的主次缓急分不清。

辨病是指辨明疾病的西医诊断，这与以前所说的辨病不相同。近年来，由于基础理论的发展和现代生物学、物理化学等在医学领域中的广泛应用，使许多疾病无论在病因和发病机理方面，在检查和诊断、治疗方面，都有了很大提高及发展。现代社会科技发达，大多时候可以把现代医学角度的“病”查得一清二楚。而临床解决当下问题要靠辨证，辨证论治也是中医的强大优势。只是局限于辨证论治就很容易只把眼光局限于中医之病，即症状。眼下的症状也许很容易通过辨证论治得到解决，但忽略了治疗疾病最根本的方法。正如国医大师李今庸所说：“如果只是在西医病名、病理、治疗的下面规定几个中医的证型和方药的做法是没有多大意义的，甚至还是有害处的。”

所以中医的发展也要向西医学习，不要囿于四诊，要使用现代科技的检查和检验手段，同时对于现代医学疾病要有相应的中医认识，对其病机辨识必须入细。病因病机是疾病的核心，辨病治疗，即是在辨认病因病机后，围绕具体的病因病机进行立法处方的治疗过程。在辨病治疗中，病证是辨认病因病机的依据，辨病治疗是“辨证求机，审机论治”的过程。病因病机是治疗的对象，治疗方法必须“谨守病机，各司其属”。针对病因病机，《内经》提出了许多治疗方法，如“其在皮者，汗而发之；其慓悍者，按而收之；其实者，散而泻之。审其阴阳，以别柔刚，阳病治阴，阴病治阳。”“必先度其形之肥瘦，以调其气之虚实，实则泻之，虚则补之。”“寒者热之，热者寒之，微者逆之，甚者从之，坚者削之，客者除之，劳者

温之，结者散之，留者攻之，燥者濡之，急者缓之，散者收之，损者温之……”

以十二指肠淤积症为例。十二指肠淤积症又称肠系膜上动脉综合征，是因先天肠系膜上动脉解剖部位异常，或因内脏下垂，腹壁松弛，肠系膜向下牵引，致使肠系膜上动脉压迫十二指肠水平部，十二指肠阻塞，近阻塞的上部扩张，食糜滞留。临床分为急性和慢性两种，慢性是临床上最常见的类型。主要临床表现是脘腹撑胀，疼痛、呕吐，进食后加重，疼痛部位多在脐上或脐周，病程长者可出现营养不良。此症的主要病变是饮食物壅滞十二指肠而不下，导致脘腹撑胀、疼痛、嗳气、纳呆食减、恶心呕吐；日久化热，还可出现口干、烧心、大便秘结等。发生此病的患者多数劳倦伤脾，中气不足，形体消瘦，懒于语言，恶食便溏。十二指肠淤积症相当于中医“胃缓”一病，胃缓一词的关键在一个“缓”字上，缓字在《内经》中与“急”字相对，主要包含有两种意义：一是表示松、舒，与紧、缩相对，如《灵枢・本脏》云：“五脏者，固有小大高下坚脆端正偏倾者，六腑亦有小大长短厚薄结直缓急。”《灵枢・口问》云：“饮食者皆入于胃，胃中有热则虫动，虫动则胃缓，胃缓则廉泉开，故涎下。”上述语句中的“缓”字，皆表示松、舒之义。缓字的另一个含义是表示慢、迟，与快、速相对，如《灵枢・邪气脏腑病形》云：“调其脉之缓急小大滑涩，而病变定矣。”《素问・至真要大论》云：“气有多少，病有盛衰，治有缓急。”上述语句中的“缓”字，皆表示慢、迟之义。综合上述缓字的两种含义，可推理出胃缓一词亦应有两种含义：一是表示胃腑（壁）松弛；二是表示胃降（排空）延缓。现代医学研究已证实：腹壁松弛，肠系膜向下牵引，必然引起十二指肠阻塞，排空延缓，这提示胃缓的两个含义之间有必然的因果关系。《圣济总录》列胃门专述胃系病，其中“胃气虚冷，腹胀食减，四肢少力”概括了其基本病机。中医理论认为是气虚下陷，升举无力，致肠系膜上动脉下垂，肠系膜上动脉夹角变窄，治疗应补中益气。这类患者如能坚持用补中益气之法治疗，大多能恢复正常。

辨病论治对于那些既是临床较为常见，又较易忽略，容易出现误诊、漏诊的疾病，有着重要的指导意义。特别对于部分疑难病例或经治疗后反复发作，久治不愈者，显然开辟了一条新的治疗途径。因此，就要求每一位临床医师，不但要具有坚实中医理论基础，同时应用过硬的西医知识；既要明确疾病的西医诊断，又不受其所拘，辨认其中医病因病机后，围绕具体的病因病机进行立法处方，提高疗效。

运用时方辨病论治十二指肠淤积症案

黄某，女，64 岁。就诊时间：2020 年 4 月 7 日。住院号：8066210。

病史概要：患者因“反复胃脘部胀满30余年”住院。缘患者30余年前开始出现胃脘部胀满，进食后加重，活动后稍缓解，时有嗳气，无恶心欲吐，无腹痛腹泻，多次胃镜检查提示慢性胃炎（报告未见）。患者长期门诊用中药调理，症状时有反复。1个多月前胃脘部胀满加重，自服胃药（具体不详）后症状缓解不明显，现患者为求进一步系统诊治收入我科。近4个月体重减轻10kg。入院后，完善上消化道钡餐，示胃下垂并慢性胃炎、十二指肠水平段淤积综合征改变。

中医诊断：胃痞；胃缓（中气下陷）。

西医诊断：十二指肠淤积症；胃下垂。

四诊资料：上腹部胀满，进食后加重，无嗳气反酸，无烧心感，无恶心呕吐，无腹痛腹泻，无发热恶寒，纳眠差，疲倦乏力，小便调，大便1天1次、质烂。舌淡嫩，苔薄白，脉沉细弱。

辨证分析

（1）先辨疾病：患者上腹胀满不适，属于中医“胃痞”范畴，《灵枢·本脏》中称之为“胃下”“胃缓”。

（2）再辨证型方药：本病基本病机为中气不足，不能升举所致。患者精神疲乏、餐后胀满、形体消瘦、舌淡嫩、苔薄白、脉沉细符合脾胃气虚，中气下陷之表现。方以补中益气汤加减。

处方：黄芪30g，党参10g，当归10g，陈皮10g，升麻10g，柴胡10g，白术10g，炙甘草10g，木香10g（后下），厚朴10g，合欢皮10g，7剂，日1剂，水煎服。

药后反馈：患者服药7剂后，上腹胀满较前减轻，无恶心欲吐，无发热恶寒，无口干口苦，胃纳一般，二便正常，睡眠改善。守方续服2年，并嘱患者采取餐后平卧、右侧卧甚至膝胸位卧以减轻餐后腹胀。患者坚持中药调理，病情好转，体重从45kg增长至50kg。

按：患者同时合并胃下垂及十二指肠淤积症，病位均在胃，与脾脏密切相关。脾胃乃人体生、长、化、收、藏之源泉，为“后天之本”“气血生化之源”，二者同属中焦，互为表里。脾主运化，输布水谷精微，以充养全身；胃主受纳腐熟，消磨水谷以下传小肠，脾升胃降，共同完成对水谷的消化、吸收和输布。但由于禀赋薄弱，长期饮食失宜，或七情内伤、劳倦过度，或年老体衰诸因，导致脾胃气虚，“后天之本”生化乏源，脾升胃降功能失常，二者升降相依，脾气不升则胃气不降，宿食痰饮滞留中焦。胃体既已失濡养又负担过重，长此以往胃体不支而致下垂，肠系膜上动脉下垂，十二指肠淤积不畅。故本病基本病机为脾胃气虚，肌肉不丰，日久则形神失养。治法当以补中益气、升阳举陷，以补中益气汤加减。方中柴胡、升麻甘温升阳气之陷，散阳气之郁，助阳气之用，有恢复气机之功。黄芪、人参、炙甘草和白术顾中焦之虚，使阳气生化有源，气机升清有用。陈皮、当归理气和血。李东垣立方遵从于理，方从理出，理显于方，精妙绝伦。

有部分医家认为十二指肠淤积症的病机为肝胃不和，肝气犯胃，因患者常常主观感觉较重，病情甚者波及学习、工作、生活，严重影响生活质量。其实，以焦虑为主的精神障碍是十二指肠淤积症、胃下垂患者的常见问题，其原因主要与该病的诊断周期过长、疾病诊断率低、症状缓解率低及生活质量差有关。总体来看，十二指肠淤积症、胃下垂的焦虑主要属于疾病后精神障碍，与疾病本身的发生机制相关性不大，即肝胃不和仅为病后暂时之证，短期使用疏肝和胃之药可奏效，后期仍需回归补中益气、升阳举陷之法。

辨病论治是强调从中医理论角度认识和把握疾病的本质性病机，在此基础上，或辨证施治，或专病专方，临床才能取得满意疗效。十二指肠淤积症需要长期服药，把握正确的病机后，才不会因暂时的取效不捷，怀疑药不对证而频频改方，使功亏一篑。辨病论治具有容易掌握、运用方便、疗效确切、易于重复、不受中医证型欠缺规范化与标准化的困扰等优点。大量以固定成方或中成药治疗某专病的临床试验及实践，其实都是对中医辨病论治功用的“默认”。从中医对疾病的认知程度看，辨病比辨证更加全面，是对某一疾病不同阶段证型加以综合分析，掌握其内在的规律，进行高度概括，得出普遍性的结论，并为指导该疾病的治疗提供理论支持。

辨病治疗包含四个相互对应的环节，即病证、病机、治法、方药。要想提高辨病论治的疗效，关键在于医家对病机的认识。从病机十九条原文中可以看出，病机包含了病因的内容。即在辨认病因病机的基础上，再确定治法，最后补充方药内容，这便是辨病论治的基本模式。运用辨病治疗模式诊治疾病，医生不仅要具有扎实的理论基础和临床功底，系统掌握藏象、经络、气血津液、阴阳五行、病因病机等学说内容，还要具备驾驭这些理论知识的能力。辨病治疗的四个环节，每一个环节都必须正确判断，这样才能保障最终的治疗效果。

五

探索中医专病专方，引领未来学科发展

随着中医现代化发展和中西医结合的不断推进，西医辨病论治与中医辨证论治相结合的病证结合模式已成为目前中国中医界最为普遍应用的诊疗模式。这种诊疗模式是在对疾病作出确切的现代医学诊断后，按照中医辨证论治的原则确定为符合临床实际的某个证型，在此基础上遣药组方，并且逐步建立了在这一模式基础上的临床疗效评价方法与标准。这一模式看似中西医结合，实则存在较多弊端：在思维上，直接影响了应用中医学理论方法对疾病发生、发展、变化的规律性认识，难以从中医病因、病机的理论去把握疾病的转归，影响了中医学的疾病认识能力和水平的提高。事实上，如果没有对疾病中医病因病机的总体认识，仅仅限于在西医疾病基础上进行中医辨证论治，必然受西医临床思维的主导，中医疗效也必然受其影响，因为中医的“证”仅仅是疾病发生发展过程的阶段性表现。在传承上，将西医辨病论治凌驾于中医辨病论治之上甚至替代了中医辨病论治，看似是“扬弃”，其实是有失中医内涵，不利于中医辨病体系的自身发展和中医经典的传承发扬，易导致临床诊疗中单纯西医辨病、中医辨证的机械化倾向，禁锢了中医辨证论治的灵活性。在创新上，中西医病证结合模式有助于中医实验研究采用具有统一造模标准的西医疾病动物模型，并将中医证候引向微观化研究；然而，在西医疾病基础上研究中医的证，进一步将中医辨病体系架空，使中医科研偏离了以整体观念为指导的中医理论，脱离了中医临床实际。如何在参考西医诊疗模式、疾病认识的基础上，建立基于中医学基本观念、基本理念的诊疗模式，研究中医未来治疗群体化专病的诊疗模式，是需要认真思考的。

因而余教授大胆地提出解决方法：在传统中医理论体系内分析西医的一个病，以中医思维模式表达、命名该病，使中医所辨之病即西医所诊之病。可行性分析如下：

首先，理论可行。以《内经》为核心的传统中医理论体系，有认识、分析人体解剖结构、生理功能的理论，有分析疾病病因、发病机制的理论，还有关于诊疗的理论、方法等多方面的内容。其中，每一部分又由针对不同层面的、不同子系统的理论或（和）方法所

构成。该理论体系的这种构架使其具有不同层面的多通道路径，可分析不同类型的信息。因此，传统中医在临床实践中，常以症状、病因、病机、病理产物等对疾病命名；并以此为切入点，在理论体系内分析出疾病的病因、病位、发病机制、疾病变化规律等。对于病因、病变位置（解剖位置）、病变性质明确且临床表现（症状、体征）基本固定的一个西医疾病，中医也有能力根据这些客观事实在此体系内进行分析。即以中医理论进行分析所得的、以中医思维模式表达的病因、病位、发病机制、疾病变化规律等，并进行命名。在临床中可根据中西医的诊察资料完成“辨病”，再结合对“脉、证”的分析，制定出适合患者的治疗方法。

其次，初步实践可行。余教授曾在传统中医理论体系内对慢性萎缩性胃炎进行了分析。当胃黏膜的防御因子和攻击因子平衡失调，防御功能下降而攻击因子过强，则形成胃黏膜损伤而致胃炎。慢性胃炎是指不同原因引起的胃黏膜炎症。此类疾病的病发率高，病程持续时间长，且有的类型如慢性萎缩性胃炎，目前仍无法使其逆转，并认为这类胃炎与胃癌的关系密切。现代研究证实，幽门螺杆菌感染是其主要原因。中医理论认为，幽门螺杆菌是一种性偏湿热毒邪，病之初起以湿热阻滞为主，正气（脾胃之气）与之抗争，邪正交争处于临界阶段，随着病邪强势增强，逐渐正气不支，病邪留恋，遂成正虚邪实。后期则病邪盘踞不去，正气衰败而呈大实有羸状，至虚有盛候，病情发展至萎缩性胃炎。病机为正气虚弱，毒瘀内结。故以补气健脾，解毒化瘀为治则，自拟萎胃复元汤，并将此方运用至临床路径，收效显著。

运用自拟方进行辨病论治慢性萎缩性胃炎案

黄某，女，59岁。就诊时间：2017年8月3日。门诊号：65464065。

病史概要：患者因“反复胃脘部胀满3年”就诊。缘患者3年前开始出现胃脘部胀满，进食后加重，嗳气，无反酸烧心，晨起恶心，胃纳欠佳，体检发现C13呼气检查为阳性，显示有幽门螺杆菌感染，但未治疗。近1年体重减轻5kg，故于2021年6月行胃镜检查。胃镜提示慢性萎缩性胃炎（C2），病理诊断提示胃窦及胃角的炎症程度均为重度，炎症活动度为轻度，胃角轻度肠化，胃窦重度肠化伴轻度异型增生。

中医诊断：胃痞（正气虚弱，毒瘀内结）。

西医诊断：慢性萎缩性胃炎。

四诊资料：上腹部胀满，嗳气，无反酸烧心，晨起恶心无呕吐，胃纳欠佳，疲倦乏力，小便调，大便1天1次呈条状。舌淡暗，苔薄黄，脉细。

辨病分析

（1）先辨疾病：患者上腹胀满不适，属于中医“胃痞”范畴，胃镜及病理证实为慢性萎缩性胃炎。

（2）再辨方药：本病基本病机为正气虚弱，毒瘀内结。脾胃虚弱是慢性萎缩性胃炎发病和转归的内因，可见患者精神疲倦；因感染湿毒（幽门螺杆菌），致脾胃损伤、脾失健运。脾虚不运则气机不利，升降失调，发为本病，气滞于中，故见胃脘胀闷不适。王清任《医林改错》云：“无气则虚，必不能达于血管，血管无气，必停滞而瘀。”气为血之帅，气行则血行，脾虚则气机阻滞，不能推动血行则成血瘀之证，故见舌淡暗，方以萎胃复元汤。

处方：炙北芪、党参、白术、茯苓、半枝莲、蒲公英、三七等，14 剂，日 1 剂，水煎服。

药后反馈：患者服药 14 剂后，上腹胀满较前减轻，胃纳增进，稍有口干口苦，二便正常。守方续服 1 年，后复查胃镜提示慢性非萎缩性胃炎，病理提示胃窦及胃角无萎缩、肠化、异型增生。

按：慢性胃炎中以萎缩性胃炎最难治，且因其胃腺难新生，逆转机会少，有可能被异常组织细胞代替，如异型增生、肠腺化生，故有癌变可能。西医药无特效疗法，除了对症治疗以减轻胃部症状及增加食欲外，还可使用叶酸、胃黏膜保护剂等，且本病的病程长，病情缠绵，既有邪实，更有正虚，往往虚实夹杂，寒热错杂，临床大部分中医往往采用辨证治疗的模式，未能紧守正气虚弱、毒瘀内结之病机，方药变换颇多，效果不一。余教授认为对待本病应积极治疗，莫事更张，持之以恒，必有佳效。

其实早在唐代以前，中医药就已经孕育着“专病专方”的思维形态，如《广济方》《龙门药方》《小品方》所载药方等。与辨证论治不同，专病专方是辨病论治。之所以能一病一方，是因为部分疾病虽然表现为不同的“证”，但其内在病机不变且这一病机长期存在于疾病的某一阶段，甚至贯穿疾病的始终，是疾病的根本矛盾。专病专方是以辨病论治为前提，能够切中病的本质，解决关键病理变化，可群体化地治疗疾病，重复性强，疗效显著，通过现代研究方法验证后可推广至临床，以帮助临床工作者迅速解决问题。这也是未来中医发展的方向之一。

张忠德

『平调五脏』思维与肺系病辨治

张忠德

张忠德，男，1964年9月生，广西桂林人，中共党员。主任中医师，教授，博士研究生导师，全国名中医，“长江学者奖励计划”特岗学者，国家中医药领军人才支持计划——岐黄学者，享受国务院政府特殊津贴专家。为岭南甄氏杂病流派第四代传承人，师从广东省名中医甄梦初、国医大师晁恩祥教授。现任广州中医药大学副校长，广东省中医院院长，国务院联防联控机制综合组专家、国家中医药管理局中医疫病防治专家委员会副组长，国家中医药管理局高水平中医药重点学科中医急诊学学术带头人。获评“全国卫生系统抗击非典先进个人”“全国抗击新冠肺炎疫情先进个人”“中国好医生”“最美医生”“全国优秀共产党员”“广东省南粤突出贡献奖”“南粤楷模”等荣誉。

自1988年以来，长期从事临床工作，针对呼吸系统疾病、各种新发突发传染病及诸多内科疑难杂症，提出“平调五脏论”，即“平调五脏之阴阳、固本培元为中轴”的病因病机理论及中医治疗方案，是中医药防治呼吸系统疾病及各种疑难杂症的专家，尤其在支气管扩张症、闭塞性细支气管炎、变应性鼻炎、间质性肺疾病、慢性咳嗽、痹症、围绝经期综合征、小儿疳积等中医、中西医结合防治方面有独特见解；针对不同疾病、不同年龄、不同体质，擅用运用个体化药膳进行预防、治疗与康复。

针对新发突发传染病，在2003年抗击“非典”中，积极开展临床一线救治工作，“中西医结合治疗非典型肺炎的临床研究”成果获教育部科学技术进步奖二等奖。2009年甲型H1N1流感、2016年人禽流感等传染病流行期间，作为专家组主要成员制定国家中医药诊疗方案。2020年新型冠状病毒感染疫情暴发以来，出征全国各地指导抗疫工作，提出了“扶正祛邪”理论体系，主张“早期扶正，全程扶正”“清暑化湿”“通腑解毒”“润燥解毒”等重要学术观点，灵活运用于全国多地新冠救治中，取得了显著的临床疗效；研发“扶正解毒颗粒”“健儿解毒颗粒”并实现成果转化。

中医学是一门关于宇宙自然、社会人文等多维动态关联性的生命医学，其基础理论的奠基、发展与中国哲学理论密不可分，无论是理论的概念内涵，还是理论的临床实践，都蕴含了“和”“平”“顺”“应”“适”的生命时空联系的动态特征，《黄帝内经灵枢注证发微·通天》指出：“阴阳和平之人，其阴阳之气和，血脉调。”张教授在数十年的临床实践中，非常重视“和”思想，认为五脏阴阳平衡，则人体保持和平之态，和而不病。《素问·生气通天论》曰：“阴平阳秘，精神乃治；阴阳离决，精气乃绝。”阴阳失调为疾病之根源，治疗疾病的本质主要在于解决阴阳失调的矛盾，所谓“谨察阴阳所在而调之，以平为期”。

肝、心、脾、肺、肾合称为“五脏”，是生化和储藏精、气、神的重要场地，在人体生命中起着重要作用。五脏之间通过生克制化存在着既相互资生，又相互制约的关系。生理情况下，从五脏资生来看，肾水之精以养肝木，肝木藏血以济心火，心火之热以温脾土，脾土化生水谷精微以充肺金，肺金清肃下降以助肾水。从五脏之间相互制约来看，肺气清肃下降，可以抑制肝阳上亢，即金克木；肝气条达，可以疏泻脾土的郁滞，即木克土；脾的运化，可以避免肾水的泛滥，即土克水；肾水的滋润，能够防止心火的亢烈，即水克火；而心火的阳热，可以制约肺金清肃太过，即火克金。病理情况下，五脏亦会相互影响，如肝病传脾，即木乘土；而脾病及肝，即土侮木；而肝脾之间的相互病理影响，则为木郁土虚或土壅木郁。肝病影响到心，为母病及子；影响肺，即木侮金；影响肾，即子病及母。由此，张教授首次提出“平调五脏论”，即通过平调五脏之阴阳，使其恢复到“中正平和”状态，并将之应用于呼吸系统疾病、各种新发突发传染病及诸多内科疑难杂症的诊治中。“平调五脏论”既是创新中医辨治理念，也是病因病机理论，一方面研究和阐述人体因脏腑阴阳气血的失衡导致一系列的病理变化、发病特点、脏腑之间相互影响及演变规律；另一方面强调在诊治疾病的过程中，用“平调五脏”的思想指导临床治疗思路与具体处方用药。

针对肺系病，尤其是难治性肺病，如间质性肺疾病、闭塞性细支气管炎等，张教授认为，病位虽在肺，但与脾、肾、心、肝其他四脏关系密切，故应使用“平调五脏论”来认识疾病、辨治疾病。因肺主气，司呼吸，开窍于鼻，外合皮毛，若有外邪来犯，常从口鼻、皮毛侵入，多先犯肺，引起肺之宣肃功能失调而发病，出现咳嗽、咯痰；脾为肺之母，肺久病必盗母气，引起脾虚失运，损及后天，出现肺脾同病，痰浊难化，伴见疲乏、食少、便溏等脾虚症状；肺为肾之母，肺病日久及肾，损及先天，引起肾气衰惫，纳气无权，出现气喘，痰涎壅盛，伴见腰膝酸软、怕冷、尿频等肾虚症状；肾虚不能濡养心、肝，或久病情绪焦虑、抑郁，可致心肝阴液受损，心肝火旺，或心脉不利、肝气郁结，上逆侮肺，出现痰中带血丝或咯血，伴见心烦、盗汗、焦虑、睡眠障碍等心肝失调症状；而脾、肾、心、肝四脏功能失调，亦会影响肺之功能，五脏之间相互影响，使疾病缠绵难愈。灵活应用“平调五脏论”，采用整体、动态、精准的辨证方法，在疾病的不同阶段，逐层剖析病机层次，治疗难治五肺病，不仅仅以治疗咳、痰、喘等肺系症状为要，更重视打好外围，打好根基，通过运用“培土生金”“补肺固肾”“调肝健脾”“交通心肾”“金水相生”“佐金平木”“序贯温阳”“调气和血”等法，补五脏之不足，去五脏之有余，使五脏阴阳恢复动态平衡，达到各自机能的最大化，则不适诸症自可改善，达到平五脏、致中和的目的，使疾病向愈。

一

调补肺脾肾，辨治间质性肺疾病

间质性肺疾病（ILD）是一组以不同程度的炎症和纤维化为主要病理表现的急、慢性肺脏疾病，临床表现以进行性加重的呼吸困难、气短咳嗽、喘息、咯痰为特点，同时伴低氧血症和限制性通气功能障碍，属于难治性呼吸系统疾病，归属于中医“肺痹”“肺痿”“喘证”等范畴。

张教授根据其临床证候特点，认为“肺痹”病位在肺、脾、肾，脾土肥沃乃肺气充沛的根本，属本虚标实证。肺、脾、肾亏虚为其本，痰浊、湿邪、瘀血、热毒等实邪为标。五行中脾属土，肺属金，脾为肺之母，脾土生肺金，“肺为主气之枢、脾为生气之源”；脾居中焦，运化水湿；肺居上焦，通调水道。若脾虚运化失常，痰湿内盛；反之肺失宣降，其通调水道的功能受到影响，津液不布，聚湿生痰。另外，肾为气之根，肺为气之主，如《类证治裁》云：“肺为气之主，肾为气之根，肺主出气，肾主纳气，阴阳相交，呼吸乃和。”肾居下焦，为水脏，肾脏是一身阳气之根本；肺位上焦，主通调水道，为水之上源。肺肾不足，无力推动津液的运行，无力化气行水，聚水成痰而咳喘不断。关于其治，重在平调，以和为贵，同时“五脏生克制化的平衡”“阴阳五行动态相对平衡”，灵活运用分期阶梯疗法，临证多采用“培土生金”“补肺固肾”“固肾健脾”等法，缓补肺脾之气，缓温脾肾之阳以治本，伍以养阴清热、燥湿化痰、降气平喘等药物通过动态调整阴阳、平调五脏，达到治病求本之目的。

“痹”急性发作期，多以肺气虚弱，外邪痹肺，上逆作咳。肺为娇脏，开窍于鼻，外合皮毛，当六淫邪气经皮毛腠理或口鼻侵袭肺络，损伤肺气，气机痹阻，肺气失于肃降而上逆，则咳嗽、喘息。《素问·玉机真脏论》曰：“今风寒客于人，使人毫毛毕直，皮肤闭而为热……弗治，病入舍于肺，名曰肺痹，发咳上气。”叶天士在《临证指南医案》中提出“凡六淫之气，一有所著，即能致病。其性恶寒恶热，恶燥恶湿，最畏火风，邪著则失其清肃降令，遂痹塞不痛爽矣”。可见风、寒、湿、燥等外邪痹阻肺络是肺痹病因的关键所在，并且非独一邪之气犯肺，常常有六淫互结，合而为痹。急性期，以感受风寒或风寒化热、风寒夹湿、风痰互阻、痰涎壅盛为多见，当治以祛邪利肺、止咳平喘为主辨病施治。根据实邪不同而选药，多以寒温并用、清补并用；因虚感实邪为患者，重在祛邪而不伤正。

“肺痹”迁延不愈，肺阳亏虚，日久不得散，气津两伤，终致肺叶失于濡润而干涸枯萎。脾为生气之源，肺为主气之枢，脾主运化水液，有赖于肺气宣发和肃降功能的协调，随着病情的进展，或邪气久恋，肺络不通，肺气受损，子盗母气，脾气亦受损。肺气郁滞，宣降失职，因而引起水液代谢不利，以致湿停中焦，脾阳受困，运化失职。又因脾为仓廪之官，位居中焦，为水液升降输布的枢纽。若脾气亏虚，运化失调，或津液不足以上输养肺，土不生金，可见肺燥津枯，痿而不振，故肺脾俱损。肾为气之根，肺为气之主；肺主气，肾纳气，二者共主呼吸。肺病日久及肾，肾气虚不能纳摄则为喘促，所谓肺不伤不咳，肾不伤不喘，久则咳喘并作。应当从虚论治，肺、脾、肾同调，补益为重，治宜补气温阳、健脾化痰为主。喻嘉言曰：“凡肺病，有胃气则生，无胃气则死。胃气者，肺之母气也。”强调了调补中焦脾胃对治疗肺病的重要性。只有脾土健运，气血充足，才能保证肺气不虚，治可用甘缓理虚之法，故而张教授常在方中应用党参、黄芪药对，专补肺脾之气，党参甘平补气生津，偏于阴而补中；黄芪甘温升补脾气兼固表，偏于阳而实表，共达补益脾肺之气以培土固本。

“肺痹”缓解期多以肺肾阴虚，气阴亏虚，瘀阻肺络为多见。《证治准绳》云：“肺虚则少气而喘，若久病仍迁延不愈，由肺及肾，则肺肾俱虚；或劳欲伤肾，精气内夺，根本不固，皆使气失摄纳，出多入少，逆气上奔而发喘。”间质性肺疾病迁延不愈可由肺病及肾，又因肾为先天之本，肾虚会导致肺虚，二者一损俱损，互相影响。肺朝百脉，故能主气聚血，使全身气血得以输布，循环往复。当肺呼吸之职失司，气机失调，气不化津，津液停聚，水饮内生，凝结成为痰；《医学正传·气血》指出“血非气不运”，肺虚无力推动血行，则出现血瘀。另外，气机郁滞，血脉不畅，血阻成瘀，气虚与气滞均能引起血瘀。痰瘀互化，相互搏结，积聚为患，继而影响肺之宣降，致使疾病加重，循环往复，故间质性肺疾病作为一种慢性疾病，常起病隐匿，又延绵不断。处于此期，大多数使用激素、免疫抑制剂等，药性燥热，耗伤肺津，逐渐发展到气阴两伤，脏气虚损，无力推动血液运行，日久则血滞成瘀。正如叶天士所说“初病在气，久病从瘀”。遵循“补虚不忘祛瘀”“益气必参活血”之原则，气阴双补为首要治法，同时辅以化瘀通络之品。

养肺肾、平虚火，辨治间质性肺疾病案

周某，男，79岁。就诊时间：2015年10月13日初诊。

病史概要：患者7个月前无明显诱因出现咳嗽、咳痰，伴气憋感，活动后加重，反复就诊于江西省多家医院，均未能确诊，经抗感染等治疗未见改善，症状逐渐加重。2015年6月4日，就诊于广州某三甲医院，肺功能检查示：①中度限制性通气功能障碍；②弥散功能中度下降；③肺总量下降，残气量正常，残总比升高。胸部CT示：①考虑两肺间质性炎症并部分间质纤维化，继发两下肺轻度支气管扩张；②两下胸膜稍增厚。肺活检病理示：组织改变为肺慢性纤维化性间质性肺炎（UIP样型），建议临床排除各种继发因素。诊断为特发性肺间质纤维化。给予醋酸泼尼松片（每次30mg，每天1次）、乙酰半胱氨酸泡腾片（每次0.6g，每天3次）等治疗。此后多次复诊于该院，醋酸泼尼松片用量逐渐减至每次15mg，每天1次，乙酰半胱氨酸泡腾片维持为每次0.6g，每天3次。继续减量则咳嗽、咳痰、气喘加重。

中医诊断：肺痿（肺肾两虚，虚火扰心，脾胃食滞）。

西医诊断：特发性肺间质纤维化。

四诊资料：阵发性呛咳难止，痰少而黏、难咯，静息状态即有明显气喘，活动后尤甚，口唇发绀，口干，15：00～18：00自觉呼气时鼻腔有灼热感，枕部汗出多，心烦，无心慌心悸，腰膝酸软，疲倦乏力，纳差，睡眠一般，夜尿每晚2～3次，大便干结，舌暗红，尖稍红，苔黄腻，脉细稍数。

辨证分析

患者以咳嗽、咳痰、气喘为主要症状，虽病位在肺，但与脾、肾密切相关。症状呛咳难止、气喘、口唇发绀、腰膝酸软、疲倦乏力、夜尿多，提示肺肾两虚；鼻腔有灼热感、枕部汗出多、心烦、脉细稍数，提示虚火内生，上扰心神，迫液外出；口干、纳差、舌暗红，尖稍红，苔黄腻，提示脾胃积滞难化。综上所述，辨证为肺肾两虚、虚火扰心、脾胃食滞，治以养肺肾、平虚火、消食滞。

处方：北沙参20g，玉竹20g，金樱子20g，黄精20g，盐山萸肉20g，茯苓20g，桑寄生20g，牛膝20g，百合15g，太子参15g，炒麦芽30g，醋鳖甲30g，炒黄连5g。久煎内服，每天1剂，共14剂。

西药：醋酸泼尼松片口服，每次15mg，每天1次；乙酰半胱氨酸泡腾片，每次0.6g，每天3次。

二诊：2015年12月8日。服药后咳嗽明显减轻，步行上二楼时无明显气喘，无口唇发绀、口干，鼻腔灼热感减轻，枕部汗出明显减少，心烦改善，精神、纳食好转，开始怕冷，夜尿仍为每晚2～3次，大便转调，舌淡，苔薄白，脉沉。前方去北沙参、百合、太子参、玉竹、茯苓、桑寄生、牛膝；加补骨脂、女贞子、菟丝子、党参、黄芪各15g，炒白术、麦冬各20g，淫羊藿10g。久煎内服，嘱长期服用，第1个月每日1剂，后改为每周5剂。醋酸泼尼松片减量为每次12.5mg，每天1次；维持乙酰半胱氨酸泡腾片用法用量。

三诊：2016年4月19日。偶有咳嗽，可步行上4楼，中途无须休息，仅少许气喘；无口干、鼻腔灼热感、心烦，纳眠可，二便调，舌淡红，苔薄，脉沉。前方去黄精、醋鳖甲、补骨脂、女贞子、党参、黄芪、麦冬；加续断20g，制何首乌15g，当归、关黄柏各10g。久煎内服，每天1剂，共7剂。醋酸泼尼松片减量至每次10mg，每天1次，停用乙酰半胱氨酸泡腾片。

后续间断门诊复诊，主要以转季之际复诊。2016年5月26日醋酸泼尼松片减量至每次5mg，每天1次，并维持近半年，随后停用激素，且无明显咳嗽、气喘。2017年9月复查肺功能示：①肺通气功能大致正常；②弥散功能轻度下降；③肺总量正常，残气量、残总比正常。胸部CT示：两肺间质性炎症较前吸收。

按：本案患者就诊之际，处于迁延不愈期，其病位在肺、脾、肾。肺为气之主，本案患者肺病日久，肺气虚弱，肺失宣降，肾不纳气，故见呛咳难止、气喘；肾阴不足，火不归原，虚火上灼则鼻腔有灼热感；逼迫津液外泄，则枕部汗出多；耗损阴液则口干；相火扰心，则心烦；心火过亢，克伐肺金，肺受煎灼，与痰热相合，则加重肺气肺阴亏耗；脾胃为升降枢纽，《四圣心源》言“脾升则肝肾亦升，胃降则心肺亦降”，脾胃亏虚，运转失司，食滞脾胃，化热伤津，则纳差、大便干结等；舌暗红、尖稍红，苔黄腻，脉细稍数为肺肾阴虚、虚火上炎之象。治疗方面，上宜清心养心、调理肺脏；下宜温补元阳、温肾纳气；中当固护脾胃、养肝柔肝。中土为枢，固护脾胃，既可恢复其自身枢机功能，亦蕴培土生金之意。《张氏医通》指出：“肝藏升发之气，生气旺则五脏环周，生气阻则五脏留著。”切不可见肺治肺。《脾胃论》曰：“火与元气不两立，一胜则一负。”虚火不除，则补益之品无用武之地。故初诊以清虚火为主，病在上而求诸下，用醋鳖甲、牛膝、盐山萸肉引火归原；炒黄连、百合清心养心，防君火克金，加重肺之气阴亏损；北沙参、玉竹、太子参养肺阴，合炒麦芽、茯苓养阴而不腻胃；佐用盐山萸肉、黄精、金樱子、桑寄生温肾纳气平喘、金水相生，合炒黄连、百合交通心肾，使相火归位，肾水不寒。二诊外越之相火已平大半，阳虚之象显露，出现怕冷，治疗可加大温阳力度。《医学衷中参西录》谓：“补肾中元气，元气旺则流行于周身者速”，故加补骨脂、淫羊藿、菟丝子加强温肾滋肺力度；肝胆内寄相火，肺气亏虚，肝木相对亢盛，可能发生肝木侮金，另心中之余热，亦可能牵动少阳相火，故加女贞子、麦冬清心养肝；诸滋阴之品久用腻胃制阳，故去之，并加党参、黄芪、炒白术补脾土以生肺金。三诊相火已平，故力专温补，再加续断、制何首乌、当归培补先天，使金水相生、补而不滞；加关黄柏防温补太过，相火再次浮越。一潜、一降、一补，三法序贯恢复五脏功能的动态平衡。

二

健脾补肺，平肝实脾益肾，辨治闭塞性细支气管炎

闭塞性细支气管炎（BO）是细支气管损伤后引起的一种不可逆的、慢性气流受限综合征，根据其病理改变可分为狭窄性细支气管炎和增殖性细支气管炎，主要临床表现为反复咳嗽、喘息、活动耐力下降、呼吸道易感染等。本病好发于儿童，多继发于严重下呼吸道感染。近年来，胸部高分辨 CT 及肺功能等检查广泛普及，儿童 BO 确诊病例逐渐增多。目前西医以抗炎、对症支持治疗为主，且常用的糖皮质激素对儿童存在生长抑制、骨量减少、消化道出血、神经并发症、肾脏并发症，以及免疫损伤等严重不良反应。中医古籍中无闭塞性细支气管炎病名，亦无特定的病名与之相对应，结合临床症状，中医学将其归属于“肺炎喘嗽”“喘证”“肺胀”“肺痹”“肺痿”等范畴。

张教授认为，儿童闭塞性细支气管炎的症状不仅局限于咳嗽、咯痰、气喘及反复发作的呼吸道感染，而且有胃纳差、烦躁多动、夜眠欠佳、生长发育迟缓等表现，故认为其病位虽在肺，但与肝、心、脾、肾四脏关系密切。其主要病机为肺脾不足，痰浊内阻，脾虚肝旺，心火偏亢，损耗元气，日久波及肾而致发育迟缓。

现代医家多认为 BO 发病外因为感受六淫及非时之气，内因为肺、脾、肾的功能失调，病理特点为“闭”“痰”“瘀”“虚”互结。张教授认为，肺脾气阴不足，痰浊难化，日久血伤入络，是引起反复呼吸道感染及咳嗽、咯痰、气喘难愈的根本原因。肺为娇脏，不耐邪侵，若正气不足而邪气偏盛，可长驱直入，致使肺脏受邪严重，损伤肺气肺阴，肺失宣肃，邪正胶结难解，日久炼液成痰，内阻于肺，出现咳、痰、喘之症。脾为肺之母，子病及母，损伤脾胃阳气，使脾胃处于常虚之态，易化生痰浊，上扰肺脏。正如柳宝诒《柳选四家医案》言“肺为贮痰之器，脾为生痰之源，肺虚则痰不易化，脾虚则湿不能运”，故脾胃不实，则咳嗽、咯痰、气喘难平。《幼科释谜》谓：“脾肺气虚，腠理不密，外邪所乘，真气虚而邪气实者为多。”可见，肺脾气衰，卫表难固，更易感受六淫邪气，导致呼吸道感染，而反复呼吸道感染又进一步加重肺脾气阴耗损，两者相互影响，使 BO 病情呈缠绵之势。

张教授认为，BO患儿除咳、痰、喘之外，还有脾气急躁、食少纳呆、大便干结、面色青黄、唇红、多动、盗汗、眠差等其他症状，脾虚肝旺是引起这些症状的关键原因。BO患儿采用现代医学治疗方案时，常使用激素治疗。激素为外源性纯阳之品，虽能改善患儿呼吸道症状，但有生热耗津之弊。若津液损伤，阴不制阳，则阳热之气相对偏旺而生内热。小儿体质特点为肝常有余、脾常不足，心常有余、肺常不足、肾常不足。肝在五行中属木，主动，主升，《丁甘仁医案》云："肝为将军之官，其性阴，其用阳，其发病也速。"内热常易引动肝火，肝火妄行，实则怒，可致魂居不定而烦躁多动、睡眠难安。《脾胃论》云："心火旺能令母实，母者、肝木也，肝木旺则挟火势，无所畏惧而妄行也，故脾胃先受之。"《张氏医通》载："盖先饮食自伤，加之药过，脾胃复伤而气不能化，食愈难消也。"肝火克伐脾土，加重脾胃损伤，运化不及，饮食下而难化，故饮食稍有不慎便可引起食滞胃脘之症。肺与大肠相表里，腑气不通，则久滞化火。"少火生气""壮火食气"，火为元气之贼，肝火不得平，耗伤元气，加之后天脾胃生化气血不足，二者共同作用使疾病反复发作，影响患儿生长发育。此外，木火刑金，肝火反侮肺金，可增损肺之气阴。食滞化火，既可乏生化之源，加重肺气亏虚；亦可致心肝火旺，久之进一步加重肺脾损伤。

张教授认为，中医药治疗BO不应仅停留于"闭塞"之见而一味采用通络之法，应切合患儿的证候特点辨证施治，强调平调五脏在治疗时的重要性。咳嗽、咯痰、气喘为主要症状时，常以止咳、化痰、平喘为基础，重视健脾补肺，以扶助正气、除咳痰喘之源；烦躁多动、纳眠差、生长发育迟缓为主要症状时，重视平肝养心实脾，以助患儿生长发育；久病则常辅以补肾之法，培先天之本。

治疗BO患儿之咳嗽、咯痰、气喘，当以止咳化痰平喘为要。不仅要宣肃肺气，助痰液排出体外，更须治脾，促其运化，杜绝生痰之源。李中梓《医宗必读》云："脾为生痰之源……脾复健运之常，而痰自化矣。"但儿童为稚阴稚阳之体，用药过于温燥，不仅易损伤阴液，亦可助火而泻元气，故在健脾补肺时，当以平补为佳，常选用焦三仙、太子参、白术、陈皮、北沙参之品；用前胡、紫菀、蜜枇杷叶、浙贝母、苦杏仁、桔梗止咳化痰，恢复肺的宣肃功能。BO患儿常因喂养不当，出现饮食积滞，加重肺脾之气耗损而招致外邪侵袭，诱发咳嗽、咯痰、气喘加重，并兼夹流涕、喷嚏等外感之症。治疗时当"驱邪不伤正，扶正不留邪"，故常在疏散外邪、止咳化痰平喘的基础上，加用助运化、平补肺脾之品以扶助正气。祛邪之品避免使用蝉蜕、僵蚕、地龙等虫类药物，其虽对缓解支气管痉挛、扩张支气管、减少痰液分泌、疏通气道均具有良好的作用，但因小儿体质尚未发育成熟，脏腑娇嫩，对于致病因素的易感性远远高于成人；加之肺脾虚弱，摄入异体蛋白后易引起过敏反应，引发气道痉挛，反而加重咳喘症状。祛邪当尽量避免辛温或辛凉太过，损及气阴，同时应中病即止，切勿过服，以防过汗使腠理大开，反易招致外邪。但若邪气内盛，应急祛邪气，使邪去正安，如外邪入里化热，热势较剧，则加用连翘、水牛角等清气血分之邪热；如痰热腑实，则加用蜜枇杷叶、龙脷叶、瓜蒌仁等加大清肺化痰力度，并可通腑泄热。

BO 患儿的治疗不应局限于控制好咳嗽、咯痰、气喘，还应重视其生长发育，切不可因疾病而错失生长发育的最佳时期，提出应重视平肝养心、实脾益肾法的运用。即使患儿病处稳定期亦不可大意，应重视脾虚心肝火旺引起的诸非肺系症状，做到“未病先防”“已病防变”，既可为儿童的生长发育提供时间保障，亦可防止诱发咳嗽、咯痰、气喘加重。《医学衷中参西录》云：“肝脾者，相助为理之脏也。人多谓肝木过盛可以克伤脾土，即不能消食；不知肝木过弱不能疏通脾土，亦不能消食。”肝脾关系密切，两者同治可事半功倍。平肝养肝常选用白芍、浮小麦、独脚金、麦芽等；健脾消食常用焦三仙；补脾固脾常选用白术、太子参、陈皮等。《素问·玉机真藏论》曰：“肝受气于心……心受气于脾，传之于肺，气舍于肝……”肝火旺盛患儿，心火亦容易偏亢，《素问·痹论》言：“阴气者，静则神藏，躁则消亡。”我们认为，对心肝火旺的患儿更应重视睡眠，常选用养心安神之品，如茯神、珍珠母、灯芯花、麦冬等。针对 BO 患儿的平肝实脾法，还应注意激素对五脏造成的不良影响，中和药损才能杜绝内热之根。若肝肾阴液不足，则可用桑椹；若阴损及阳，波及肾，可加用桑寄生、菟丝子。

健脾补肺、养肝固肾辨治闭塞性细支气管炎案

张某，男，3.5 岁。2017 年 9 月 24 日初诊。

病史概要：患儿 1 年前开始出现咳嗽、咯痰、气喘，多次于当地医院治疗未愈，遂于半年前就诊于广州某三甲医院，确诊为闭塞性细支气管炎，规律服用醋酸泼尼松片、阿奇霉素、孟鲁司特钠等，雾化吸入布地奈德、沙丁胺醇、异丙托溴铵等，诸症未见明显改善。

中医诊断：喘证（痰浊阻肺，脾虚肝旺）。

西医诊断：闭塞性细支气管炎。

四诊资料：咳嗽，咯白黏痰，气喘，活动后加重；汗出多，倦怠，消瘦，平素易感冒，面色晦暗，眼眶发黑，口唇红，纳欠佳，睡眠可，二便调，舌红，少苔，脉细数。

辨证分析：患儿以咳嗽、咯痰、气喘为主症，虽病位在肺，但与脾、肾、心、肝密切相关。症状为咳嗽、咳痰、气喘、汗出多、倦怠、平素易感冒，提示肺脾两虚，痰浊内阻；消瘦、纳欠佳、面色晦暗、眼眶发黑，提示脾胃不足；口唇红、舌红少苔、脉细数，提示肝

火旺盛。综上所述，辨证为“痰浊阻肺，脾虚肝旺”，治以健脾补肺、养肝固肾。

处方：炙麻黄 3g，射干 6g，前胡 7g，紫菀 7g，桑椹 10g，太子参 10g，麦芽 10g，浙贝母 10g，紫苏子 5g，蜜枇杷叶 10g，苦杏仁 5g。久煎内服，每天 1 剂，共 14 剂。

二诊：2017 年 10 月 10 日。患者气喘明显改善，仍有咳嗽，咯白黏痰，汗出减少，余症大体同前，舌稍红，苔薄白，脉细数。处方以初诊方去紫苏子、苦杏仁，加甘草 5g，北沙参 6g，麦芽改为炒麦芽 10g。久煎内服，每天 1 剂，共 14 剂。

三诊：2017 年 10 月 23 日。患者已无气喘，偶有咳嗽，咯少许白痰，余无不适，舌尖红、苔薄白，脉细。处方以二诊方去甘草、北沙参，加百合 6g。久煎内服，每天 1 剂，共 14 剂。

四诊：2017 年 11 月 8 日。无咳嗽，大便稍干结，舌尖红，苔薄白，脉细，余无不适。处方以三诊方去百合，炙麻黄减为 2g；加麦冬 10g，瓜蒌仁 10g，白术 10g。久煎内服，每天 1 剂，共 14 剂。患儿就诊以来未出现急性加重情况，门诊定期复诊 2 个月，坚持以平调五脏法治疗，无咳嗽，余无不适。

患儿就诊以来，未出现急性加重情况，现仍门诊定期复诊，坚持以平调五脏法治疗。

按：本案患儿初诊有咳嗽、咯痰、气喘诸症，且兼有肝旺脾虚之症，故治疗时在止咳、化痰、平喘基础上，加以健脾、补肺、养肝、益肾之法，使用麦芽、太子参、桑椹，虽精简却“直中要害”，有着“四两拨千斤”之效。二诊时已见成效，故减少平喘化痰之药，加用甘草、北沙参、炒麦芽以增强健脾益气养阴之力。三诊时患儿舌尖红，有心烦之象，恐热邪传变，反生他证，故去甘草、北沙参，而加百合，专力于养心阴、安心神，防患于未然。四诊时仍有舌尖红，大便秘结，故加用麦冬、瓜蒌仁、白术加强养心阴之力，并稍通大便，防胃肠积滞化火而进一步加重火热之证。治疗全程紧扣患儿疾病分期，将“平调五脏”思想融会贯通，虽未使用活血通络之法，但亦取得可观疗效。现患儿几无不适，生长发育等与同龄小孩无异。张教授治疗此类呼吸疑难杂病遣方灵活，用药配伍严谨，药味少，剂量轻，以寻常之药救治疑难沉疴，减轻患儿家庭负担。

三

平调五脏与分期、季节相合，辨治变应性鼻炎

变应性鼻炎归属中医学“鼻鼽”范畴。基于其反复发作的临床特点及常见发作诱因等情况，张教授认为，阳气不足、卫表不固是变应性鼻炎反复发作之本，邪气外袭是诱发变应性鼻炎之标。本病病位虽在肺，但肺气亏虚之根源不仅与脾肾相关，与心肝两脏也有密切的联系。张教授临证时谨守病机，以平调五脏法为治疗大法，注重“分期”“季节”辨治。

1. 分期辨治

治疗时当首辨缓急，坚持“急则治其标，缓则治其本”的治疗原则。在急性发作期以控制症状为首，要点为祛邪外出而不得伤正；考虑急性期多以风邪为主，或兼夹他邪侵犯肺卫而引发，故临证时以“疏风通窍，宣肺收涕”为主要治法，并根据诸邪兼夹情况随症加减，常用苍耳子、白芷、细辛、紫苏、桂枝、炙麻黄等疏风宣肺类药物。而这类药物多属辛散之品，过用易损阴津，耗伤肺气，常配伍乌梅、五味子、白芍等酸收之品，以制其辛散之性，且乌梅、五味子有敛肺止涕、养阴生津之效，白芍具有柔肝养肝之效；配伍太子参、黄芪、白术等补脾益肺之品，固护肺脾。若风邪较盛，则酌加紫苏叶、防风以疏风解痉止痒。夹寒犯肺者，可加用桂枝、紫苏叶温阳散寒。夹湿上犯者，可加羌活、苍术祛风胜湿。若风热上犯，可加连翘、桑叶、菊花等疏散风热。在慢性缓解期以减少复发为目标，需明辨肺气亏虚的根源，治疗全程谨守病机并兼顾五脏平衡协调，以平调五脏，益气固表。肺气亏虚与脾脏的关系最为密切，因脾为肺之母，脾气不足，则气血生化失司；母病及子则肺气亦虚，肺卫失司，则外邪易乘虚而入，邪犯肺卫，发为鼻鼽。张教授常以温阳健脾为治脾大法，培土生金，兼引诸阳上达鼻窍以助邪出；同时结合岭南之地饮食结构及气候易致湿困中焦，治疗时佐以醒脾之法，常选用春砂仁、干姜、高良姜等振奋脾阳，党参、太子参、炙甘草、黄芪、五指毛桃等补气醒脾。肾主气，肾阳亏虚，肾不纳气或不能温煦肺脾之阳，亦可发为鼻鼽；治疗上选用巴戟天、淫羊藿、桑寄生、菟丝子温补肾阳。肝主疏泄，肺主肃降，肝升肺降，

人体气机调畅与清阳上达鼻窍息息相关，气机不畅也是变应性鼻炎的常见病机。治疗上对肝气郁滞者，选用麦芽、玫瑰花、佛手等疏肝郁；若气滞化火犯肺者，选用菊花、夏枯草、吴茱萸等清泻肝火；若肝阴亏虚化火者，选用当归、生地黄、白芍等以养肝阴。心肺共处上焦，心主血、肺主气，心、肺二脏相互协作、协调，才能使人体气血运行得当。治疗上对心火盛者，选用灯心草、炒黄连、山栀子清心火；对心阴亏虚化火者，选用酸枣仁、百合等养心安神。

2. 季节辨治

即根据四季节气与人体五脏关系及不同气候的致病特点进行辨证施治。张教授认为，过敏性疾病与气候相关性较高，与过敏性疾病患者的体质特点相关。临床上应根据四季主气的致病特点及慢性缓解期患者体质特点不同进行五脏平调。春季气温波动较大，初春为晚冬之风寒，晚春为初夏之湿温，且风为春季主气，风善行而数变，故春季邪气变幻莫测。张教授常加大补益肺脾之力，选用黄芪、黄精、党参等补肺脾之气，再加炒白术、春砂仁、蔻仁等温脾阳以运晚春之湿；同时肝应春气，临证治疗时酌加白芍、金樱子、柴胡等疏肝柔肝养肝之品，让患者更容易平稳度过春季。岭南地区夏季邪气以暑湿为主，临证时加用藿香、佩兰芳香化浊清暑，陈皮、春砂仁芳香醒脾，以防暑湿困脾，进一步损伤肺脾之气，导致卫外失司，反复发作；同时心气通于夏，夏季暑热炽盛，易引动心火，心火旺盛亦可耗损肺之气阴，临证时应辨清心火、心阴的盈亏。心火炽盛者，可用炒黄连、山栀子等清心火，并辅以天冬、北沙参滋养心肺阴液，清心滋肺，以防肺气阴耗伤。秋季致病之气以“燥”为主，且秋通于肺气，肺脏喜润而恶燥。初秋气温仍较高，属于温燥期，常用桑叶、杏仁、枇杷叶等清宣燥热；深秋气温逐渐下降，易兼夹风寒，常以苏叶、生姜等祛风散寒，并加用北沙参、麦冬等滋阴润燥；需要注意患者脾肾之阳素虚，滋阴之药性多属寒凉滋腻之品，故不可堆砌滋阴润燥之药，以防过腻碍脾胃或过于苦寒伐脾肾阳气。冬季寒水当令，与肾脏相应，以藏为要。在治疗时，对于肺脾亏虚的患者，可稍佐温肾药物，以助肾阳的潜藏；对于肾阳亏虚，应加大温脾固肾力度，可加用肉桂、杜仲、肉苁蓉等温补肾阳；驱散风寒外邪时，疏风解表力度宜轻，以防阳随汗泄，常选用白芷、紫苏叶、桂枝等。

益气健脾祛湿辨治变应性鼻炎案

患者，男，26岁。2019年9月24日初诊。

病史概要：因“反复鼻塞、流涕、打喷嚏10余年”来诊。症见反复鼻塞、流涕、打喷嚏 10 余年，晨起尤甚，平素遇冷、遇刺激性气味加重，怕冷，进食生冷后大便次数增多。纳差，睡眠不佳，小便调，大便偏烂，舌淡红，苔白微腻，脉滑。

中医诊断：鼻鼽（肺脾气虚，湿困中焦）。

西医诊断：变应性鼻炎。

辨证分析：患者以反复鼻塞、流涕、打喷嚏为主诉，因鼻为肺之窍，虽病位在鼻，但与肺密切相关。症状晨起及遇冷加重、平素怕冷，提示素体阳气亏虚；进食生冷后，大便次数增多，提示脾阳亦有不足；纳差、大便偏烂、舌苔白微腻、脉滑，提示湿困中焦；睡眠不佳，提示阳气不足，神失所养。综上所述，辨证为“肺脾气虚，湿困中焦”，治以益气健脾祛湿。

处方：党参 15g，黄芪 15g，苍耳子 10g，白芷 5g，炒六神曲 15g，麸炒白术 20g，陈皮 5g，砂仁 5g（打碎后下），茯神 20g，煅龙骨 20g，淫羊藿 15g，北沙参 30g。久煎内服，每天 1 剂，共 7 剂。

二诊：2019 年 10 月 8 日。服药后鼻塞、流涕、打喷嚏症状明显好转，且近期无加重，但仍有睡眠不佳，二便调。舌淡红，苔薄白，脉沉。予上方去苍耳子、白芷、炒六神曲、淫羊藿，加炒麦芽、升麻、巴戟天。久煎内服，每天 1 剂，共 14 剂。

三诊：2019 年 10 月 22 日。服药后睡眠改善，鼻塞、流涕、打喷嚏症状未再出现。2 天前天气转冷，保暖不佳，再次出现鼻痒、流清涕，遇风尤甚；眠差难入睡，易有饥饿感，舌淡红，苔薄白，脉细。在一诊处方基础上去党参、黄芪、炒六神曲、茯神、煅龙骨、北沙参，加桑椹、防风、紫苏叶、太子参、麦芽。久煎内服，每天 1 剂，共 10 剂。

四诊：2019 年 11 月 5 日。现无鼻塞、流涕，偶有眼痒，咽部有痰黏感，手足汗出多，脱发多，口干，难入睡，胃纳可，舌淡苔白，脉细。在二诊处方基础上去升麻、党参、黄芪、沙参，加淫羊藿、太子参、浮小麦、白芍。久煎内服，每天 1 剂，共 7 剂。

按：本案患者的变应性鼻炎病史日久，症状反复发作，控制不佳。患者为岭南人，岭南地区气候湿热，内湿外湿常相合难去，湿邪困脾，损伤脾胃阳气，子病及母，久之则肾阳渐衰。此患者中焦虚寒症状明显，脾阳亏虚，肺气不得充，故病程长，病势缠绵。治疗时当如抽丝剥茧，平调五脏，以充肺气，逐步进行。首诊时，处于急性发作期，治疗以祛风通窍为主，故以白芷、苍耳子祛风散寒通窍，辅以温脾阳以补肺气，全方偏于温燥，故加用北沙参滋阴润燥。另外，患者睡眠较差，故加用茯神、煅龙骨安神，以防耗伤心肝以致阴虚火旺。二诊时患者鼻炎症状已平稳，诸风药辛散温燥，避免过用，中病即止，故去白芷、苍耳；炒六神曲、淫羊藿亦较为温燥，故去之；加用巴戟天、炒麦芽温补脾肾，并加用升麻引诸阳上达鼻窍。三诊时患者再次不慎感寒而发病，遇风尤甚，同为外感引发鼻炎急性发作，以一诊处方为基础调整，加紫苏叶、防风散寒固表，辅以健脾补气以养肺气。四诊时患者鼻炎症状缓解，此时以温补脾肾为要，脾肾得温，则肺气得生，患者出现口干、眠差等症状，考虑风药过用，损伤肝阴，为防阴虚化火，横犯脾胃及木火刑金、灼伤肺阴，辅以浮小麦、白芍柔肝养肝阴。全程以平调五脏为思路，先后以祛风解表通窍、健脾温肾柔肝为治疗大法，缓补肺气，使肺卫得充，卫表得固，安稳度过冬季。

四

平肝宁心，肺脾同治，辨治支气管扩张症

支气管扩张症是临床常见的呼吸系统疾病。在多种病因刺激下，支气管发生病理性、永久性异常扩张，主要临床表现为反复性咳嗽或伴咳血及咳大量黏痰、脓痰。随着疾病的发展，可以出现呼吸衰竭、肺心病等严重后果。中医方面，根据支气管扩张不同阶段的表现，在中医学中可归属为“咳嗽”“咳血”“肺痈”“肺痿”等范畴。“肺络张”是各医家根据肺系病证“以络论治”“从肺络论治”的理念提出的相应概念，即现代医学所指的支气管扩张症。

张教授认为，肺络张的发病因内外合邪而成，如《医碥·咳嗽血》说：“火刑金而肺叶干皱则痒，痒则咳，此不必有痰，故名干咳，咳多则肺络伤而血出矣。”外因多为风、燥、湿、热、火之邪，内因多由于肺体亏虚、饮食不当及七情内伤及痰浊、瘀血内生等，其病位虽在肺，但与脾、肝、心、肾四脏关系密切。主要病机为肺脾不足，内外火热之邪灼伤肺阴，肺热津枯，肺络失养而发病，内因与外因又可互为因果而致恶性循环，病久入络，进一步损伤肺络，络伤血瘀，如此循环，最终形成不可逆转之扩张变形的肺络。

正如沈金鳌在《杂病源流犀烛》中所云：“诸血，火病也。盖血属阴，难成而易亏，人非节欲以谨养之，必至阳火盛炽，日渐煎熬，真阴内损，而吐衄妄行于上。”肺络张急性发作期，多与火热之邪侵袭肺络相关。张教授提出在急性发作期的治疗中，多以清肺、凉血、泻火，但需明确肺络损伤为该病根本，久损成劳，肺气亦虚，卫外不固，而易受外邪侵袭，致反复发作。若在治疗中见肺治肺，单纯以攻邪为主，则损伤肺气，肺气愈虚，致迁延不愈。治疗上，除了祛邪清热化痰，还强调顾护肺气，益气补肺，并依据辨证酌情加以健脾纳肾气之品。

肺络张反复发作的根本原因是正气亏虚，外邪易侵，只有扶助患者正气、肺卫得固，才能从根本上预防肺络张的反复，改善患者的生存质量。张教授还指出，支气管扩张患者因反复支气管扩张伴感染住院及门诊治疗，现代医学治疗方案多采用抗生素抗感染治疗。中医认为，抗生素为外源性寒凉之品，在感染患者中虽能改善咳痰、发热等症状，但有损耗阳气

之弊，频繁应用，则肺脾肾阳气亏虚，更易感受外邪，症状愈加反复。故张教授提出在缓解期，治疗目的在于充养肺气。此外，肺为娇脏，心火、肝火等他脏之邪易引动外邪侵袭肺卫，故需兼以平调五脏，补益需注意“以平为度”。肺络张以肺气虚为本，五行相生，脾为肺之母，子病及母，肺脏虚损，最易耗伤脾气，脾虚则痰湿内生，阻滞气道则肺气愈虚，阻滞脉络则生瘀血，进一步损伤肺络。故在缓解期的治疗上，以止咳化痰、宁络止血为基础，重视补肺健脾，补益肺脾之气，以祛痰湿瘀血之根本。张教授在治疗中根据临证所见，支气管扩张患者还常伴有烦躁、纳眠差、口干、乏力等伴随症状，病程日久者多伴有气促、活动量下降，故在临证中还需要重视平肝养心。肝气郁滞化火、木火刑金而见烦躁者，可辅以柔肝平肝、泻肝火；心火炽盛见口干、眠差者，可辅以宁心泻火；乏力、气促等肾气不足者，可辅以补肾纳气等，培补先天之本。

平肝宁心、滋阴润肺辨治支气管扩张症案

蔡某，女，57岁。2014年3月11日初诊。

病史概要：20余年前开始出现反复咳嗽、咳痰，当时未予重视，咳甚时自服止咳糖浆等药，咳嗽可稍缓解。10年前因症状加重，服药未能缓解，遂于广州某三甲医院住院，查胸部CT提示：①右肺中叶、左肺上叶舌段、左肺下叶前内基底段支气管扩张并感染；②双肺少许纤维灶；③双侧胸膜增厚。诊断为“支气管扩张合并感染”，给予抗感染及对症治疗后好转出院。平素间断门诊就诊，1个月前突发咯血1次，于本地医院治疗后，仍偶有痰中带血。

中医诊断：肺络张（肺阴亏虚，心肝火旺）。

西医诊断：支气管扩张症。

四诊资料：咳嗽，咳黄脓痰，咳甚气喘，晨起痰中带血，左侧胸胁部疼痛，口干，烦躁，纳眠一般，二便尚可，舌红，苔薄黄，脉弦。

辨证分析

患者以反复咳嗽咳痰为主诉，既往诊断为支气管扩张，本次因咯血症状反复再次就诊。咳痰黄脓，痰中带血为火邪灼伤脉络之象。火从何来？患者病程绵长，素体肺脏气阴亏虚，为虚火。本次发病可因肝气旺于春或情绪波动至肝气上逆化火，故见患者伴有胁痛、烦躁、口干等心肝火旺之象，为实火。本次发病以虚实火邪夹杂，灼伤肺络所致。综上所述，辨证为“肺阴亏虚、心肝火旺”，治以平肝宁心、滋阴润肺。

处方：北沙参15g，牡丹皮20g，柴胡15g，浙贝母15g，金荞麦20g，生地黄15g，桑白皮

15g，仙鹤草 20g，前胡 15g，法半夏 15g，栀子 10g，苦杏仁 10g，炙甘草 5g，久煎内服，每天 1 剂，共 7 剂。

二诊：2014 年 3 月 18 日。咳嗽咳痰好转，痰色黄白，痰中血丝减少，口干，胸胁痛缓解，舌红，苔薄白，脉弦细。上方去柴胡、金荞麦、桑白皮、栀子等；加藕节 20g 收敛肺气，防止出血；玄参 15g 清热泻火凉血；麦冬 15g，百合 20g 养阴润肺清心。共 7 剂。

随访，患者诉服药后咳嗽咳痰明显减少，未再咯血，无口干等不适。

三诊：2014 年 7 月 8 日。1 个月前受凉后出现发热，咳嗽，咳大量黄脓痰，当地医院诊断为“肺部感染”，给予抗感染治疗 2 周后，热退，咳嗽、咳痰改善。现无发热，咳嗽，咳黄痰，无咳血，间中气短，口干口苦，乏力，纳差，眠一般，二便调，舌淡暗，苔白，脉细。

处方：党参 20g，茯苓 20g，炒白术 20g，橘红 5g，紫菀 15g，麦冬 15g，鹿衔草 15g，龙脷叶 15g，炒麦芽 20g，桑椹 15g，细辛 3g。久煎内服，每天 1 剂，共 7 剂。

服药后咳嗽咳痰减轻，咳痰色白，气短乏力改善，胃纳明显改善，故自续服前方 7 剂。随访，嘱患者注意饮食起居，预防感冒。

按：此案患者首诊以咯血反复来诊，《景岳全书·血证》云：“凡治血证，须知其要，而血动之由，惟火惟气耳。故查火者，但查其有火无火；查气者，但查其气虚气实。”患者病起突然，以痰中带血为主症，伴烦躁、胸胁疼痛、口干，脉弦，患者既往病史 20 余年，症状反复，肺脏气阴早已耗伤，或肝气旺于春，调护失当，可至肝气上逆化火，故见烦躁、胁痛。“肝气舍于心”，肝旺则心火亦盛，心肝火旺，灼伤肺络，故而发病。其火为虚实夹杂，实火因心肝火旺，虚火因肺阴亏虚。故治疗上以清泻心肝实火，滋肺阴以祛虚火。初诊以牡丹皮、柴胡、栀子清肝清心，以除犯肺之实火，以北沙参、生地黄养阴清肺，桑白皮、金荞麦、前胡等清肺化痰止咳，仙鹤草收敛止血，炙甘草调和诸药兼以健脾益气。本案患者病程长达 20 余年，痰热耗伤气阴，本当阴虚火旺为主，但二诊时咯血已明显减少，考虑实火得去，诸清泻之品久用反伤脾胃，故去之。此时患者以口干、脉弦而细为主，考虑为肺阴亏虚之虚火为主，治疗上加大养阴润肺之力，故加玄参、麦冬、百合，服药 7 剂后，热去咳平，患者病情进入稳定期。三诊为感受风寒之邪发病，表邪虽去，但患者仍有少许黄痰，以紫菀、鹿衔草、龙脷叶清肺化痰，麦冬、桑椹润肺养阴。患者久病脾肺本虚，加之长时间抗感染治疗损耗肺脾阳气，故出现乏力、纳差症状，以党参、茯苓、炒白术、炒麦芽健脾补气。患者三诊出现气短症状，考虑久病耗伤肾气，加以橘红、细辛温肺脾肾阳气。全方寒温并用，补而不燥，清而无凉遏之弊，故取良效。

陈达灿

『中土为枢，从脾论治』与慢性皮肤病辨治

陈达灿

陈达灿，男，1962年7月生，广东阳江人。教授，主任医师，博士研究生导师，国家中医药领军人才——岐黄学者，第六批、第七批全国老中医药专家学术经验继承工作指导老师，广东省名中医，国务院政府特殊津贴专家。岭南皮肤病流派代表继承人之一，国医大师朱良春、禤国维学术继承人。先后任广东省中医院、广州中医药大学第二临床医学院、广东省中医药科学院院长，省部共建中医湿证国家重点实验室主任。现任广州中医药大学中西医结合学科带头人，广东省中医皮肤病研究所所长，中华中医药学会副会长，世界中医药学会联合会皮肤科专业委员会会长、广东省中西医结合学会皮肤科专业委员会主任委员，并担任《中国中西医结合皮肤性病学杂志》《中国真菌学杂志》《广州中医药大学学报》《世界中西医结合杂志》《新中医》等杂志编委。

从事皮肤科临床、教学及科研工作40年，在长期的临床实践中逐渐形成以“脾土为枢，顾护后天”治疗皮肤病的学术思想。20多年以特应性皮炎为主攻方向进行相关研究，创立的“培土清心法”治疗特应性皮炎的理论有很高的临床应用价值，其诊疗理念的核心内容已写入全国中医药行业高等教育“十三五”规划教材《中西医结合皮肤性病学》及卫生健康委员会（原国家卫生和计划生育委员会）“十二五”规划教材《中医外科学》；主持完成国家“十一五”科技支撑计划课题“培土清心法治疗特应性皮炎的临床研究”，主持组织专家形成并发布了“特应性皮炎中医诊疗方案专家共识”，主编出版了专著《特应性皮炎中西医结合治疗》，“培土清心”的中药组合物及其制备方法已获得国家知识产权局专利，培土清心颗粒获国家市场监督管理总局临床试验批件和广东省药品监督管理局医疗机构制剂注册批件。2015年，在陈教授的带领下，“特应性皮炎”作为皮肤科唯一的一个病种获得广东省中医药强省建设专项中医优势病种突破项目资助。先后主持及参与国家级课题6项，国家级重大专项协作课题1项、省部级和厅局级课题

40余项。在国内外发表学术论文180余篇，主编高等院校教材8部，主编专著18部，副主编专著6部，获得国家级二等奖1项，省部级一等奖2项、二等奖7项、三等奖5项，获得专利3项。

一

“中土为枢，从脾论治”是慢性皮肤病辨治的核心

慢性皮肤病是一类临床最常见的皮肤病，主要有湿疹、特应性皮炎、荨麻疹、脂溢性脱发等。这类疾病往往病程迁延，反复发作，需要长期控制及治疗，给患者的日常生活造成诸多困扰。陈教授认为皮肤之病本于内而形诸于外，慢性皮肤病发生和发展与内在脏腑尤其是脾胃息息相关。陈教授结合多年临床实践与教学经验，提出了“中土为枢，从脾论治”治疗慢性皮肤病的思想。“中土为枢”既强调了脾土在慢性皮肤病病因病机中的主导地位，更强调了脾胃在慢性皮肤病气机升降调节中的枢纽作用；“从脾论治”主要体现在健脾、运脾、护脾等一系列以顾护脾土为主的用药治疗思路。李东垣云：“内伤脾胃，百病由生……百病皆由脾胃衰而生。”《灵枢·本脏》云：“脾坚则脏安难伤。”《金匮要略》载：“四季脾旺不受邪。”脾为后天之本，气血生化之源，脾运化水谷精微，并以之濡养五脏六腑、四肢百骸。因此，脾为中土，五脏相安，可见脾胃在各脏腑慢性疾病发生、发展及预后中皆起到举足轻重的作用。周之干《慎斋遗书》云：“诸病不愈必寻到脾胃之中。”亦说明从脾论治在中医辨证论治中的主导地位。陈教授在多年临床实践中总结发现，许多慢性皮肤病中后期病程迁延，反复难愈，亦与脾胃虚弱息息相关，因此提出“从脾论治”是慢性皮肤病稳定、好转、减少复发的关键因素。

脾胃功能与肌肤、毛发的生理病理相关。脾为仓廪之官，主运化水谷精微，为气血生化之源，主肌肉。如脾虚不运，精微无以化生，气血不能滋养肌肤、毛发，故见肌肤甲错干燥、瘙痒、脱发，或肌痹、皮痹等。脾为水液代谢的枢纽，岭南地区皮肤病以湿邪居多。湿邪为患，来源于天地人三个方面：外常兼夹其他外邪，如风、寒、暑、热等邪；内常脾胃运化失职，湿邪内生，湿邪困脾，湿邪化热，蕴于肌肤而为病；内外湿相合导致湿邪缠绵难去，可出现皮肤肿胀、糜烂、渗液等，发为湿疮、臁疮，且病程迁延难愈。陈教授常从脾论治脱发、顽固性湿疹、唇炎等疑难慢性皮肤病，如脱发治以固肾健脾滋阴、特应性皮炎治以培土清心、顽固性湿疹治以固本化湿祛瘀等。脾胃为气机升降的枢纽，脾主运化水湿，脾不

健运、湿邪内生引起渗液、流滋，如湿疹、大疱病等，故在论治湿疹、特应性皮炎、天疱疮等慢性皮肤病时，应重视脾胃在发病中的枢纽作用。通过调理脾胃升降为枢，枢纽一开，便能宣通三焦气机，让湿邪有所去路。对于慢性皮肤病之寒热错杂证，陈教授亦从脾胃之枢纽调节气机升降，脾胃同属中焦，“纳食主胃，运化主脾，脾宜升则健，胃宜降则和”。叶天士《临证指南医案》言：“脾胃之病，虚实寒热，宜燥宜润，固当详辨。其于‘升降’二字，尤为紧要。”此外，健脾法不应拘泥于温补，还应从调畅气机升降的角度出发，土为中轴，脾升胃降，故以辛开苦降甘调之法调理脾胃，使其气机升降相宜，带动全身脏腑气机运行，气机运转舒畅则脾升胃降，升降协调，枢机自转，湿邪易化，诸症自除。

治法方面，李东垣提出：“治湿不治脾，非其治也。”陈教授在多年临床实践中，时刻强调“从脾论治”慢性皮肤病的重要性，主要体现在健脾、运脾、护脾等三方面。

1. 健脾之法，贵在平中见奇

陈教授治脾用方不投猛剂，不用大方，多用太子参、白术、炒薏苡仁、五指毛桃等。脾胃为多血多气之脏腑，用药当清和，多用平和、清补之品健脾，唯有清和之气，方能健脾益气，药多选用平和之品，助脾胃运化水谷。临床上，陈教授喜用太子参，其补气之药力虽较人参、党参弱，养阴清火之药力亦不如西洋参，但其味甘、微苦、性平，兼具补气、养阴、生津之功，既可益气健脾，又可生津润肺，补而不燥，是补气中的一味清补之品，尤其适合慢性脾虚兼夹湿热之体质所用。

2. 运脾之法，贵在因势利导

脾胃之病，“升降”二字尤为紧要。陈教授认为，健脾法不应拘泥于温补，还应从调畅气机升降的角度出发，临床常以陈皮、苍术等燥湿同时，兼顾理气。《本草崇原》谓：“凡欲补脾，则用白术；凡欲运脾，则用苍术；欲补运相兼，则相兼而用。如补多运少，则白术多而苍术少；运多补少，则苍术多而白术少。品虽有二，实则一也。”针对儿童慢性皮肤病患者，常酌情加减消食运脾之药物，健脾与消食药物配合则相得益彰，“有走有守”，故儿童皮肤病慢性期伴有纳差、食积等症状时，陈达灿教授多用独角金、鸡内金、麦芽、谷芽、布渣叶等药物消食化积，因势利导，使湿热之邪有出路，从而脾气得运，枢机自利。

3. 护脾之法，贵在三因制宜

《太平圣惠方》云：“岭南土地卑湿，气候不同，夏则炎热郁蒸，冬则温暖无雪，风湿之气易伤人。”岭南地区长年潮湿闷热，这种气候的特殊性决定了人群容易感受湿热之邪，导致各种皮肤病高发，病程缠绵难愈；加之现代城市人作息不规律，精神紧张，导致先天之精和后天之气固护不周，决定了岭南皮肤病正虚邪恋的特点，尤其常见脾虚为本的湿邪留恋之证，而少见明显大寒大热之证。陈教授考虑到岭南地域和人体体质的因素，处方时多用清轻宣气、气味平和之品，如一些花、叶类药物和岭南地道草药，以求祛邪不伤正。

健脾化湿祛瘀法治疗结节性痒疹案

林某，男，48岁。初诊时间：2019年3月15日。

病史概要：患者因“四肢起丘疹、结节2年”至我院门诊就诊。2年前无明显诱因，四肢起淡红色丘疹，自觉剧痒，后渐成为红褐色或灰褐色的黄豆至蚕豆大坚实结节，少许脱屑，不融合，多方求治，外院诊断为“结节性痒疹”，西药以抗过敏、钙剂、维生素，以及外用霜剂、液氮冷冻、局部注射糖皮质激素等方法治疗，均未见明显疗效。

中医诊断：马疥（风湿热聚，痰瘀毒蕴）。

西医诊断：结节性痒疹。

四诊资料：四肢散在黄豆至蚕豆大的圆锥形或半球形坚实结节，表面粗糙，少许脱屑，呈红褐色或灰褐色，不融合，瘙痒难忍；情绪低落，口干口苦，失眠心烦，舌红苔白腻，脉弦滑数。

辨证分析

（1）先辨疾病：本病是由湿热风毒聚结皮肤，气滞血瘀痰结，蕴伏于肌腠之间，日久未经发泄，故历久不愈。郁久则成毒成瘀，故皮疹表现为坚实结节。本病多由饮食不节，脾胃不和，使体内蕴湿，复感受风邪，则风湿热邪相搏，蕴结肌肤；或蚊虫叮咬，毒液内浸，湿热风毒聚结皮肤，经络阻隔，气血凝滞，形成结节而作痒。

（2）再辨方证：本病的治疗关键是祛风化湿、散结止痒。临床以风湿郁毒、脾虚湿瘀互结两型多见，其中风湿郁毒常见于急性期患者。而本病患者的皮疹日久不愈，呈硬实结节，褐黑色或者灰褐色，表面粗糙，脱屑，剧烈瘙痒，苔白，辨证属脾虚湿瘀型者，以经验方“三术汤”加减。

处方：白术20g，苍术10g，莪术15g，白花蛇舌草15g，白鲜皮20g，土茯苓20g，淡竹叶15g，生地黄15g，防风15g，钩藤15g，鸡血藤30g，牡蛎30g，甘草10g。7剂，水煎服，饭后温服。

药后反馈：患者服药7剂后，结节变平，瘙痒较前减轻，舌红，苔黄腻，脉弦滑，上方加黄芩以加强清热燥湿解毒之功。再服7剂后，瘙痒明显缓解，口干口苦、失眠心烦诸症消失，舌苔仍黄腻，改淡竹叶为苦参15g以清热利湿解毒止痒，加浙贝15g以清热化痰散结。服药2个月，原结节变平，偶有少许瘙痒，舌苔变薄，考虑风湿热毒之邪已解。病程后期，原方去苦参、白鲜皮，加全蝎3条搜风散结通络，丹参20g活血化瘀以巩固疗效。

按：结节性痒疹又称疣状固定性荨麻疹或结节性苔藓，为疣状结节性损害，好发于四肢，尤以小腿伸侧为多。本病初起皮疹为淡红色丘疹，后渐成为黄豆至蚕豆大的圆锥形或半球形坚实结节，表面粗糙，可有少许脱屑，呈红褐色或灰褐色，一般不融合，自觉剧痒。慢性经过，可长期不愈。其顽固难治，因其剧痒，属于“疥”一类。《巢氏病源·疥候》云：“马疥者，皮肉隐嶙起，作根墌，搔之不知痛”中医认为本病常因饮食失节，过食生冷及腥发动风之品，伤及脾胃，脾失健运，湿从内生，蕴久化热，致使脾为湿热困阻；加之复感外界风、湿、热邪，内外之邪相搏，充于腠理，浸淫肌肤而发本病。由湿热风毒聚结皮肤，气滞血瘀痰结，蕴伏于肌腠之间，日久未经发泄，故历久不愈。“湿”性黏腻，湿疹缠绵难愈，易于耗血伤阴，化燥生风，郁久则成毒成瘀，故皮疹表现为坚实结节；风甚则痒，痒甚则心烦失眠；口干口苦是湿热熏蒸之象；舌红是风湿热毒之症。治以搜风清热利湿、化痰活血软坚为法，常用自拟方三术汤加味。白术健脾渗湿，苍术醒脾燥湿，莪术活血化瘀、软坚散结，三药配伍可增效，加强健脾渗湿之功，从根本上祛除湿邪之来源。方中白花蛇舌草清热解毒，白鲜皮、土茯苓清热利湿，淡竹叶清心安神止痒，生地黄凉血泄热，防风、钩藤祛风止痒，鸡血藤、牡蛎以活血软坚。随症加减时，可加红条紫草、丹皮等以行瘀散结，浙贝、夏枯草、皂角刺以散结，茵陈、川萆薢、地肤子以清热利湿；久病风邪难去时，可加地龙、全蝎、乌蛇等以搜风散结，并可酌加蜈蚣、水蛭等血肉有情之品以通络散结。诸药共奏祛风清热利湿、化痰活血软坚之功，然邪已成毒，需久服方效。

二

培土清心治疗小儿特应性皮炎

特应性皮炎（AD）又名特应性湿疹、遗传过敏性湿疹等。该病多发于婴幼儿与儿童，部分迁延至成年。临床主要表现为具有“特应性”体质的人群反复出现皮肤瘙痒及湿疹样皮损，相当于中医学文献记载的“四弯风”“奶癣”“浸淫疮”等疾病范畴。陈教授根据 30 余年的临床经验，提出 AD 多由禀赋不耐，胎毒遗热，外感淫邪，饮食失调，致心火过胜，脾虚失运而发病。其中禀赋不耐、胎毒遗热是特应性皮炎发病的重要基础，“禀赋”由父母而来，既包括受孕后胎儿在母体中所受父母之精气的影响，也涵盖了孕妇及其所处生存环境对胎儿的影响。正如朱丹溪在《格致余论》中云：“儿在母胎，与母同体，得热则俱热，得寒则俱寒。”因此，体质偏颇的母亲会对胎儿的生长发育传递相应的不良信息，即形成所谓的“胎毒”。心火偏胜和脾胃虚弱则是特应性皮炎的主导病机，但在不同年龄时期的病机也有所侧重，其中婴儿期和儿童期病机较为单纯，婴儿期以心火为主，儿童期常表现为心火与脾虚交织；而成人的致病因素则更为复杂，受外邪、饮食、情志的影响较大，可出现夹风、夹热（心火、肝火）、夹瘀、气血不足、血虚风燥等复杂的兼夹证[1]，治疗上应仔细甄别，谨循病机，随证治之。

AD 的患者人群以小儿为主，其具有独特的生理特点。中医认为，小儿为稚阴稚阳之体，其“脏腑娇嫩，形气未充”，脾常不足而心常有余。婴幼儿因生长发育迅速，相对于成年人对精血津液等物质的需求会更多，但其脾胃之体成而未全，脾胃之气全而未壮，加上部分家长喂养不当，极易被饮食所伤，普遍容易出现食欲欠佳、舌质偏淡、脉象偏濡等临床表现；加之患儿由于遗传父母禀赋不耐的体质，以及母亲孕期进食肥甘厚味食物，内生湿热，化为胎毒遗热，更会加重脾胃功能受损。《幼科概论》云：“湿由脾气虚弱，不能运化以行水，水性凝滞不动，日久腐化，转侵脾土，以成种种湿症之象也。”[2] 脾虚则水湿运化失健，泛溢肌肤，故而出现奶癣、湿疮等，可以说脾土不足在发病中占据主导地位。而其心火除胎毒遗热同气相求外，多由脾虚湿郁所致，湿郁化火，甚者化为火毒。因此，脾常不足是婴儿的基本生理特点，而心火亢盛则是 AD 儿童时期突出的病机特点。临床急性期特应性皮炎患者常以心火偏亢、风湿热蕴于肌肤为主，表现为皮疹潮红、肿胀、渗出、瘙痒剧，以及烦躁失眠、小便黄、大便干结、舌边尖红；缓解期更多表现为“内湿而外燥”，出现皮损色暗、肥厚、苔藓化，同时伴有纳差便溏、皮肤干燥、舌质淡胖等。成人特应性皮炎的中医病机则更为复杂，因病久心火耗伤元气，脾虚气血生化乏源，脾虚血燥，肌肤失养而致；或因长期应用苦寒清热、苦温燥湿，损伤脾胃，由脾虚发展至脾肾两虚。

因此，陈教授治疗特应性皮炎始终着眼于脾胃，并根据心脾两脏的生理、病理特点及临床表现，立方以心脾为要，创制了“培土清心方”，主要由太子参、山药、连翘、薏苡仁、灯心草、钩藤、淡竹叶、牡蛎、甘草组成。方中太子参、白术、山药等培土渗湿；湿邪较重者，可酌加茯苓、苍术。其中苍术药性偏温、不燥烈，燥湿健脾效果佳，既起运化脾湿之功，又无过燥伤阴之忧。连翘为“疮家圣药”，既清心火，又解热毒，能解小儿六经郁热，且于清心解表之中兼有透表之力；烦躁、夜间哭闹不安者，以灯心草、钩藤、牡蛎清心除烦安神。全方用药轻灵，清而不伤正，养而不留邪，治疗时始终重视调理脾胃，力求补益不碍胃，攻邪不伤脾。临证需权衡心火、湿邪与脾虚之轻重，适时调整清心、祛湿和健脾药物之比例，并在健脾的基础上配合祛风、清热、利湿、解毒之剂。急性期以清心火、清热利湿止痒为主，病情缓解时侧重于健脾益气，处方用药讲求中病即止，不过用苦寒攻伐，以免损伤脾阳，变生他症。

培土清心方治疗成人特应性皮炎案

赖某，女，22 岁。初诊时间：2022 年 6 月 21 日。

病史概要：患者因“面部、四肢、躯干反复红斑丘疹伴瘙痒 20 年余，加重 4 个月”前来就诊。患者于婴幼儿期面部即出现红斑、渗液，于当地妇幼保健院诊断为“奶癣”，经治疗后好转。6 年前食用海鲜后，四弯部位开始出现红斑、丘疹，瘙痒明显，曾口服盐酸西替利嗪口服液等抗过敏药及外涂他克莫司软膏、地奈德乳膏后效果不佳，皮疹逐渐蔓延至面颈部、躯干，尤其是夏季出汗后及食用牛肉、海鲜后皮疹加重，全身皮肤干燥脱屑。患者个人及其父亲有过敏性鼻炎病史。2022 年 3 月，过敏原检查结果示尘螨 5 级过敏；嗜酸性粒细胞计数：0.75×10^9/L，总 IgE 1362 IU/mL。

中医诊断：四弯风（心火脾虚）。

西医诊断：特应性皮炎。

四诊资料：全身皮肤干燥，面、颈、躯干部弥漫潮红斑片、丘疹，口唇少许脱屑，四肢屈侧皮损肥厚、抓痕，呈苔藓样变，夜间瘙痒明显，烦躁难以入睡，胃口不佳，大便偏稀，患者常年喜食生冷瓜果及饮料，口干；平素月经周期准，但量少，痛经，有血块。舌质淡，舌尖红，苔黄腻，脉弦滑。

辨证分析：患者胃口不佳，大便稀，舌淡苔腻为脾虚湿蕴之象；脾虚水液运化失调，气血不能濡养皮肤，故见全身皮肤干燥、红斑、脱屑；且脾虚气血生化无源，故月经量少且有血块。患者皮疹颜色鲜红，夜间烦躁难以入睡，且舌尖红，苔黄腻，此为心火盛的表现。因此，该患者辨证为心火脾虚证。

处方：白术 15g，炒薏苡仁 30g，茯苓 20g，淡竹叶 15g，生地黄 15g，金银花 15g，连翘 15g，羚羊角粉 1 包，丹皮 15g，甘草 5g。7 剂，水煎服，日 1 剂。

二诊：患者用药 7 天后，诉瘙痒较前减轻，大便成形，皮疹颜色较前变暗，故去白术、丹皮；加白茅根 20g，北沙参 30g，陈皮 5g，炒栀子 10g 养阴润燥，兼清心火。14 剂。

三诊：14 剂药后，躯干及面颈部原有红斑较前明显消退，近期腹部新发小片红斑，面部皮肤仍干燥脱屑，少许瘙痒，眠差，纳可，自觉腹胀，大便不成形，舌红苔黄腻，脉弦细。

处方：白术 15g，炒薏苡仁 30g，苍术 10g，淡竹叶 15g，马齿苋 20g，连翘 15g，陈皮 10g，茯苓 20g，葛根 20g，炒黄连 10g，黄芩 10g，茵陈 15g，甘草 5g。7 剂，水煎服，日 1 剂。

四诊：7 剂药后，面颈部及躯干红斑、丘疹基本消退，纳可，瘙痒明显减轻，夜间多梦，大便偶有黏滞，舌淡苔白微干，脉弦细。上方去苍术、葛根、黄芩、茵陈；加太子参 15g，牡蛎 30g，龙骨 30g，槐花炭 15g，14 剂收工。

按：《幼科发挥》云“小儿诸疮，皆胎毒也……父母命门之中原有伏火，胚胎之始儿则受之，既生之后，其火必发为痈疽丹疹癣，一切恶疮，名曰胎毒者是也。”[3]《幼科证治大全·九五诸疮癣疥》中亦认为“小儿脏腑，本是火多，况有失调。外受风寒，郁而为热，内袭母乳五味七情之火……发于皮肤之间，则为疮癣疖毒”[4]，说明父母体质在特应性皮炎等皮肤病发病中的重要作用。父母的特殊体质，加之孕期饮食不节、七情不畅，化而为火，小儿在胎中即受毒或由后天摄食母乳，伏邪遗留体内，外发于肌肤而为病。因此，禀赋不耐、胎毒遗热是特应性皮炎发病的重要基础，本案患者自出生起即出现面部“奶癣”，乃禀父母过敏性体质而来。AD 虽病位在体表，实与五脏六腑有着密切的关系，尤其与脾相关。“脾主五脏之气”，脾运化水谷、津液，化生气血以濡养肌肤。青春期后饮食不当，嗜食生冷之品损伤脾胃功能，故在内易致脾胃运化失常，气血生化无源，出现纳差便溏、腹胀、月经量少等症状。在外由于水液代谢失调，湿邪郁于中焦，日久化火，故在内属于脾胃在外表现为皮肤红斑丘疹、干燥肥厚、瘙痒脱屑等湿热蕴肤的表现，本病以脾胃损伤为本，心火及湿热蕴肤为标，故急性期治疗时在清热利湿的同时，应始终重视脾胃功能的恢复。首诊处方以培土清心方加减，方中炒薏苡仁、茯苓、淡竹叶、生地、金银花、连翘等药用药轻灵，清热利湿而不伤脾胃。待皮损颜色转暗，湿热已去除大半，此时则调整用药重点，减少清热利湿之品，转以太子参、白术、茯苓、陈皮等健脾理气渗湿为要，少佐淡竹叶、连翘、槐花炭等淡渗利湿之品祛除余邪收工。

三

固本化湿法治疗顽固性湿疹

湿疹，属中医湿疮、浸淫疮、奶癣等范畴，是由多种内外因素引起的一种具有明显渗出倾向的炎症性皮肤病，常伴剧烈瘙痒，是临床常见病、多发病[5, 6]。顽固性湿疹常由急性、亚急性湿疹反复发作、迁延不愈转化而来，病程较长，以皮肤浸润肥厚、剧烈瘙痒、易复发为特征。《诸病源候论·疮候》曰：“瘑疮者，由肤腠虚，风湿之气，折于血气，结聚所生。多著手足间，递相对，如新生茱萸子，痛痒，抓搔成疮，黄汁出，浸淫生长，拆裂，时瘥时剧。”详细描述了湿疹是在卫阳虚弱、营卫不调基础上，外由风湿之邪侵袭而发病。而卫阳虚弱责之于肺，肺的功能失调，卫失调控，邪气外郁卫表而发疹。病邪方面，古今众多医家一致认为湿邪是湿疹的主要致病因素[7, 8]。湿性黏滞、重着、缠绵，导致本病病程长、缠绵难愈。《内经》云：“诸湿肿满，皆属于脾。”脾为土脏，主运化，喜燥而恶湿。脾健则水谷得以运化，脾虚则湿浊内生，湿邪久蕴肌肤，复感外邪，乃发病。此外，在顽固性湿疹治疗中，过用寒凉药物伤及脾胃，脾胃乃后天之本，脾胃失运则气血生化乏源，正气滋养不足，无力抗邪于外，导致邪毒留恋甚至内陷，百药难施。因此，中医学正虚是顽固性湿疹发病的根本，即肺脾功能失调和卫阳不足；湿邪为重要致病因素，且贯穿始终。

陈教授在长期的临床中认识到湿疹与脾的运化功能密切相关，因此形成先天禀赋脾气不足，或后天脾胃受损是湿疹发病的核心环节的独特观点。以往长期临床观察发现，湿疹患者尤其顽固性湿疹多有脾胃功能的紊乱。患者脾胃功能正常与否，直接关系其湿疹的症状轻重与病程长短，脾居中焦，主运化水谷精微、升清降浊，是水液代谢的枢纽，脾不健运、湿邪内生可引起渗液、流滋，水湿停滞，又可困脾，导致脾虚，进一步加重湿邪停滞，日久易生热。故该病本在脾虚，标在风、湿、热。治疗湿疹时，既要重视湿热的一面，又要重视脾失健运的调整，尤其对于顽固性湿疹。同时，考虑湿为阴邪，易损伤脾肾阳气，阳虚则水停不化，易使病程缠绵难愈，因此在辨证治疗中需注意顾护阳气，酌情添加温热之药可加快湿邪的祛除。

叶天士《临证指南医案》云："大凡经主气，络主血，久病血瘀。初为气结在经，久则血伤入络。或久病气机逆乱，气有一息之不通，则血有一息之不行，气滞则瘀血易生。"提出了"久病多瘀""久病入络"的病机理念。这正符合顽固性湿疹病情缠绵反复，日久不愈，皮损表现为粗糙、肥厚明显、皮疹颜色暗淡的病机。陈教授认为，顽固性湿疹患者不仅"久病多瘀""久病入络"，且血虚不能滋养肌肤，体肤失养，血虚生风，可见发作剧烈瘙痒。其治当遵李中梓《医宗必读·痹》"治风先治血，血行风自灭"之旨。对于顽固性湿疹辨证属湿证患者，陈教授常采用健脾除湿、破血除瘀、活血通络、养血润肤、疏风止痒之法；治疗的同时不仅要关注皮疹，同时需要注重饮食、二便、睡眠等整体情况的调节。对于一些慢性湿疹，抓住疾病的核心病机，坚守基本治疗方法不变，根据病情变化随症加减，坚持治疗方可取得较好疗效。此外，注重引经药的应用，可提高临床疗效。

陈教授在运用中医药治疗皮肤疾病，尤其是顽固性难治性皮肤病如原发性皮肤淀粉样变、慢性湿疹等，辨治不拘泥于常法，尤其运用"三术药对"加减治疗脾虚失运，营血不足，湿热与气血瘀滞所致顽固性皮肤病，每获良效。所谓"三术"，是由"白术、苍术、莪术"三味药组成，固本化湿方正是在三术汤的基础上发展而来。三术药物配伍中，白术，味甘、苦，性温，入脾、胃经，功效健脾和中、燥湿利水；苍术，味辛、苦，性温，入脾、胃、肝经，功效燥湿健脾、祛风散寒。白术与苍术是治疗脾虚有湿的皮肤病常用药，二者性味、功效同中有异，皆有健脾燥湿功能，均可用治湿留中焦、脾失健运之证。然白术之精要在于健脾而化湿，通过健脾，达到化湿的功效，适用于脾虚湿困而偏于虚证者；苍术苦温，其功效在于燥湿而运脾，通过燥湿而使脾气得运，适用于湿浊内阻而偏于实证者，常用于日久之顽湿。两者共奏健脾除湿之效，消除顽湿之本，相得益彰，标本同治。正如《本草崇原》谓："凡欲补脾，则用白术；凡欲运脾，则用苍术；欲补运相兼，则相兼而用。如补多运少，则白术多而苍术少；运多补少，则苍术多而白术少。品虽有二，实则一也。"现代药理研究表明，苍术乙酸乙酯提取物能抑制小鼠毛细血管通透性，增强小鼠单核巨噬细胞系统吞噬功能，减少炎症部位的前列腺素 E 含量[9]。然顽固性皮肤病多日久顽固，瘀结较重，莪术味辛、苦，性温，入肝、脾经，功效行气破血、消积止痛。其功效在于破血，主治癥瘕痞块、瘀血经闭、食积胀痛等。白术、苍术配伍莪术可起活血化瘀，通行经络而不伤正气，以消除皮肤瘀结之肥厚斑块。正如叶天士《临证指南医案》云："大凡经主气，络主血，久病血瘀，初为气结在经，久则血伤入络。或久病气机逆乱，气有一息之不通，则血有一息之不行，气滞则瘀血易生。"现代药理研究表明，β-榄香烯、莪术醇是莪术油中提取的萜类成分，能影响细胞周期和诱导肿瘤细胞凋亡，进而发挥抗肿瘤作用。除此以外，还有抗血栓、抗病毒作用[10-12]。三术共用，起到健脾燥湿、活血化瘀、软坚散结之功，对于慢性顽固性湿疹效果良好。

陈教授针对脾虚失运、营血不足导致的顽固性湿疹，其主要病机为湿热与气血瘀滞，辨证施以"三术汤"健脾除湿、破血除瘀、活血通络。若患者久病出现急性发作皮损，皮疹表现为色红、灼热、瘙痒，常加生地黄、丹参、茜草凉血祛瘀；若患者病久皮肤干燥、粗糙、黯沉明显者，常加丹参、生地黄、茜草，以加强活血凉血之功；若湿热较重者，常加炒栀子、茵陈、白鲜皮、地肤子以清热利湿；若瘙痒剧烈，以致心神不宁、睡眠欠佳者，常从镇静安神入手，加用珍珠母、龙齿等重镇安神、平肝息风之品。现代研究表明，珍珠母和龙齿等重镇安神之品，富含人体所需的氨基酸和微量元素，而补充氨基酸和微量元素可以使其相关的多种辅酶活性增强，更好地发挥生理功效[9]。

陈教授在治疗顽固性皮肤病时，四诊合参，明辨标本，论治准确。认为湿疹之类顽固性皮肤病的病因病机多由于先天禀赋不足，或情志失调，或饮食失节，或过食辛辣刺激荤腥动风之物，脾胃受损，失其健运，湿邪内蕴，郁久化热，而湿热内生，加之外受风湿热邪气，日久化燥，致气血瘀滞，皮肤失于濡养则见皮肤干燥，血燥生风，故觉皮肤瘙痒难忍。该类疾病之本在于脾虚失运，营血不足，其标在于湿热与气血瘀滞。陈教授采用健脾除湿、破血除瘀、活血通络、养血疏风之法，运用"三术药对"加减标本兼顾，临床取效迅速，对于异病同证的其他顽固性皮肤病同样有指导意义。

三术汤加减治疗顽固性湿疹案

余某，男，71 岁。初诊时间：2022 年 7 月 19 日。

病史概要：患者因"四肢红斑丘疹伴瘙痒 14 年，加重 2 年"至我院门诊就诊。14 年前因食用海鲜后出现右侧小腿红斑、丘疹，后泛发至全身，全身散在红斑、丘疹、渗液，局部苔藓样改变，夜间瘙痒明显。曾多次至外院就诊，诊断为"湿疹"，先后予地奈德乳膏、曲安奈德软膏、抗酸莫米松等激素药膏外搽，治疗期间皮损可改善，停药即复发。

中医诊断：湿疮（风湿热聚，痰瘀毒蕴）。

西医诊断：顽固性湿疹。

四诊资料：四肢散在红斑、丘疹，少许渗液，局部可见苔藓样变，瘙痒夜间为甚，口干口苦，纳可，眠差，易醒，二便可，舌红苔黄腻，舌有缨线，脉滑数。

辨证分析

（1）先辨疾病：中医认为本病是由湿热风毒聚结皮肤，气滞血瘀痰结，蕴伏于肌腠之间，日久未经发泄，故历久不愈。郁久则成毒成瘀，故皮疹表现为红斑、丘疹、苔藓样改变。陈教授认为，本病是由于饮食不节，脾胃不和，使体内蕴湿，复感风邪，则风湿热邪相搏，蕴结肌肤；或蚊虫叮咬，毒液内浸，湿热风毒聚结皮肤，经络阻隔，气血凝滞，形成结节而作痒。本案为前者。

（2）再辨方证：本病的治疗关键是健脾化湿、活血止痒。临床以风湿郁毒、脾虚湿瘀互结两型多见，风湿郁毒常见于急性期患者。而本病患者皮疹日久不愈，虽少许渗液，但皮损呈苔藓样改变，剧烈瘙痒，夜间为甚，苔腻，辨证属脾虚湿瘀型者，方以经验方“三术汤”加减。

处方：白术15g，苍术10g，莪术15g，黄柏10g，薏苡仁30g，白鲜皮30g，土茯苓30g，毛冬青20g，淡竹叶15g，法半夏10g。7剂，水煎服，日1剂。

药后反馈：患者服药7剂后，皮损改善，患者自行停药，未及时复诊。2个月后皮疹反复，下肢为甚，再次前来就诊，时见四肢散在红斑、丘疹、斑块，左下肢肿胀、渗液，纳可，眠差，入寐难，小便可，大便干结，舌红，苔微黄腻，脉滑。上方去毛冬青，加杏仁、滑石、白蔻仁、厚朴以加强燥湿利水解毒之功。再服7剂后，皮损较前好转，效不更方。服药1个月，皮损基本消退，无红斑、丘疹、渗液，四肢可见散在色素沉着，考虑湿热毒邪已解，在原方基础上，加太子参16g，茯神20g健脾安神以巩固疗效。

按：湿疹属中医学“湿疮”“浸淫疮”范围。中医认为本病多因风、湿、热、毒等原因引起，尤以“湿邪”为主，病久致虚致瘀。慢性经过者，可长期不愈，反复发作。《内经》云：“诸湿肿满，皆属于脾。”中医认为本病常因饮食失节、过食生冷及腥发动风之品伤及脾胃，脾失健运，湿从内生，蕴久化热，致使脾为湿热困阻；加之复感外界风、湿、热邪，内外之邪相搏，充于腠理，浸淫肌肤而致本病的发生。“湿”性黏腻，湿疹缠绵难愈，易于耗血伤阴，化燥生风。郁久则成毒成瘀，故皮疹表现为苔藓样改变；风甚则痒，痒甚则心烦失眠；口干口苦是湿热熏蒸之象；舌红是风湿热毒之症。治以搜风清热利湿、化痰活血软坚为法，常用自拟方三术汤加味。白术健脾渗湿、苍术醒脾燥湿、莪术活血化瘀软坚散结，三药配伍可增效，加强健脾渗湿之功，从根本上祛除湿邪之来源。方中毛冬青清热解毒，白鲜皮、土茯苓、薏苡仁清热利湿，淡竹叶清心安神止痒，黄柏清热燥湿，法半夏燥湿散结。随症加减时，可加滑石、杏仁、白蔻仁等利湿清热，太子参，茯神等安神健脾，紫草、丹皮等行瘀散结；久病风邪难去，可加地龙、全蝎、乌梢蛇等以搜风散结，并可酌加蜈蚣、水蛭等血肉有情之品以通络散结。诸药共奏祛风清热利湿、化痰活血软坚之功。

四

健脾固肾治脂溢性脱发

1. 明察病机，力主脾肾为本

陈教授认为肝肾阴阳平衡失调，尤其是肾阴不足系脂溢性脱发的主要病因。脂溢性脱发古称“发蛀脱发”，其病机多责之肝肾阴虚。肾贵为人的先天之本，其主封藏，为藏精之脏，因头发的充盛离不开阴精的滋养，故有“肾者，其华在发”之说；脾为气血生化之源，为后天之本；脾肾精血共为毛发生长之必需物质，《内经》云：“血气盛则肾气强，肾气强则骨髓充满，故发黑；血气虚则肾气弱，肾气弱则骨髓枯竭，故发白而脱落。”患者或因先天肾中禀赋不足，或由于学习工作紧张，经常熬夜、睡眠不足，久之后天脾气不足、先天肾阴暗耗，致阴阳失衡。头皮阴血不充，发失濡养，毛发生长无源，毛根空虚而发落。现代医学认为，脂溢性脱发是一种明显受遗传因素影响的疾病。有关其病理机制，长期慢性的紧张状态一方面刺激垂体—肾上腺轴，肾上腺源性雄激素分泌增多，机体内分泌失调；另一方面植物神经功能紊乱，皮肤血管收缩功能失调，使头皮营养障碍，因而导致本病的发生。这与其脾肾阴阳平衡失调的观点是一致的。

2. 强调健脾，兼顾清热祛湿

陈教授在多年的临床实践中发现，脂溢性脱发的发生不但与肝肾气血不足等“虚”有关，而且与湿、热等“实”亦密切相关。《素问・五脏生成》谓：“其主脾也，是故……多食甘，则骨痛而发落。”脾主运化，为后天之本，现代人多饮食不节，过食肥甘厚味、辛辣酒类及煎炸之品，每易致脾气受损，脾失健运，水湿内停，郁久化热，则湿热内生。加之广州位在南方，地属湿地，气候常年温热潮湿，而现代人又多喜熬夜，故当地脱发患者往往同时出现脾虚湿阻、肝肾阴虚之证。湿性黏滞，热性趋上，内外湿热交织，上蒸颠顶，侵蚀发根，致头发油腻、脱落，瘀血阻络，气血无法上养发根而发脱、头皮瘙痒，此时治疗易陷入养阴则生湿邪恋，利湿则伤阴化火的矛盾。该证型的患者多以头面部油腻、舌苔厚腻为主要表现，如仍单纯用滋补肝肾药物治疗，易碍脾生湿，导致疾病加重。在治疗脱发时，陈教授多从肾、脾、湿热三方面论治脂溢性脱发，治法上强调以平补肝肾、益气健脾为主，平补肝肾可选用如熟地黄、女贞子、旱莲草等药物，熟地养血滋阴补肾，《本草纲目》记载其能“生精血……黑须发”;《本草备要》谓女贞子能“补肝肾，安五脏，强腰膝，明耳目，乌须发”,《本草纲目》谓旱莲草能“乌髭发，益肾阴”,《本草从新》谓之“汁黑补肾，黑发乌须”，二药同用，平补肝肾之阴；健脾则借助太子参、山药、白术、茯苓等平和之品，健运脾胃，益气化湿，助药力运化，使补而不腻，化生气血，滋养毛发；同时，在方中喜加牡丹皮、丹参、蒲公英等具有清热功效的药物，其中丹皮清热而泻肾中阴火、丹参清热凉血活血、蒲公英清热利湿祛脂，可防本方过于温燥，反伤阴津、精血之虞。整体力求滋水益精以涵木，健脾益气以生血，培补后天以促先天，并兼顾清热祛湿，共奏补益肝肾、健脾益气、清热祛湿、启窍生发之效。

如遇皮脂腺分泌旺盛，头发油腻，湿热偏重的油性脱发患者，可选加土茯苓、茵陈、生山楂、布渣叶、白花蛇舌草、崩大碗（积雪草）以加强清热除湿祛脂之力；头皮瘙痒甚者，加白鲜皮、地肤子、僵蚕以祛风止痒；头发焦黄干枯，头屑较多，偏血虚（热）风燥的干性脱发，酌加赤（白）芍、丹皮、当归、益母草、鸡血藤、紫草、白蒺藜、侧柏叶以养（凉）血祛风润燥；伴腰膝酸软、夜尿频多者，选加枸杞子、菟丝子、怀牛膝、桑寄生、黄精、山萸肉以增强补肝肾、填精血之功；心烦口干、口舌溃疡、舌红少苔、脉细数属阴虚火旺者，可加桑椹、知母、黄柏、玄参以养阴清热泻火；精神紧张、失眠多梦者，酌加牡蛎、龙齿、夜交藤、合欢皮、酸枣仁以安神解郁。

3. 养发益发，活用补气活血

“气为血之帅”，气能生血、行血、摄血。陈教授认为在气、血、发三者之间，气占据着重要的地位。气的充足可以促进血的生成，有利于发的生成与固定；气机的通畅可以促进血液的运行，有利于毛发的濡养，故气的盛衰直接影响着毛发的荣枯与固脱。许多脱发患者常伴有气虚的征象，如全身乏力、易疲倦、自汗、脉细弱等，治疗时若单纯应用滋补肝肾和养血活血之品，往往起效较慢，此时重用生黄芪 30g，取其补气生血生发固发之功用，多可收效显著。

现代研究发现，脱发患者大都存在着微循环功能障碍，主要表现在血流缓慢、血液黏滞等。陈教授在组方中适当加用丹参等活血化瘀类中药，可以改变这种状况。丹参味苦性微寒，具有祛瘀生新、清热凉血、养血安神的功效。现代实验研究表明，丹参能扩张皮下毛细血管，改善微循环，促进毛发再生。蒲公英有清热解毒之功，《本草纲目》谓蒲公英有"乌须发，壮筋骨"之效，现代药理学亦证明其内含肌醇，确有促进毛发生长的作用。

4. 内外结合，重视综合治疗

陈教授在治疗手段上强调内外合治、综合治疗的方法。内治法能发挥中医整体观念，辨证论治的特色，从整体上调节机体内分泌功能以治本；而外治法直接针对患病部位用药，可提高局部药物浓度，使药效直达病所以治标。两法配合，能起到相辅相成、标本兼治、提高疗效的作用。

外用药方面，以头皮瘙痒、头屑多为主者，陈教授常选用止痒生发酊（经验方，内含鱼腥草、白芷、冰片等）外搽、脂溢性洗液 B（经验方）洗发以去屑止痒生发；以皮脂溢出明显、头发油腻为主者，则用祛脂生发酊（经验方，内含仙鹤草、藿香、侧柏叶等）外搽患处、硫黄脂溢性洗液（经验方，主要成分有升华硫等）外洗以祛脂生发；如患者上述自觉症状均不明显，可选用乌发生发酊（经验方，内含三七、川芎、红花等成分）外搽，其主要成分均为活血生血行气之品，能改善微循环，增加血流量，加强毛囊营养，促进毛发生长。同时配合梅花针叩刺、红外线灯照射脱发区，以及丹参注射液穴位注射双侧足三里穴，其效颇为显著。梅花针叩刺和红外线灯照射疗法可疏通经络，运行气血，改善脱发区血液循环，并能刺激毛囊，兴奋毛发生长点，有促进生发之效，照射时配合外用院内制剂金粟兰酊外搽，可增进对局部活血祛瘀的效果；双足三里穴位注射疗法可健运脾胃，益气血生化之源，使气血充盛，经络通畅，毛发得以濡养。

陈教授在临证中运用内服加外用综合疗法治疗早中期、轻中度脱发已取得了较好的疗效，但脂溢性脱发病程缓慢，而且受头发的生长特点（休止期约为 3 个月）和患者个体因素的影响，药物治疗所需时间往往比较长。陈教授认为应当重视与患者的沟通，让其了解并正确认识本病，治疗上先抑制毛发过多的脱落，改善瘙痒、油腻等症状，给予患者信心，鼓励其配合医生坚持治疗，再通过进一步治疗，使其慢慢长出新发。此外，焦虑、抑郁等心理失衡和精神紧张状态，以及不良的饮食、生活习惯等也是诱发加重本病不可忽视的因素。因此，在用药的同时，必须配合适当的心理治疗，耐心做好解释工作，消除患者精神方面的诱因，并合理调整其饮食结构，纠正不良生活习惯，三管齐下方能提高疗效、缩短疗程。

健脾固肾、益气活血法治疗脂溢性脱发案

黄某，男，22岁。初诊时间：2021年12月1日。

病史概要：头发稀疏、油腻1年余。刻下见：头皮屑多，结合皮肤镜检查，考虑脂溢性脱发。纳眠可，二便调。舌淡红，边有齿痕，苔薄白。

中医诊断：发蛀脱发（脾肾两虚）。

西医诊断：脂溢性脱发。

处方：太子参15g，白术15g，山药20g，菟丝子15g，桑寄生30g，枸杞15g，仙鹤草20g，丹参20g，地龙10g，煅牡蛎30g，甘草10g。7剂，水煎服，日1剂。

上方水煎，每日1剂再服。另予口服院内制剂固肾健脾生发口服液，配合外用乌发生发酊。

二诊：2021年12月21日。患者诉头屑减少，舌脉基本同前。上方加女贞子以益肾补中，续服：太子参15g，白术15g，山药20g，菟丝子15g，桑寄生30g，枸杞15g，仙鹤草20g，丹参20g，地龙10g，煅牡蛎30g，甘草10g，女贞子15g。7剂，水煎服，日1剂。

三诊：2022年3月1日。基本已无头屑，头皮清爽，可见少许细小新生毛发长出，偶有头皮瘙痒。

因本次复诊时，患者头发油腻、头屑症状已较前减轻，处方在健脾的基础上，加重补肾益虚的力度，去桑寄生；山药加量至30g，仙鹤草加量至40g，另加旱莲草、肉苁蓉，少量蝉蜕意在疏风止痒。

处方：太子参15g，白术15g，山药30g，菟丝子15g，仙鹤草40g，丹参20g，地龙10g，煅牡蛎30g，甘草10g，女贞子15g，旱莲草20g，肉苁蓉10g，蝉蜕5g，枸杞15g。7剂，水煎服，日1剂。

四诊：2022年5月31日。由于已近夏季，气温升高，且半月来降雨量多，气候潮湿，患者诉近期头屑明显增多，头皮油腻、掉发有加重趋势。纳眠可，小便黄，大便稍黏，舌边红，苔薄白，脉弦。守原方去蝉蜕，加牡丹皮。

处方：太子参15g，白术15g，山药30g，枸杞15g，菟丝子15g，仙鹤草40g，丹参20g，地龙10g，煅牡蛎30g，甘草10g，女贞子15g，旱莲草20g，肉苁蓉10g，丹皮15g。7剂，水煎服，日1剂。

按：本例患者为年轻男性，家族有脂溢性脱发病史。初诊时头皮油腻症状明显，处方上偏重健脾和平补肝肾，予四君子汤加减：太子参、白术、山药三药均味甘，性偏平和，在方中健脾益气，助湿邪运化且又寓泻于补，避免药力不化；菟丝子、枸杞子同补肾中阴阳，仙鹤草俗称“脱力草”，有安中补虚之用；丹参活血化瘀，地龙驱风通络、滋阴潜阳而又止痒。通络生发，契合脱发病阴虚阳亢的病机，两药共行通经络、化瘀血、助养发之功效；稍佐煅牡蛎以清热祛湿，再加甘草以补脾益气、调和诸药，全方共奏健脾固肾、益气活血之用。

脱发的治疗是一个长期的过程，陈教授在治疗脱发患者时，每每结合患者复诊时气候、体质的变化而随症加减，但是健脾利湿之义通常贯穿整个治疗过程，该情况在此例患者中便得到了很好的体现。初时患者脾虚湿阻症状明显，便侧重于健脾益气通络，补而轻灵；在患者的头皮油腻症状得到改善后，便改用二至丸合四君子汤加减，加女贞子、旱莲草滋补肝肾阴精；而后当地逐渐入夏，气候湿热，受其影响，患者头皮油腻、脱发症状出现波动，考虑岭南地区“位卑土薄”的特点，患者之热虚多实少，故在原方健脾固肾的基础上，另加丹皮以泻肾中阴火，真正契合补肾名方“六味地黄丸”中寓补于泻的思想，取得较好疗效。

参考文献

[1] 林颖，莫秀梅，李红毅，等．重症难治性特应性皮炎的中医药治疗思路探讨［J］．广州中医药大学学报，2021，38（12）:2807-2811.

[2] 佚．幼科概论．中华医典［CD］．长沙：湖南电子音像出版社，2006.

[3] 万全．幼科发挥．中华医典［CD］．长沙：湖南电子音像出版社，2006.

[4] 下津寿泉．幼科证治大全．中华医典［CD］．长沙：湖南电子音像出版社，2006.

[5] 李可．李林教授谈湿疹的辨病与辨证．北京中医，1999（3）:14.

[6] 北京中医医院．赵炳南临床经验集．北京：人民卫生出版社，2006.

[7] 李林．朱仁康学术经验初探．中医杂志，1981（10）:18.

[8] 王欣．禤国维教授治疗慢性湿疹经验介绍．新中医，2005，37（2）:10.

[9] 陈晓光．关于苍术乙酸乙酯提取物的抗炎作用实验研究［J］．延边大学医学学报，1999，22（2）:106-110.

[10] 徐莉英．β－榄香烯衍生物的合成及抗癌活性研究［D］．沈阳：沈阳药科大学，2006.

[11] 王秀，夏泉，许杜娟，等．莪术中莪术二酮抗凝血和抗血栓作用的实验研究［J］．中成药，2012，26（3）:550-553.

[12] 夏泉，黄赵刚，李绍平，等．莪术油抗流感病毒和呼吸道合胞病毒作用的实验研究［J］．中国药理学通报，2004，20（3）:357-358.

杨志敏

脉证合参思维与临证辨治

杨志敏

杨志敏，女，1966年9月生，广东佛山南海人。主任医师，教授，博士生导师、博士后合作导师，广东省中医院副院长，广东省名中医，广东省医学领军人才，中国中医科学院中青年名中医，第三批全国老中医药专家学术经验继承工作继承人，第三批全国优秀中医临床人才。历任中华中医药学会膏方专业委员会副主任委员、广东省中医药学会膏方专业委员会首届主任委员、岭南膏方联盟发起人和负责人、国家和中华中医药学会科学技术进步奖评审专家、世界中医药学会联合会睡眠医学专业委员会副会长、中华中医药学会体质专业委员会副主任委员、国家中医药管理局中医药特色技术传承工作专家组组长等。

长期从事中医健康状态辨识和治未病研究、中医睡眠学及岭南扶阳学术思想研究，先后主持国家“十一五”科技支撑计划、“973项目”、“十二五”行业专项以及省部级课题多项，发表论文200余篇，作为主编、副主编参编著作20余部。获2023年国家科技进步奖二等奖（排名第3），2022年广东省科技进步奖一等奖（排名第1）以及中华中医药学会等奖励多项。制定国家治未病建设方案及评价体系，牵头制定多项指南和标准，被国家卫生健康委员会和国家中医药管理局推荐应用于700余家医疗机构；先后出版科普专著《中医食养智慧系列·每日一膳》《每日一膳之增强体质篇》，深受广大读者欢迎。

临床深受国医大师颜德馨教授、邓铁涛教授、张学文教授等名医大家学术思想影响，融各家所长。系统学习颜德馨教授膏方制定之法度，将膏方移植到岭南，并编著《杨志敏岭南膏方菁华》，使膏方在南粤大地发扬光大。溯源《黄帝内经》“血气和”“志意和”“寒温和”理论，结合多年中医治未病实践与研究，倡导“和态健康观”，重视人与自然，人体内部的整体、协调、统一，将中医生命观、养生观内涵高度凝练为“和态”健康，以“气为一元”“一气周流”的中医原创思维形成“固其精，温其气、和其胃、升其陷、降其逆、通其滞”的学术思想解决阴阳、虚实、正邪关系。临证崇尚脉证合参，针药结合，谨守病机，调和荣卫，和调营血，以其凝练的和态六法而统诸病，临证灵活运用经方、长桑君脉法、膏方、药膳以及砭石、艾灸、脐针等各类中医特色诊法、疗法，尤擅难治性失眠、神经内科常见疾病、各类疑难杂病诊治以及围手术期、偏颇体质、女性不同时期状态、亚健康状态调养。

一

脉证合参的概念与起源

中医诊病辨证需要在中医学理论的指导下，运用望、闻、问、切的四诊手段对患者各种临床资料进行分析、综合以明确“病”和“证”，从而指导后续治疗。当中的“病”是指疾病的病名，是对该疾病全过程的特点与规律而进行的概括、总结与抽象；“证”则是对疾病过程中所处阶段的病位、病性等的病理性概括。在诊病辨证的过程中，中医历来推崇“脉证合参”，如医圣张仲景即是在《伤寒杂病论》多篇以“(辨)某某病脉证(并)治”命名，将四诊之一的脉诊独列而与“证”合称“脉证”，以强调脉诊的重要性。脉证合参源于何时？脉与证的定义是什么？脉证如何合参？“病”“证”“脉”三者之间尚有什么联系？当中尚有众多问题值得探究。

“欲流之远者，必浚其泉源”，研究脉证合参，需要了解脉证合参之源流。《素问·脉要精微论》载：“切脉动静而视精明，察五色，观五脏有余不足，六腑强弱，形之盛衰，以此参伍，决死生之分。”脉证合参的思想似源于《黄帝内经》(以下简称《内经》)。然溯源医史，脉证合参应始于扁鹊。《史记·扁鹊仓公列传》曰：“至今天下言脉者，由扁鹊也。”指出扁鹊是脉诊乃至脉学理论最早可溯源的代表性医家。同篇又载淳于意受师于公乘阳庆所传“黄帝、扁鹊之《脉书》，五色诊病”之法，结合扁鹊所倡“阴石以治阴病，阳石以治阳病”“中热，即为阴石柔齐治之；中寒，即为阳石刚齐治之”等同样蕴含着朴素辨证论治思想的治法，可知扁鹊诊疗乃以《脉书》参合“五色诊病”以观“色脉表里有余不足顺逆”，从而“知人死生，决嫌疑(鉴别诊断)，定可治(确立治法)，及药论(确定方药)”，同时以“阴阳水火之齐”以及汤熨鑱石砭灸之术为治疗手段，其辨治过程实为脉证合参、针药结合之雏形。以《史记·扁鹊仓公列传》中淳于意的一则医案为例：

齐中御府长信病，臣意入诊其脉，告曰：“热病气也。然暑汗，脉少衰，不死。”曰：“此病得之当浴流水而寒甚，已则热。”信曰：“唯，然！往冬时，为王使于楚，至莒县阳周水，而莒桥梁颇坏，信则揽车辕未欲渡也，马惊，即堕，信身入水中，几死，吏即来救信，出之水中，衣尽濡，有间而身寒，已热如火，至今不可以见寒。”臣意即为之液汤火齐逐热，一饮汗尽，再饮热去，三饮病已。即使服药，出入二十日，身无病者。所以知信之病者，切其脉时，并阴。脉法曰“热病阴阳交者死”。切之不交，并阴。并阴者，脉顺清而愈，其热虽未尽，犹活也。肾气有时间浊，在太阴脉口而希，是水气也。肾固主水，故以此知之。失治一时，即转为寒热。

淳于意为齐中御府长信诊病，观患者发热（“病热气”）出汗（“暑汗”）同时脉变弱（“脉少衰”），所以没有阴阳交，而是并阴脉；“肾气有时间浊，在太阴脉口而希”即在尺部的浮紧间中会变化为濡滑之水象，但不多见，所以仍以表寒为主。故淳于意判断其患病原因是“当浴流水而寒甚”，为表里之间堵塞的表寒病，故用火齐汤发汗而愈。

脉证合参始于扁鹊，而其发扬则得益于医圣张仲景。脉法出自以扁鹊为首的医经家，《汉书·艺文志·方技略》谓：“医经者，原人血脉、经络、骨髓、阴阳、表里，以起百病之本、死生之分，而用度箴石汤火所施，调百药齐和之以宜。至齐之得，犹磁石取铁，以物相使。拙者失理，以愈为剧，以生为死。”可见医经是以解剖为基础，脉法出于医经一派确无疑义；同篇又谓：“经方者，本草石之寒温，量疾病之浅深，假药味之滋，因气感之宜，辨五苦六辛，致水火之齐，以通闭解结，反之于平。”经方则是以本草性味为基础进行治疗，脉法也就无从出现。如从春秋战国时期的《五十二病方》，到东汉早期的武威汉代医简，采用按病检方，即对同一种疾病一一罗列不同治疗方法的方式进行编排，其中并不记载脉象。仲景虽是经方家，但其“勤求古训，博采众方”，打破医经、经方界限，撰用《素问》《九卷》等书，将医经与经方熔为一炉而撰《伤寒杂病论》，建立以“平脉辨证”为方法的“病脉证（并）治”临床方药治疗体系。可惜由于后续方书株守传统形式，使仲景脉证合参的辨证论治体系在后世并未得到应有的继承。仲景脉证合参之理法亟待厘清推广。

研究脉证合参，尚需明确“脉”与“证”的定义，以及“脉”与“证”之间如何互参。通常认为，“脉证合参是指辨证过程中把脉象和证候相互参照，进而推断病情的方法。”然而既然“证”为四诊收集信息后辨别而得，脉诊又为四诊之一，为何将四诊之一的脉诊独列而称“脉证”？显然脉象和证候不在同一层次，如将“脉证合参”理解为“互相参照，进而推断病情”，显然有失偏颇。

“脉证合参”之“脉”，原指医者切按经脉所得的客观体征，是客观症状、他觉症状。“证”则是“證”的简化字，《说文解字》云：“證，告也。”从医学角度而言，“證”可理解为患者用言语告知医生的症状，即诊断学之主观症状、自觉症状。如张仲景在《伤寒杂病论》中多篇冠以“(辨）某某病脉证（并）治”，其中的“证”应为患者所描述的症状；而“并”

乃“相从也”(《说文解字》),具有跟随、并行、联合、一起、兼并之意,“并治”就是兼治、联合治疗;“(辨)某某病脉证(并)治”,即在辨病(六经病、杂病)的基础上,通过“脉”(客观体征)与“证”(主观症状)相结合,完成辨病与辨证的过程,继而推导出“治”(治疗方法),进行治疗。张仲景即在《伤寒论》自序中记载“观今之医,不念思求经旨,以演其所知。各承家技,终始顺旧。省疾问病,务在口给。相对斯须,便处汤药。按寸不及尺,握手不及足,人迎趺阳,三部不参,动数发息,不满五十,短期未知决诊,九候曾无仿佛,明堂阙庭,尽不见察,所谓窥管而已。夫欲视死别生,实为难矣。”通过三部的脉诊、手足的触诊及明堂阙庭的望诊、闻诊等详尽的四诊合参,细致充分地收集客观体征与主观症状,从而进行完整的诊病辨证。

因仲景在多篇强调脉诊重要性,同时后世词汇语义有所演变,“脉证合参”逐渐约定俗成为“辨证过程中把脉象和证候相互参照,进而推断病情的方法”,但其倡导主客观结合辨证的内涵依然存在。

如《伤寒论》第50条:“脉浮紧者,法当身疼痛,宜以汗解之。假令尺中迟者,不可发汗。何以知然,以荣气不足,血少故也。”身疼痛、脉浮紧,为太阳伤寒证,需要以麻黄汤或麻黄法以汗解之;然而如尺脉迟,则提示营血虚少,则不可以发汗之法。

又如《金匮要略·消渴小便不利淋病脉证并治》的五苓散条文:“脉浮,小便不利,微热消渴者,宜利小便发汗,五苓散主之。”在判断为“小便不利”(病)的基础上,通过“脉浮”的客观体征(“脉”)以及“微热消渴”的主观症状(“证”)而得出“宜利小便发汗,五苓散主之”的诊断与方药(“治”),可谓脉证合参的最佳范例。

可见,《伤寒论》及《金匮要略》的多处辨治与脉法运用密切相关,证候多有相应的脉象对应,脉象亦有特定的临床意义。如能脉证合参,则可“料度腑脏,独见若神”(《伤寒论·平脉法》)。

温脾清胃治湿疮案

梁某,男,54岁。就诊日期:2022年3月22日。

主诉:反复阴囊瘙痒5年余。

病史概要:患者5年前无明显诱因出现阴囊瘙痒,曾于外院就诊治疗(具体不详),但效果不明显,故来我院门诊求诊。

中医诊断:肾囊风(胃热脾湿证)。

西医诊断:湿疹。

四诊资料：阴囊反复瘙痒，夜晚为甚，局部无红肿渗出，进食辛辣食物后加重。手足温，咽干咽痒，睡眠尚可。食欲亢进，腹部胀满，嗳气、无反酸，稍口干苦，易口气臭秽，口腔溃疡。平素喜喝“广东凉茶”。大便黏、偏烂，日一解，小便可，无夜尿。体形偏胖，腹部隆起，脸色、唇色晦暗，面部黄斑甚多，大鱼际及指端见散在色暗瘀络，舌淡暗，苔黄白腻，眼睑淡，脉浊、右关脉动。

辨证分析：患者胃中热盛，胃之受纳腐熟功能亢进，则食欲亢盛、咽干咽痒、口干苦而口气臭秽；脾气虚寒不能升清，运化水液之功异常，津液停滞而成湿邪，湿邪下注，致大便稀溏、阴囊湿疹、夜间加重；湿邪黏滞而见形体偏胖、大腹便便、面色晦浊；湿浊阻滞血脉，壅滞脉管而见脉浊；水病及血，湿瘀互结，而见面色晦浊、指端瘀络；水热之气上蒸于舌，而见舌暗淡、苔黄白腻。湿热困脾，则见脉浊、右关脉动。故患者病机乃以胃强脾弱、胃热脾湿为本，以湿瘀互结为标。

治法：清胃除热，温脾化浊。

处方：生姜泻心汤。清半夏 20g，炮姜 10g，炙甘草 15g，黄芩 15g，黄连 5g，人参 15g，大枣 25g，生姜 25g，北沙参 15g。10 剂，水煎服，日 1 剂。

二诊：2022 年 4 月 7 日。服药后阴囊瘙痒、腹部胀满感明显改善，口腔溃疡好转，近期大便次数较前增多，肠鸣频，食欲亢进减轻，口唇、指端瘀暗改善，体重减轻 3kg，舌淡红，苔薄白，关脉动改善，脉滑。

处方 1：前胡苓桂术甘汤。前胡 25g，生姜 25g，枳壳 15g，清半夏 25g，白术 20g，茯苓 25g，桂枝 15g，炙甘草 15g。

处方 2：外台柴胡茯苓枳术汤。柴胡 20g，枳壳 10g，茯苓 20g，白术 10g，生姜 15g，麦冬 10g，人参 10g。各 7 剂，水煎服。以上两方交替服用，日 1 剂。

后续随症转以小柴胡汤合五苓散等处方，并嘱患者配合素蔬饮食。

2022 年 6 月 2 日患者再次就诊，神采奕奕。诉服药后至今体重减轻 8kg，腰围较前缩小 5cm，阴囊瘙痒已无，自觉身心较前清爽。

按：阴囊湿疹多表现为慢性症状，长期搔抓和摩擦导致局部皮肤苔藓样变，奇痒无比，反复发作，迁延不愈，严重影响患者的生活质量。中医认为湿热浸淫为其主要病机，多以清热利湿止痒为主要治法，临证多用龙胆泻肝汤、四妙散、萆薢渗湿汤等处方。然而对于顽固性湿疹，其复杂性决定了并非单一的湿热下注便能囊括所有病机，常规的清热利湿并不能奏效，需细辨患者四诊信息，详参病机，方可得效。

该案患者反复阴囊湿疹 5 年余，屡治无效。四诊合参：望诊可见患者形体偏胖、腹部隆起，面色、唇色晦暗明显，且面有黄斑，大鱼际、指端络瘀，一派瘀浊之象；问诊得知患者食欲亢进、嗳气、口干苦、口气臭秽、口腔溃疡，而大便烂、黏，易腹胀，为寒热错杂，水火之邪并俱；切脉知其脉浊、右关脉动。《黄帝内经》言："帝曰：何以知病之所在？岐伯曰：察九候独小者病，独大者病，独疾者病，独迟者病，独热者病，独寒者病，独陷下者病。"《伤寒杂病论》言："阴阳相搏名曰动。""长桑君脉法"脉学体系创始人李树森老师强调，抓到"动脉"提示为阴阳相搏，腑与脏搏，腑热脏寒，腑实脏虚，此即《内经》所言"阳道实，阴道虚"。右关所候乃脾胃，脾胃互为表里之脏腑，胃为阳腑，腑病多实，病多热化、燥化；脾为阴脏，脏病多虚，病多湿化、寒化。诚如清代医家林珮琴在《类证治裁·饮食》中云："胃强而脾弱，则消谷而便溏。"故患者病机乃以胃强脾弱、胃热脾湿为本，以湿瘀互结为标。

病机既明，则遣方有法。胃强脾弱之证，可予泻心类方。《伤寒论》中半夏、生姜、甘草三泻心汤各有所长，其中以生姜泻心汤所针对病机更偏向于脾虚水停。故首诊予生姜泻心汤，寒热并用、燮理水火、清胃温脾。方中生姜温中化饮，炙甘草补脾和中；佐以北沙参、人参、大枣甘和益气以补脾虚；改干姜为炮姜，药性更平，以温中散寒；半夏散结化饮；黄芩、黄连苦寒泻热。诸药相配，辛开苦降，清热而不伤脾损正，温中而不助热留邪。

二诊时，患者反馈阴囊瘙痒、腹部胀满感、口腔溃疡、食欲亢盛明显好转，视其口唇、指端瘀暗改善，面色较前清亮，舌脉随之转佳，盖胃强脾弱之本得解，则湿瘀互结之标自消。患者近期大便次数较前增多，肠鸣频，考虑胃热既去，水饮之邪凸显，故次诊以健脾化饮为主，予前胡苓桂术甘汤、外台柴胡茯苓枳术汤。二方均包含枳术汤以建中化饮散结，苓术法、苓姜法并用以建运中焦、温化水饮；虑三焦为决渎之官，故在此建中化饮的基础上予柴胡、前胡以疏利三焦气机，宣利一身津液。

二

脉证合参是精准的辨治思维方式

《伤寒杂病论》常以病因、症状、脉象、证候相联系，通过脉证合参而阐释疾病病因病机、鉴别诊断、发展转归及预后，将脉证合参的理论实践于临证中。脉诊合参是认识疾病的过程，收集“脉”与“证”虽然能取得客观体征及主观症状，然而所取得的仍为感性材料，是疾病的外部表象，存在真假之分，可能存在脉证不一的情况，仍未把握疾病的内在本质。故而获得“脉”与“证”后，医者需要在头脑中进行反复思考，由此及彼、由表及里，去伪存真，分析综合，判断推理，完成辨病辨证的完整思维认识过程。只有四诊，不能合参，就等于只有感知，没有判断推理，感性认识并没有上升到理性认识，容易对全局失于把握。以一则清代名医张璐的医案（清俞震《古今医案按》）为例：

石顽治幼科汪五符。夏月伤食，呕吐发热颅胀，自利黄水，遍体肌肉扪之如刺，六脉模糊，指下寻之似有如无，足胫不温，自认阴寒而服五积散。一服其热愈炽，昏卧不省。第三日自利不止而时常谵语，至夜尤甚。乃舅叶阳生以为伤暑，而与香薷饮。遂头面汗出如蒸，喘促不宁，足冷下逆。歙医程郊倩以其证大热而脉息模糊，按之殊不可得，以为阳欲脱亡之候，欲猛进人参、附子。云间沈明生以为阴证断无汗出如蒸之理，脉虽虚而证大热，当用人参白虎。争持未决。取证于石顽，诊其六脉虽皆涩弱模糊，而心下按之大痛，舌上灰刺如芒，乃食填中宫，不能鼓运其脉，往往多此，当与凉膈散下之。诸医正欲藉此脱手。听余用药，一下而神思大清。脉息顿起，当知伤食之脉。虽当气口滑盛，若屡伤不已，每致涩数模糊，乃脾不消运之兆也。此证设非下夺而与参、附助其壮热，顷刻立毙，可不详慎，而妄为施治乎。

“夏月伤食”而见吐、利、发热，属于外受暑湿，内伤饮食，食滞胃肠，热邪内郁所致；然而阳证似阴，误按阴证治之，使邪热愈炽。又误用香薷饮宽中和气、化痰祛湿而燥伤津液，故热益甚而“汗出如蒸、喘促不宁”，阳热内郁气不下达而见“足冷下逆”。一误再误之下，请诸医会诊，在参附、白虎争执不下之际，张璐根据“其六脉虽皆涩弱模糊，而心下按之大痛，舌上灰刺如芒”，脉证合参，诊断为“食填中宫”，其脉象乃由“不能鼓运其脉”所致，病由伤食所起，非痰湿所致，故五积散、香薷饮不效。张氏采用凉膈散而上清下泄，故“一下而神思大清，脉息顿起”，效如桴鼓。

阴阳消长、邪正斗争必然会引起脉象相应变化。因此，凭借脉象可阐释疾病发生发展变化的机理。如“寸口脉浮而紧，紧则为寒，浮则为虚，寒虚相搏，邪在皮肤。浮者血虚，络脉空虚，贼邪不泻，或左或右，邪气反缓，正气即急，正气引邪，㖞僻不遂。”(《金匮要略·中风历节病脉证并治第五》) 仲景通过“寸口脉浮而紧，紧则为寒，浮则为虚”阐释中风病的病因及出现口眼歪斜、半身不遂的机理。又如“寸口脉沉而迟，沉则为水，迟则为寒，寒水相搏。趺阳脉伏，水谷不化，脾气衰而鹜溏，胃气衰则身肿。少阳脉卑，少阴脉细，男子则小便不利，女子则经水不通，经为血，血不利则为水，名曰血分。”(《金匮要略·水气病脉证并治第十四》) 仲景通过寸口、趺阳、少阳及少阴脉来对水气病的病因病机进行阐释。再如《金匮要略·肺痿肺痈咳嗽上气病脉证治第七》:“咳而脉浮者，厚朴麻黄汤主之。脉沉者，泽漆汤主之。”通过脉的沉浮来确定病位而指导治疗。可见，仲景多处通过脉象而展现阴阳消长、邪正斗争之关系。

值得一提的是，通过脉象虽然可洞察疾病病机，但临床证候往往错综复杂，临证之中往往常见脉证不一之情况，必须脉证合参，方能透过现象看本质而直中病机。以《伤寒论》脉沉紧为例:《伤寒论》第 67 条“伤寒若吐、若下后，心下逆满，气上冲胸，起则头眩，脉沉紧，发汗则动经，身为振振摇者，茯苓桂枝白术甘草汤主之。”此处沉脉主水病，紧脉主寒，寒凝则水饮不化，脉证合参可知病乃水饮冲逆所起，治当温化，方用茯苓桂枝白术甘草汤。然而在《伤寒论》第 135 条“伤寒六七日，结胸热实，脉沉而紧，心下痛，按之石鞕者，大陷胸汤主之。”此处脉沉为主里，脉紧则主痛而非主寒。因本条未经吐下而邪盛内传，故未见浮脉而反见沉紧之脉，为水热互结、疼痛甚重之大陷胸汤证。又如脉沉细:“太阳病，发热，脉沉而细者，名曰痓，为难治。”“太阳病，关节疼痛而烦，脉沉而细者，此名湿痹。”此二条同出《金匮要略·痓湿暍病脉证治第二》，同为沉细脉，但其病机截然不同。前者“脉沉而细”主气血不足的痓病，后者“脉沉而细”主湿邪闭阻的湿痹病。前者“脉沉而细”因气血衰弱、无力鼓动脉道所致，气机弱而偏于敛，故无力而弱；后者“脉沉而细”因湿邪闭阻，邪阻于经络所致，气血受湿气所困，必然跃跃欲试而外出，相对而言脉虽沉细但多有力而久按不衰。此为两者沉细脉之差别。故仅以脉象或症状的其中之一作为辨证依据，难免管中窥豹。唯有脉证合参，方能去伪存真。

温化水饮治顽固性失眠案

林某，女，49岁。就诊日期：2022年3月31日。

病史概要：患者3年前熬夜后出现反复眠差、难入睡，外院诊治效果欠佳，遂来我院门诊就诊。主诉：眠差3年余。

中医诊断：不寐（水饮化热证）。

西医诊断：非器质性失眠症。

四诊资料：入睡困难，甚至彻夜难眠，每晚需口服酒石酸唑吡坦10mg辅助睡眠，服药2小时后方可入睡；眠浅易醒，梦多，醒后难以复眠，日间精神倦怠，易烦躁，视物疲惫。怕风怕冷，无怕热，手足温，偶有足底麻木，无头晕头痛，久坐及劳累后腰酸疼。纳可，饮食可耐生冷，口渴喜温饮，易口腔溃疡。大便偏干难解，一二日一解；日间小便正常，夜尿5～10次。舌淡暗，苔薄白，下眼睑淡白，脉沉浊。

辨证分析：本案患者以不寐为主诉，症状见入睡困难、眠浅易醒而梦多。纵观其他症状，尤以夜尿频多最为突出，每晚多至5～10次，脉沉提示病机在里在水，《太素脉秘诀》云："四营者，轻重清浊也。轻清者，阳也；重浊者，阴也。"长桑君脉法创始人李树森老师认为，浊脉为血管内容物变多，代表阴阳不分的混浊。结合患者舌苔白腻，虑为湿邪在里而弥漫周身，阻于卫表，卫阳不行，温煦失司，故见怕风冷，当从水饮辨治。此外，患者下睑淡白、舌色淡暗，为营血不足的表现；营血润降不利，加之下焦湿浊聚集，津不上承，火逆于上，故见口渴欲饮、易上火、口腔溃疡等上焦火热之症。故患者失眠的总体病机为饮邪结聚，客于脏腑，阻于营卫运行交会之道，阴阳气不得相交，阳无以入阴，故不得眠。

治法：利水化饮，清降火热。

处方：苓甘五味姜辛夏杏大黄汤。茯苓25g，五味子15g，甘草15g，干姜10g，细辛5g，清半夏10g，苦杏仁15g，大黄10g，生姜15g，赤芍15g。10剂，水煎服，日1剂。

二诊：2022年4月14日。服药后睡眠好转，现服用酒石酸唑吡坦5mg后半小时内便能入睡，每日维持睡眠5～6小时，夜尿减少至1次。口干，大便通畅，质软成形，日1次。舌淡苔薄白，下眼睑淡白边红，脉沉浊减轻。

处方1：苓甘五味姜辛夏杏大黄汤。茯苓25g，五味子15g，甘草15g，干姜10g，细辛5g，清半夏10g，苦杏仁15g，大黄10g，生姜15g，赤芍15g。

处方2：茯苓泽泻汤。茯苓45g，泽泻25g，白术15g，桂枝15g，甘草15g，生姜25g。以上两方各7剂，按顺序每2日交替服用，日1剂，水煎服。同时嘱停服酒石酸唑吡坦。

按：失眠是指对睡眠时间和（或）质量感到不满意，并且影响日间社会功能的一种主观感受。中医将失眠称为“不寐”，以往多从肝火扰心、痰热扰心、心脾两虚、心肾不交和心胆气虚五种证型论治。然诚如《素问·逆调论》所言“夫不得卧者，是水气之客也”，临床上亦有不少因水饮而致不寐的患者。而此种水饮所致不寐，临证多虑为痰热扰心，治疗多予温胆汤类方以清热化痰、和中安神。然而水饮致病，需虑其在表在里，在上在下，所兼病邪，非单纯清热化痰而能治之。

患者病机为饮邪结聚，客于脏腑，阻于营卫运行交会之道，阴阳气不得相交，阳无以入阴，故不得眠。治法上，患者之水饮为里饮兼表，不可直投麻黄以散水解表，否则在里之水饮必冲逆到表，当以温化类方为主，故治疗当以温化水饮、清降火热、养血和营为法，方予苓甘五味姜辛夏杏大黄汤。方中以茯苓配生姜以温化水湿；杏仁发散水饮，宣表利气，解表而不致过度发散津血；细辛辛温能散，可泄表之风寒饮滞；五味子乃酸温法，可治患者水饮兼火逆之证；早在《内经》中便提出了半夏秫米汤治疗不寐，《本草纲目》言半夏“涎滑能润，辛温能散亦能润，故行湿而通大便，利窍而泄小便。所谓辛走气，能化液，辛以润之是矣”，正可针对患者停滞下焦之水湿浊邪而温化水饮、辛散津液；佐以大黄以清降火邪之热，并配茯苓以利水邪从大便而出；赤芍可清热养营。诸药共成化饮清热养营之功，方中虽无一味药有养心安神助眠之效，然能全解病机，故10剂后患者睡眠好转，夜尿大减，且大便由干转软，此为水邪不聚于膀胱腑，而能从大便出。舌脉亦较前转佳，故守方再进，并加茯苓泽泻汤以加强通阳化饮、降逆补中之功，水饮去而营卫和，失眠愈。

三

舍脉从证或舍证从脉——脉与证的取舍

“脉”与“证”均反映了机体的生理、病理状况，为临床提供了辨证的依据。一般而言，脉与一系列症状所反映的病理属性是一致的，可以用同一病机来解释，称为脉证相应。如表证多见表位症状，脉象多为浮、紧、滑、弦、洪等表脉；里证则多见里位症状，脉象多为沉、涩、微、濡、弱等里脉。这种情况只要细心谨慎地辨证，往往不易出错。然而“人身本俱阴阳，病则兼现寒热”，人是兼具阴阳的个体，其间的气机上下升降、虚实转化、寒热进退、燥湿更迭等均存在着种种变化，故而临证之中常见表里并存、虚实夹杂、寒热交错、燥湿互见，甚至表里、寒热、虚实、燥湿并存的复杂状况。此时脉象也常常与一系列症状属性不一致，甚至出现脉证相反的情况。“凡脉证不相合，必有一真一假，需细辨之。”（何梦瑶《医碥》）那么脉证不一时，是舍脉从证？还是舍证从脉？这是医者在临床上经常需要面对的问题。

脉与证的取舍，本质上还是去伪存真的过程，需要医者透过现象看本质，深入理解为何会脉证不一。脉与证表现不一致，往往是两者从不同角度反映机体内部的复杂病理变化，都反映着证候的本质。如《伤寒论》208条：“阳明病，脉迟，虽汗出不恶寒者，其身必重，短气，腹满而喘，有潮热者，此外欲解，可攻里也。手足濈然汗出者，此大便已硬也，大承气汤主之。”迟脉虽多见于阴寒凝滞，气血失于温通所致的寒证，但当邪热结聚阻滞经隧，亦可导致迟脉，迟脉与腹满而喘、大便燥结、潮热等诸症同样反映了实热积聚于里的病机，不可认为迟脉为假象。又如大青龙汤证，既有《伤寒论》38条：“太阳中风，脉浮紧，发热恶寒，身疼痛，不汗出而烦躁者，大青龙汤主之。”亦有39条：“伤寒脉浮缓，身不疼，但重，乍有轻时，无少阴证者，大青龙汤发之。”前者乃因风寒困束而见“身疼痛”“脉浮紧”，后者因感邪过重或病程较久，以致表邪郁闭过重、营卫循行不利而“身不痛”“脉浮缓”。虽然脉证不一，且39条见“脉浮缓”，似为脉证相反，但细审其病机不变，故均用大青龙汤。再如62条：“发汗后，身疼痛，脉沉迟者，桂枝加芍药生姜各一两人参三两新加汤主之。”

以及《金匮要略·痉湿暍病脉证并治第二》："太阳病，其证备，身体强，几几然，脉反沉迟，此为痉，栝楼桂枝汤主之。"两者均为表病而"脉反沉迟"，提示存在津液营血虚少而失于濡养的病机，故治疗需要在桂枝汤基础上助以养营和血之品。可见，脉与证可从不同角度真实反映疾病病机，两者必须有机结合，才不致误诊。

脉证不一也往往见于病情出现变化阶段。如《伤寒论》212条："伤寒若吐若下后，不解，不大便五六日，上至十余日，日晡所发潮热，不恶寒，独语如见鬼状。若剧者，发则不识人，循衣摸床，惕而不安，微喘直视，脉弦者生，涩者死。"太阳病误下而致阳明腑实，实证见弦脉为脉证相应，提示为阴气未绝，故尚有生机；如见脉为涩，为脉证相反，提示阴精已涸，病情危重。又如《伤寒论》29条："伤寒脉浮，自汗出，小便数，心烦，微恶寒，脚挛急，反与桂枝，欲攻其表，此误也，得之便厥。咽中干，烦躁，吐逆者，作甘草干姜汤与之，以复其阳。"本条首言"伤寒"，是因为这组症状中的"脉浮""微恶寒""烦"及肢体"挛"类似桂枝汤证的证候。然而患者尚有"自汗出，小便数"，此种证候实乃里位寒虚而津液固摄不及所致，应用甘草干姜汤温里散寒。若再用发散攻表之桂枝汤，则会导致阳气衰微、津液虚冷而四肢厥逆，津液失于濡养则咽中干、烦躁；胃虚冷则中不制下，下焦浊水浊气上逆于中上焦，则会引起吐逆、加重烦躁。故本条脉虽浮，必然是"寸口脉浮而大，浮为风，大为虚"（《伤寒论》30条），为浮大中空或浮虚无力。医者应细察详审，不可因"证象阳旦"而忽略个中细节。

通过上述例子可见，脉证不一只是脉与证不一致，但其反映的病机一致，此种情况舍脉从证或舍证从脉都是不合适的，需要脉证合参而推导内在病机，从而指导治疗。

除此以外，因脉象变化有时先于或显著于其他症状，故尚有证不明显，但脉象已先有异常端倪者。如心脏病患者，虽无明显的胸闷、心悸、心痛等症状，但脉象可出现细涩之象；又如高血压、糖尿病、高脂血症患者，可无明显身体不适，但脉象已有欲病端倪。此时应重视脉象变化的先兆，尽早诊治。另外，尚有反关脉、斜飞脉等生理性异常的脉搏，或因病理原因而致脉道畸形，或因情绪影响者，脉象亦不能真实地反映机体的生理病理情况，则应舍脉从证，以症状作为辨证的主要依据。

明代医家张景岳曰："凡诊病之法，固莫妙于脉。然有病脉相符者，有脉病相左者，此中大有玄理。故凡值疑似难明处，必须用四诊之法，详问其病由，兼辨其声色，但于本末先后中，从正之以理，斯得其真。若不察此，而但谓一诊可凭，信手乱治，亦岂知脉证最多真假，见有不确，安能无误？且常诊者知之犹易，初诊者决之甚难，此四诊之所以不可忽也。"此论甚是允当。脉与证都是疾病本质的反映，脉证相应是疾病的一般规律；脉证不一则是疾病的特殊规律，体现了疾病的复杂性。但脉和证一般都是疾病本质的真实反映，不可轻易取舍。辨证时应当从整体观念出发，洞察脉证不一的原因，方可避免误诊误治。

从解表法治疗淋证案

梁某，女，66岁。就诊日期：2022年2月15日。

病史概要：患者稍不慎进食辛辣食物后，便出现尿频、尿痛，伴尿道灼热感，甚则点滴尿出；无刺激因素时，小便正常，无夜尿。经中西医多方求治，症状无明显改善。以主诉“进食辛辣食物后尿频、尿痛5年余，加重1年”来院就诊。

中医诊断：淋证（卫郁里热证）。

西医诊断：泌尿系统疾患。

四诊资料：进食辛辣食物后，便出现尿频、尿痛，伴尿道灼热感，甚则点滴尿出。无怕风怕冷，但怕热，出汗多，头部汗出明显，四肢凉，双下肢自觉冰冷似浸入冰水中，纳眠可，时反酸、嗳气、烧心，无腹部怕冷，肠鸣，口干苦，欲饮，喜温，矢气不多，大便软，日一行。双脉道有粟粒样改变，右脉紧，左尺紧数。辅助检查提示泌尿系统无器质性病变。

辨证分析：患者脉紧，提示表寒不解，卫表不宣；双脉道中有粟粒样改变，提示其腠理有热；尺脉数，为热邪弥漫三焦。表卫不解、卫阳不能温煦敷布至表，故见四肢发凉、双下肢觉冰冷；卫阳郁遏在里形成郁热，热结三焦，决渎之官主司水道不通，“气搏于肾，流入于胞而成淋”，故食用辛辣后尿频急加重、口干苦。患者整体病机为卫表未开，郁热在里，水道不利。

治法：宣卫解表散热。

处方：《千金》六物解肌汤。葛根25g，茯苓20g，麻黄5g，牡蛎5g，生姜15g，甘草10g。7剂，水煎服，日1剂。

二诊：2022年2月22日。服药后尿痛、灼热感较前改善，怕热、出汗多、四肢凉较前好转。舌淡红，苔薄白、中裂纹，下睑淡白边红，脉沉，脉紧、左尺紧数已减轻，脉道中粟粒样改变已消失。

处方1：《千金》六物解肌汤。葛根25g，茯苓20g，麻黄5g，牡蛎5g，生姜15g，甘草10g。

处方2：五苓散。白术15g，茯苓15g，泽泻25g，猪苓10g，桂枝10g，小麦25g。

两方各8剂，水煎服，日1剂，先服第一方2天，再服第二方2天，如此交替服用。

按：淋证是指以小便频数，淋沥刺痛，欲出未尽，小腹拘急，或痛引腰腹为主症的病证。根据症状特点，又可进一步划分为石淋、膏淋、气淋、热淋、劳淋等。结合本案患者症状，当为热淋。《诸病源候论·淋病诸候·热淋候》指出“三焦有热气，传于肾与膀胱，而热气流入于胞，而成淋也。”提出热邪影响膀胱气化而致热淋。热淋治法多予八正散、导赤散等以清热、利湿、通淋。该患者食用辛辣后尿频急加重、怕热、口干口苦，看似一派心火炽盛、热移小肠之象，然其四肢发凉、喜温饮又为寒凝于表、中焦虚寒的表现，此时若以清热通淋剂无疑加重寒湿，若以干姜、附子温阳散寒则势必加重火热。

此类寒热错杂的复杂症状中，脉诊往往可“决嫌疑，定可治”。以此案为例，患者脉紧，提示表寒不解，卫表不宣；双脉道中有粟粒样改变，提示其腠理有热；尺脉数，为热邪弥漫三焦。“腠者，是三焦通会元真之处，为血气所注。”（《金匮要略·脏腑经络先后病脉证第一》）“卫气者，所以温分肉，充皮肤，肥腠理，司开合者也。”（《灵枢·本脏》）腠理与三焦相通，而卫气则可充养腠理。若卫气无法宣发至表，郁而化热，则弥漫三焦而成三焦之热。由此，该患者诸多看似矛盾症状可由病机统一解释：表卫不解、卫阳不能温煦敷布至表，故见四肢发凉、双下肢觉冰冷；卫阳郁遏在里形成郁热，热结三焦，决渎之官主司水道不通，故食用辛辣后尿频急加重、口干苦。患者整体病机为卫表未开、郁热在里、水道不利，处方予《备急千金要方》六物解肌汤，主治“伤寒发热身体疼痛”。六物解肌汤由葛根四两，茯苓三两，麻黄、牡蛎、生姜各二两，甘草一两组成。方中葛根性味辛寒，可补津解肌；少量麻黄辛温开表，可透表邪，宣通卫阳；茯苓可淡渗利尿；牡蛎性平近凉，味甘咸寒，甘可补益，咸可软坚散结，寒可清热，故既能养津液，又可利小便；生姜、甘草以补益中焦，上助卫阳宣发，下以制约下焦水饮。诸药搭配，可宣发表卫、条畅气机、疏利水道。二诊患者尿痛尿频改善，脉象亦趋好转，故在上方基础上合用五苓散。五苓散乃仲景为治太阳蓄水证所设，方中茯苓、猪苓、泽泻、白术并用，可健脾利水；桂枝辛温开表，能通阳化气。全方共奏利水开表、温阳化气之效，可治卫阳推动不足、三焦化气布津功能失司而致津液输布失常，为经方治疗水液代谢异常的基本方。与《千金》六物解肌汤相配，可宣发卫阳、利水布津。本案紧扣脉诊，从三焦与卫阳的联系切入，寻找病机，不拘于淋病清热利尿通淋的治法，巧用宣通解表之药，使得五年顽疾两诊而解。

四

突破脉诊难以客观化、数据化的问题
——以脉息术为例

脉诊是中医四诊之一，也是中医辨证中的关键环节。唐代药王孙思邈即在《备急千金要方》中指出："论曰夫脉者，医之大业也，既不深究其道，何以为医者哉？"然而"脉理精微，其体难辨。弦紧浮芤，展转相类，在心易了，指下难明"（《脉经·序》）。脉诊深奥且为主观辨识手段，多以象类比，不同医者的主观感觉不一，更遑论同一脉象在不同体质、体型、年龄、禀赋、时节等情况下存在不同差异；再者脉学历经千年传承，其既有大小浮沉滑涩的简单记载，亦有诸如《脉经》24 种脉象之精细入微的分类，并无客观统一的标准，不同书籍中记载的内容存在概念不清、交叉重复、杂乱繁芜等问题。如何客观化地记载、传承，千百年来历代医家一直为此而努力。

笔者有幸拜师长桑君脉法传承人李树森老师，其所倡导的长桑君脉法脉息术是在继承先祖脉法的基础上，结合临床实践，并加以总结创新，从而确立的一种以脉息比值辨证论治、凭脉息比值选方取穴的脉诊方法。笔者临证发现，对于疾病表现出虚实错杂之病情，脉息术可快速准确地判断出疾病本质，对于指导临床诊疗具有重要价值，且测量方法简单，不依赖仪器，标准明确，可重复性强，可成为脉诊数据化、客观化的便捷技术。

《素问·平人气象论》载："人一呼脉再动，一吸脉亦再动，呼吸定息脉五动，闰以太息，命曰平人……人一呼脉一动，一吸脉一动，曰少气。人一呼脉三动，一吸脉三动而躁，尺热曰病温，尺不热脉滑曰病风，脉涩曰痹。人一呼脉四动以上曰死。"脉息术即是在静息状态下，以患者每分钟脉搏次数除以呼吸次数的比值作为脉息比。脉息比 4 ～ 5 者为平人，脉息比 > 5 者为脉躁，> 6 者为明显脉躁，脉息比 < 4 者为少气，< 3 者为明显少气。平人、脉躁、少气，此三者为血气之外候，可在一定程度上反映患者刻下或者长期的寒热虚实状态。其区别如下：

《素问·调经论》曰："气有余则喘咳上气，不足则息利少气。"少气之人多呈虚性、寒性状态，也反映其心主血与肺主气之功能失衡。此类患者大多运动耐力不足，可出现乏力、腹胀等病症。少气者，常以小建中汤加减化裁。小建中汤是由桂枝三两，炙甘草三两，大枣十二枚，芍药六两，生姜三两，胶饴一升组成；是张仲景治疗心中悸烦、虚劳里急的名方。其中胶饴配伍大枣、炙甘草，甘温养液，充养胃气；芍药伍炙甘草，酸甘化阴，养营通脉；桂枝、生姜伍炙甘草，辛甘化阳，运化敷布水谷精微。六药相配，使胃气得复，气血得充，荣卫得和。“有胃气则生，无胃气则死”，百病若“少气”，必建“中”为先。对于中气亏虚明显的虚劳里急患者，加黄芪以增强其补气建中之效。男子以气为用，黄芪建中汤对明显少气的男性尤为合适；女子以血为用，可加当归，成当归建中汤；本类患者适宜艾灸，若针刺治疗以补法为主。

“阳受气于上焦，以温皮肤分肉，故知脉躁则热。”（《素问·调经论》）“诸浮不躁者皆在阳，则为热，其有躁者在手。”（《素问·脉要精微论》）“诸躁狂越，皆属于火。”（《素问·至真要大论》）脉躁的根源是“气盛”，人体多呈实性、热性状态。此类患者运动后易出现胸闷、心慌。脉躁者，常以大柴胡汤加减化裁。大柴胡汤由柴胡半斤，黄芩三两，芍药三两，半夏半升，生姜五两，枳实四枚，大枣十二枚，大黄二两组成。方中柴胡伍半夏、黄芩，调和少阳枢机；大黄配枳实，以降阳明邪热；芍药缓邪热伤阴。大柴胡汤善治少阳、阳明合病，故为脉躁之首选，次选白虎汤以解阳明之急。针刺治疗可采取泻手阳经补手阴经，如泻二间穴、补鱼际穴。

真正意义上的“平人”除了脉息比值正常，还要具备“九候若一”及“形肉血气”相称等条件。对于脉息比值属“平人”但有病症者，可用小建中汤合大柴胡汤加减化裁。该类患者胃气充盛，但胃气在经脉循行过程中有阻滞之处。因此，治疗上可以将小建中汤与大柴胡汤合方，一升一降调理气机，使胃气运行畅达。

案1　平脉辨治脑出血高热昏迷

陈某，男，53岁。就诊日期：2022年9月7日。

病史概要：患者2022年8月27日无明显诱因出现昏迷，对光反射迟钝，伴大汗淋漓。急查头颅CT，提示“右侧额颞顶叶多发血肿形成，脑室积血，蛛网膜下腔出血”。遂于当地医院行脑血管造影＋上矢状窦静脉血栓取栓术，后行右侧额颞顶开颅去骨瓣减压术及颞肌减压术。术后患者于9月1日转入我院神经重症科监护治疗，气管插管接呼吸机辅助通气，予脱水降颅压、抗癫痫、预防感染、保护脑细胞、抗凝、溶栓等对症处理。术后患者出现高热，体温波动于38.5～40℃，予抗感染等对症治疗后，体温仍不下降。

中医诊断：中风—中脏腑（闭证，上盛下虚）。

西医诊断：脑出血；脑水肿；蛛网膜下腔出血；脑梗死。

四诊资料：昏迷状态，昨日至今体温最高40.2℃，使用冰毯后，现体温38℃。四肢灼热，冰毯治疗后现四肢冰冷，时有血压、心率突然升高。喉间痰鸣，今日解烂便两次，留置尿管固定在位，可引流深黄色小便。双寸口脉浮滑，右尺数而空虚，左关浊浮。脉息比3.1，下睑淡红、边鲜红，舌象难以察见。

辅助检查：2022年9月4日，本院头颅CT：①右侧额顶颞部颅骨术后改变；右侧额顶叶脑出血并左侧侧脑室后角积血，局部脑实质明显肿胀膨出；右侧额顶叶少许蛛网膜下腔出血。②左侧额顶叶低密度灶，考虑脑梗死。

辨证分析：本案患者脑出血后反复高热，喉间痰鸣，小便深黄，下睑淡红、边鲜红，似是实证、热证。细察诸症，其大便为烂便且双寸口脉浮滑、左关浊浮，然而右尺数而空虚，脉息比更是只有3.1，为少气之象。诸症合参，为本虚标实、上盛下虚之证。

处方：半量大柴胡汤合当归建中汤。柴胡24g，黄芩9g，白芍18g，清半夏12g，生姜15g，枳实24g，大黄6g，大枣15g，当归12g，桂枝9g，炙甘草6g，沙参24g。7剂，水煎服，日1剂。

针刺治疗：选用一次性0.25mm×25mm毫针。脐针进针时，以脐蕊为中心，向脐壁上取“水火既济”加“地天泰”（进针顺序为“坎－离－坤－乾”）平刺进针；体针选穴双足三里、厉兑，垂直进针，同时取商丘透刺中封。上述针刺均进针深度占针身2/3，留针55分钟，每日1次。

二诊：2022年9月14日。服药后，患者体温逐日缓慢下降至正常水平，至今日已无发热。刻下可自主睁眼，对声音刺激有反应，腹部温热，双上肢温，双下肢凉，近日已无血压、心率突然升高。痰鸣较前减少，可吸出少量白色黏痰。昨日至今大便2次，小便量1930mL。查体左关尺紧，右寸关细滑，两边重按弱，脉息比4.2，颜面垢浊，下睑淡红、边鲜红，舌象难以察见。

处方：大柴胡汤加减。柴胡30g，黄芩15g，白芍15g，清半夏20g，生姜20g，大枣30g，枳壳20g，大黄5g，天花粉20g，葛根25g，鲜竹沥10g（兑入）。7剂，水煎服，日1剂。

服药后，患者于9月19日顺利撤除呼吸机，转下级医院继续治疗。

按：患者脑出血后神昏，中医辨证为中风－中脏腑，属闭证范畴。中风发病与风火痰瘀血密切相关，随着年岁增长，人体气血渐亏，脏腑渐衰，加之饮食不节、忧思嗔怒等因素影响，气血阴阳不相顺接，肝风妄动而肝肾阴虚、上盛下虚之证亦不少见。本案患者脑出血后反复高热，喉间痰鸣，小便深黄，下睑淡红、边鲜红，为本虚标实、上盛下虚之证。

本案患者首诊处方处以半量大柴胡汤合当归建中汤加减。大柴胡汤为和解少阳、内泻热结之剂，《医宗金鉴·删补名医方论》记载大柴胡汤："柴胡证在，又复有里，故立少阳两解法也。以小柴胡汤加枳实、芍药者，仍解其外以和其内也。去参、草者，以里不虚。少加大黄，以泻结热。倍生姜者，因呕不止也。斯方也，柴胡得生姜之倍，解半表之功捷。枳、芍得大黄之少，攻半里之效徐，虽云下之，亦下中之和剂也。"因患者虚实夹杂且脉息比为少气，故减半量为用，同时合以当归建中汤养营和血。针刺则以脐针取穴"水火既济"及"地天泰"，使水火平衡、上下相交、疏利中焦、培元固本，同时针刺足三里而补益气血，针刺厉兑而泻阳明经热，通过脾经穴位商丘透刺肝经穴位中封而健脾疏肝、养血祛瘀。

二诊患者诸症好转，脉息比较前升高，提示药证合拍。刻下腹部温热，提示尚有阳明热结在内；面部垢浊，提示湿与热合；双下肢凉且左关尺紧、右寸关细滑、重按弱，提示仍有火热伤津耗血之象。故在上方基础上去滋腻之当归建中汤，加天花粉、葛根、鲜竹沥以生津化痰。本案患者无法对答，缺乏问诊信息，似为难以辨治；但通过脉息术及详细诊查，同样可直中病机而使病情向愈。

案2　据脉察机辨治督脉头痛

陈某，女，25岁。2022年5月19日初诊。

病史概要：患者因"头痛2年余"就诊。患者夙患头痛，痛至颠顶、后枕，经前为甚，每服布洛芬以缓其急，头重昏蒙如盖，视物模糊如雾，颈腰拘急如弓，怅怅然。

四诊资料：平素垂头丧气，纳眠不馨，嗳气腹胀，矢气频频，大便黏散，排便费力且多日一解，伴下腹部胀硬。月经尚规律，经前腹胀痛，经行血块多。查双侧脉道外移，舌淡嫩、边齿痕，苔色白而质腻，下睑淡红，脉息比4.1。

辨证分析：患者头痛求诊，查其双侧脉道外移，提示病在任督二脉。《黄帝内经》曰："督脉为病，脊强反折。""任脉为病，男子内结七疝，女子带下瘕聚。"长桑君脉法脉学体系创始人李树森老师在脉法的传授过程中，特别强调脉中线的位置是否偏移，右手的脉中线向外偏移为督脉为病，左手的脉中线向外偏移为任脉为病。该案中通过追问患者，知其有头痛头昏、视物模糊、颈部腰背酸痛拘急、腹胀嗳气、大便不调、痛经血块等症状，乍看症状繁多，实则均为任督二脉所过之处，与任督二脉所主症状相合。因此，考虑病机任督经脉不在常位，气机升降失司，清气不升，浊阴不降，气血失和，经脉失养。

中医诊断：头痛（督脉病证、任脉病证）。

西医诊断：头痛。

治法：通调任督，解表祛邪，升清降逆。

处方：葛根加半夏汤。葛根 25g，麻黄 10g，桂枝 15g，赤芍 15g，炙甘草 15g，生姜 20g，大枣 25g，清半夏 20g，莱菔子 15g。共 10 剂，水煎内服，日 1 剂。

另予针刺列缺，患者瞬间左侧腰腹部舒展柔软；再予针刺后溪，立刻汗出津津，肩颈至后枕僵硬感消失，头痛消失，渐觉视物清明，心情豁然开朗，神清气爽，诉近十余年未有之神采飞扬。诊其双侧脉道居中回位，诊后夺门而出，矢气如厕。

按：头痛为病，不外乎内伤、外感两类。邪阻脉络，清窍不利；或精血不足，脑失所养，为头痛之基本病机。中医辨证绝非头痛医头，足痛医足，当四诊合参，把握机要。《平脉法第一》即曰："若感于邪，气血扰动……欲知病源，当凭脉变。"李濒湖曰："任、督二脉，人身之子、午也。乃丹家阳火阴符升降之道，坎水离火交媾之乡。"遂当机立断，选用任督八脉交会穴，即列缺－后溪以调其经气。列缺为手太阴肺经络穴，与手阳明大肠经相通，起到宣通肺气、沟通气血的作用；其次，手阳明经行颈项部，向上交会于大椎穴，实与督脉相通，可通调督脉，振奋阳气；再者，列缺穴通于任脉，又为四总穴之一，所谓"头项寻列缺"，广泛用于头项部疼痛性病证中。后溪为手太阳小肠经输穴，《难经》云"输主体重节痛"，针刺输穴可疏通经脉气血以止痛；其次，后溪穴通于督脉，督脉为阳脉之海，可激发阳气，扶正祛邪。《针灸大全·千金十一穴歌》云："胸项如有痛，后溪并列缺。"故两穴合用通调任督二脉，清阳得升，则头目清利；浊阴得降，则肠转矢气。针后继投葛根加半夏汤，本方出自《伤寒论》："太阳与阳明合病，不下利，但呕者，葛根加半夏汤主之。"患者病在经在表，当从表解。方中大量葛根为君，升阳解肌，升津液，舒筋络；麻黄、生姜开通玄府，发汗解表；少佐桂芍甘草以和其里。葛根汤中加半夏，取其与葛根、麻黄之气，升降相反，一升一降，恢复人体正常气机运行；加莱菔子，增强半夏除胀降气化痰之功。全方合用以解表祛邪，升清降逆，恢复气机升降平衡，使五脏精华之血、六腑清阳之气皆能上注于头。

《玉函经》言："脉为医门之先，其理微妙，未易研究。大抵问而知之以视其外，切而知之以察其内，证之于脉不可偏废。"方书之祖张仲景著《伤寒杂病论》，每篇以"（辨）某某病脉证（并）治"命名，也强调了脉证互参和脉证相合的重要性。本案从脉诊入手，切中本案头痛病机，通过通调任督二脉经气的方法治疗头痛，取穴精练，效专力宏。如此针药合用，开阖相济、升降相承，既能以针刺即时解决患者头痛之所急所苦，亦能抓住病机长期调理恢复身体稳态，使脉静人和。

经脏同调思维与心血管疾病辨治

邹旭

邹旭

邹旭，男，1965年2月生，广东东莞人。主任中医师，教授，博士生导师。师承国医大师邓铁涛，全国老中医药专家学术经验继承工作指导老师，全国优秀中医临床人才，广东省名中医。深耕临床一线36年，在心血管病、急危重症、传染病等工作岗位上担当作为，获全国“五一劳动奖章”“中国好医生”“人民好医生”“广东省抗击新冠肺炎疫情先进个人”等称号。

新冠肺炎疫情期间，担任国家援助湖北第四支中医医疗队广东团队领队、武汉雷神山医院C6病区负责人，所在雷神山医院医疗队获得中共中央宣传部“时代楷模”称号。作为国务院联防联控机制专家组、国家卫健委新冠肺炎重症救治专家组、国家中医药管理局中医疫病防治专委会成员，广东省新冠肺炎中医药防治专家组副组长，逆行河北、云南、福建、陕西、海南、四川等地，2022年年初作为中央援港抗疫中医专家组成员赴港，2022年11月作为医院医疗队队长整建制接管广州琶洲方舱医院D19舱，得到患者和中西医同行的认可。与张忠德教授联合主编国内首部新冠肺炎中医医案类书籍《新型冠状病毒肺炎中医医案精选》，联合创立的扶正解毒方被纳入《新型冠状病毒感染诊疗方案（试行第十版）》。

现担任广东省中医院心血管科大科主任、国家中医药管理局重点学科中医心病学负责人、医院胸痛中心主任，带领科室以心肌梗死中医药防治联盟为平台，与省内17家医院建议协作关系，目前平均D-to-B（患者到达医院大门至血管开通）时间为47.5分钟，远低于国家90分钟要求。主持多项国家级、省部级课题，主编专著12部，多次参与获得广东省科学技术一、二、三等奖，引领专科发展。

曾拜师邓铁涛、刘嘉湘、王文远、李树森等多位名中医，潜心精研医术。作为国家中医药管理局第七批全国老中医药专家学术经验继承工作指导老师，每周到胸痛中心及各个分院查房疑难病及危重病患者，进行临床带教，对传承人在临床上进行面对面、手把手教学。培养出博士、硕士研究生41名。在专业课教学中注重融入思政内容，担任广州中医药大学中医心病学课程思政教学团队负责人，负责的“中西医结合内科学（循环系统疾病 心力衰竭）”获广东省教育厅2020年度课程思政建设改革示范项目，获广州中医药大学2020年“师德标兵”、2022年“新南方教学奖励基金”优秀教师提名奖、2023年“优秀博士生导师”等荣誉。

人体以五脏为核心，并通过经络系统联络全身脏腑及气血津液。《素问·皮部论》中说："凡十二经脉者，皮之部也。是故百病之始生也，必先于皮毛，邪中之则腠理开，开则入客于经脉，留而不去传入于经，留而不去传入于腑，廪于肠胃。"说明了外邪可从皮毛腠理通过经络传入体内脏腑，同时若体内脏腑出现了病变，也会通过经络途径反映于体表，在经络循行的部位和脏腑出现一些症状与体征。杨长森先生在其著作《针灸中药临床学》中提出"针能治者，药亦能治""经脏同辨、同调、同治"理念。如对于瘀血心悸的治疗方案，除了辨经取手少阴、手厥阴、足太阴、任脉之穴：少海、曲泽、血海、气海。根据中药归经论治，以心、肝、脾归经药为主，取龙骨、牡蛎、熟附子、川芎、人参、丹参、当归等同调同治。承淡安先生著《伤寒论新注》时，在条文所载病症适用经络辨证的条目下均加入了针灸治疗方案。即"方能治者，针亦能治"。如太阳病麻黄汤证，若兼见有鼻血之症，则辨为手阳明大肠经之属，单取合谷一穴，达到解表止衄的作用；又如治疗脾胃疾病，则归为脾胃二经之属，均以足三里为主穴，根据不同症情分别随症配穴。因此，邹教授在传承名老专家学术思想的基础上，提出"经脏同调"临床思维模式，并将其应用于心血管病的临床实践中。

心血管疾病的发生是由于气血不足，经络不畅，脏腑失养，阴阳失衡所造成的。对于心血管疾病的中医治疗，一般将经络辨证与脏腑辨证分开论治，以经络理论指导针灸治疗手法为主，而以脏腑辨证指导中药治疗为主。但经络、脏腑本身一体，是不可分割的，腧穴通过经络联系于脏腑，且脏腑本身也是经脉的一部分；而中药不仅有脏腑属性，通过"归经属性"又与经络产生了联系，从而应用经络、脏腑同调，指导临床用药。在治疗心血管相关疾病时，采取以"经脏同调"思维指导下的经络、脏腑为一体的辨治方法，根据病情的特点，常采用中药归经辨证或针刺经络穴位手法，内外兼治，所谓"药能治者，针亦能治"，使得经络运行通畅，脏腑功能恢复，由内到外，阴阳平衡，产生满意的临床效果。

一

心血管疾病与肝及其经络

在中医五行理论中，心和肝的生理联系十分紧密，心为火，肝为木，木生火，为母子关系。正所谓“火非木不生，必循木以继之”“东方生风，风生木，木生酸，酸生肝，肝生筋，筋生心，肝主木”。而在生理上，心肝二脏也相互配合，协助气血在体内正常运行。心主血脉，主行血、生血、推动血液运行于脉内；肝藏血，调节全身的气血运行，是血为本、气为用。心为全身血脉之主，心阳足、心脉畅，则血液运化正常，肝也有藏。肝主疏泄，气机的通畅全赖其功能正常，方能推动血脉运化，心之气血则能充盛。心为五脏六腑之大主，主神明，神舍意，心神的正常有助于肝脏的疏泄，而肝疏泄有度也可维持心神功能正常。

《灵枢·经别》云：“足少阳之正，绕髀入毛际，合于厥阴；别者入季胁之间，循胸里属胆，散之肝，上贯心。”即足少阳胆经经别循行中汇合于肝经，其分支循胸胁入里，隶属于胆腑，散行于肝并向上贯穿心系，说明肝与心在经络上密切联系。从经络运行来看，心经与肝经循行都经过胸胁、相交于心中。《素问·脏气法时论》云：“心病者，胸中痛，胁支满，胁下痛，膺背肩胛间痛，两臂内痛。”说明中医也很早就认识到，当心血管疾病有胸痹症状发作时，会沿着肝经的循行路线如胸、胁、肩、背等部位有放射痛。在《诸病源候论》中也说：“手少阳之脉，起小指次指之端，上循入缺盆，布膻中，散络心包，邪气返于心络，心气不得宣畅，故烦满乍上攻于胸，或下行于胁，故烦满而又胸胁痛也。”这进一步说明心与肝在病理上也是通过经络相互影响、相互传变、相互制约、相互联系的。临床上会出现子病犯母、子盗母气、母病及子等病理情况。

子病犯母：如热邪入心，上扰心神，除了可见神昏谵语、气粗、面赤等心经症状，病情进一步发展还会见角弓反张、牙关紧闭、四肢抽搐、双目上视的肝经实热症状。心火炽热则引动肝风，即热极生风。

子盗母气：心血不足，肝无所藏，心之气血亏虚而累及肝脏。临床会出现心悸、头昏、失眠多梦、健忘、面色无华等心神失养之证时，多会与肢体麻木、抽搐、神疲乏力、爪甲不荣、女性出现月经量少色淡等肝血亏虚一同出现。

母病及子：肝气太过，则累及心脏而发病。当肝气不舒畅时，则可出现胸闷、思虑过多，进一步出现心神失养、失眠、心烦等症；肝气逆行上犯于心，则出现头痛目胀、眩晕等症；肝血亏虚则出现心悸、眩晕等。若情志过极，郁而化火，肝火上犯心神，心神失养，不仅会出现烦躁、易怒、胸胁胀痛、口苦口干、脉弦数等肝胆经的实热症状；也可出现心烦失眠，悲喜无度，或登高而歌、弃衣而走等火扰神明的症状。

疏肝解郁法治疗室性早搏案

黄某，女，时年39岁。初诊：2022年12月6日。

病史概要：1年多前出现心悸不适，2021年4月体检发现频发室性早搏，后服用稳心颗粒控制，症状反反复复，有时可见持续发作，长时间不可缓解。刻下见其时感心悸不适，月经间期心悸更明显，无胸闷胸痛，同时伴有白带增多、色黄，乳房胀痛，口干口苦，易饥不欲食，少食易饱，眠差，难入睡。小便正常，大便硬，难解干净。舌嫩暗红，苔白腻。左脉细，尺脉动；右脉滑数，寸上脉。

辅助检查：甲状腺功能正常；妇科超声提示子宫及双附件未见明显异常。既往行子宫肌瘤剔除术、剖宫产术。

中医诊断：心悸（肝郁气滞，痰火扰心）。

西医诊断：室性早搏。

辨证分析：患者为中青年女性，长期情绪不佳。肝郁气滞，化火扰心，发为早搏。肝气久郁不舒，则见胸闷、气短、乳房不适；气滞不通，下焦不利，则见白带异常；气郁日久化火，肝火灼伤阴液则见口苦、口干、失眠、大便干。舌象脉象皆为肝气郁滞，痰凝化火之象。治宜疏肝解郁，清热泻火，安神定悸。

治法：疏肝解郁，降火泻热。

处方：熟附子3g，干姜5g，炙甘草10g，川牛膝10g，柴胡10g，栀子10g，牡丹皮15g，黄芩10g，大黄5g，法半夏15g，桂枝10g，赤芍10g，生龙骨30g（先煎），生牡蛎30g（先煎），麦冬30g，生地30g。14剂，日1剂，水煎服，早晚分服。

其他：嘱患者多晒太阳，每周跑步3～5次，每次跑步约20分钟，注意清淡饮食。

二诊：2022年12月21日。患者乏力减轻，精神好转，偶有心悸感，无长时间持续发作，睡眠较安稳但仍较难入睡，食欲改善，私处时有少许黏稠分泌物。左脉细涩，尺脉偏强；右脉弦而滑，仍有寸上脉。舌暗，苔薄白。原方加皂角刺10g畅肝经活气血，路路通

10g 以通经行气利水，鸡血藤 30g 以通经养血。

坚持服药 2 个月后随访，诉心悸发作明显减少，仅在休息不佳时见短时间发作，精神饱满，纳眠可，经间期白带色清稀、量正常。

按：室性早搏一般在精神紧张、工作生活过度劳累或作息不规律等不良因素后发生。当前社会高速发展，人们学习、工作等竞争异常剧烈，导致焦虑、抑郁等心理疾病十分常见，这些都是室早发生的重要原因。早搏发生时，又会伴随自主神经功能紊乱，从而加重焦虑、抑郁等症状，容易造成恶性循环。西医治疗方面往往是通过抗焦虑药物控制，但存在依从性差、不良反应大的劣势。室性早搏归属中医学“心悸”范畴，其病位虽然在心，但与五脏六腑皆有关联。特别是现代人由于生活、工作压力过大而引起的焦虑、抑郁等造成的早搏，和肝的疏泄和调畅情志功能的异常有很大关系。肝与心为母子关系，肝为心之母，母病及子，肝气不足，气机不畅，则会影响心之气机，心气郁结则见情绪不畅、胁肋不适、善太息、胸闷、心悸、心痛等。

邹教授认为人之一身气机，重在宣畅调和。肝木之气若疏畅通达，则诸症自解。气机运行不畅，则气郁而不升达，津液随气滞则痰凝；气不行血则血瘀阻；气不流畅，郁而化火，火热伤津，耗伤气阴，致心脉不畅，则心失所养，神明不宁，早搏症状加重，故此类早搏中应将疏肝解郁贯穿治疗全程。正如《薛氏医案・求脏病》中所载：“肝气通则心气和，肝气滞则心气乏。”且足厥阴肝经与手厥阴心包经为同名经，同气相求。治疗上可以选择疏肝解郁、养心安神为主。该患者主诉心悸，看是病在上部的“心”，但究其本质，则与肝气不疏有关，而且患者目前诸多的不适症状，其主要矛盾亦是在肝气郁结，气机郁滞，痰凝火生。《傅青主女科》提出“夫带下俱是湿证”，而该患者既有从外感而得的湿邪，又有由内而生的湿气。患者既往曾行子宫肌瘤剔除术及剖宫术，外部湿邪趁血室开放之时，由下部乘虚而入，湿邪停滞，郁则化火，火与湿相结，阴阳相搏于下焦女子胞。邹教授在整体认识患者病机后，在治疗上先采取疏肝解郁、清热泻火为主，兼少量养阴定悸。中药以肝胆经及心经归经药为主。以柴胡、黄芩、牡丹皮、栀子清肝热，疏肝气；生龙骨、生牡蛎重镇安神定悸；桂枝、法半夏以化痰郁，行气血；再加麦冬、生地；以滋阴益气养心，配以归一饮调和元气。全方攻补兼施，标本兼治。二诊时患者热证已减大半，但仍有气滞血瘀表现，加用皂角刺、鸡血藤、路路通以行气活血，使余邪有出路。治疗后，肝郁气滞得解，痰火扰心已消除，下焦湿痰得祛，气机通畅，遂诸症缓解。

二

心血管疾病与脾及其经络

中医理论认为，心脏与脾胃位置相邻，横膈膜上方是心脏，下面为脾胃。《灵枢》中记载："脾足太阴之脉，起于大指之端……入腹属脾络胃，上膈，夹咽，连舌本，散舌下；其支者，复从胃别，上膈，注心中。""胃之别络上通于心。"李东垣在《脾胃论》中认为"脾经络于心"；众多历代名家认为脾胃与心通过经络相互联系。

《素问·阴阳应象大论》云"心生血，血生脾"，心主血行血，脾为气血生化之源，生血又统血。心之血需依赖脾胃运输的水谷精微以化生而成，而脾胃运化功能的正常维持又需要心血的不断滋养补给和心阳的温煦推动，并在君主之官的统率之下，维持其正常的生理活动。正如《医碥·五脏生克说》中曰："心主血属火，心有所主，则脾气健旺，脾之所以能运行水谷者气也，气寒则凝滞不行，得心火以温之，乃健运而不息，是为火生土。"脾胃健运正常，化生之源充足，则心血充盈有度，心血旺盛，心有所养。血可在脉内正常运行，需心气的推动，还需要脾气的统摄功能正常，循经之血才不溢出脉外。正如《类证治裁》中云"脾虚不能摄血""诸血皆统于脾"。心阳属动，脾阴属静，动静结合，心动有节律，血通百脉，遍布周身，濡养全身筋肉脉络。《脾胃论·脾胃胜衰论》曰："夫饮食入胃，阳气上行，津液与气，入于心，贯于肺，充实皮毛，散于百脉。"故心动节律正常可助脾胃散精之功能，脾胃生化之气血精微可随百脉运行而输布周身。

根据中医五行理论，心脏与脾胃为母子关系，心火生脾土。心火温煦，使脾胃后天之土得以滋养以充实气血精微之源。而水谷精微的充足则可使包括心脏在内的其他脏腑得到有效的滋养。若子病及母，临床可见脾土虚、心火不足之虚证，则见心悸、气短、乏力、大便溏薄、少腹隐隐而痛、腹胀喜温喜按、肠鸣，舌淡苔白，脉沉迟无力。且心与小肠五行同属火，互为表里，故脾土亏虚则导致心与小肠之火虚弱，气化无权。若子病犯母，临床主要表现为土病及火，脾虚化热之实证。脘腹胀满、小便短赤、大便不通、发热、渴而不饮、心悸心烦失眠、苔滑黄腻、脉缓而濡数，为脾虚湿滞内停，中焦气机枢纽升降不畅所致。脾胃同为中焦之土，主全身气机之升降，胃属阳土、喜润恶燥，脾属阴土、喜燥而恶湿。脾主升，胃主降，一升一降，一阴一阳，一收纳一运化，燥湿相济，则阴阳相和，为气机升降出入的枢纽。而心脏的气机运行功能也和脾胃的气机升降有很大关系，若脾升清胃降浊功能正常，则胸中之气能贯通心之血脉，助行呼吸，循行全身脉络。若痰浊中积，停滞于中焦，脾胃失和，浊气上逆，逆行于胸中，阻塞气机，痹阻胸阳而致胸痹、心悸、气短等发作。若阳明腑实，则胃气不降，使心窍不通，神机受遏，症见心悸、心烦、失眠多梦、时有谵语等。脾气亏损，中气不足，无以升清，则致宗气虚弱，不能充盈心脉，则血行无力，心血瘀阻而致胸痛、胸痹等。

案1　调脾护心法治疗心力衰竭

罗某，女，69岁。初诊：2022年8月1日。

病史概要：患者因“反复心悸3年，伴双下肢水肿1年余”前来就诊。三年前出现心悸、胸闷、乏力等不适，逐年加重，后至当地医院就诊，心脏彩超提示“二尖瓣狭窄合并关闭不全”，对症治疗后，症状稍有缓解；后伴有下肢水肿，继续予对症治疗。近日症状加重，来我门诊就诊。刻下见胸闷、心悸、乏力，动则加重；伴有咳嗽、咳痰，胃纳差，腹部胀，大便不通畅，小便正常，舌红苔薄腻，脉细虚。

中医诊断：心悸（心脾亏虚，痰邪凝滞）。

西医诊断：风湿性心脏病；二尖瓣关闭不全；心功能Ⅱ级。

辨证分析：刻下症见胸闷、心悸、乏力，动则加重，伴有咳嗽、咳痰，胃纳差，腹部胀，大便不通畅，小便正常、舌红苔薄腻、脉细虚。老年患者病程久，久病伤脾，脾胃运化失常，则胃纳差、大便异常，气机升降枢纽异常，则痰湿内生，痰浊上扰心窍，则心悸、胸闷等。舌象、脉象皆为痰浊困脾，心脾两虚之象。治宜健脾养心，化痰祛浊治之。

治法：健脾养心，化痰祛浊。

处方：桂枝10g，泽泻10g，茯苓20g，滑石5g，猪苓10g，五爪龙30g，炙甘草15g，麸炒白术20g，熟附子3g，干姜5g，陈皮10g，法半夏15g，煅龙骨20g，煅牡蛎20g，枳实10g，厚朴10g。共14剂，水煎服，每天1剂。

针灸治疗：取双侧内关、神门、阴郄、足三里、丰隆、三阴交，用平补平泻手法刺激1分钟，得气后留针20分钟，每天1次，共7天。

二诊（2022年8月18日）：患者服药后，自觉心悸诸症有所改善，睡眠质量较前改善，但大便仍不通畅，并有口干口苦等。舌淡红，苔白，脉细涩。故增加麦冬20g，玄参

20g，大黄5g，共14剂，水煎服，每天1剂。以滋补阴液，调通大便。并继续针灸治疗7天，处方同前不变。

三诊（2022年9月12日）：患者继续就诊，近日自觉症状基本消失，胃口改善，大便较前通畅，基本一天一次，舌淡红苔白，脉细，故继续守方治疗。

按：慢性心力衰竭是目前临床大部分常见心脑血管疾病晚期恶化后的最终归宿，其住院率和死亡率长期居高不下，不仅让患者家庭承受巨大负担，也给社会带来了沉重压力。在中医学中，慢性心衰可归属于“喘证”“水肿”“心悸”等范畴。在过往的中医临床辨证治疗中，大多采用温补心气、活血利水等方法以补益心阳，化瘀逐水以改善慢性心衰的种种症状，但往往忽略了调节患者的五脏相关功能，特别是调理脾胃尤为关键。正如沈金鳌在《杂病源流犀烛》中说：“脾也者，心君储精待用之府也，为胃行精液，故其位即在广明之下，与心紧切相承。”明确指出了心脾间不可分割的关系。而据中医五行理论，脾属土，心属火，火生土，心为脾之母，脾为心之子。两者相互制约，相互化生。若在病理状态下，两者则有母病及子、子病及母的关系。

邹教授认为，在心衰急性期的“祛邪”过程中，特别是现代医疗技术的介入，如手术介入、抗生素、利尿剂的大量使用，容易造成患者元气虚损，加重本虚之证。若瘀血痰浊内生，更易再发脉络阻滞、心阳不振等症。根据国医大师邓铁涛五脏相关的学术思想，邹教授提出了慢性心衰的治疗是需着眼于心脾痰瘀为主，特别强调对脾、对痰进行诊治是对以血瘀、痰浊为主辨证论治理论的一大补充。脾为后天之本，脾气得安，五脏受益；脾胃虚弱，诸病丛生。治脾胃而使五谷进则运化强，即安五脏；治脾胃病应顺从整体出发，需伏其所主而治先其所因。脾胃为全身气机升降之枢纽，如肺的肃降、心火的下降、肝的升发、肾气的上升全赖脾胃功能的正常。若脾胃功能失常，则全身气血运行不畅，水谷精微运化失常，加重心衰的种种症状。所以脾旺则四脏气机通调畅达，气血和，元气充内，邪去正安。而风湿性心脏病是导致慢性心衰最常见的病因之一，其多由风寒湿邪侵入机表，由表入里，心脉受阻，病及心脏所致。脾胃运化功能失常，则机体水液停滞，痰浊内生，上扰心窍，故出现种种不适症状。邹教授以健脾助阳，化湿行水以养心为法。方选五苓散、归一饮、桂甘龙牡汤加减。其中五苓散以温阳化气、利湿行水，归一饮则健脾益气、温补心阳，桂甘龙牡汤则安神定悸、改善心悸诸症。方药以心、脾胃归经药为主，其中白术、五爪龙、陈皮健脾益气化痰；桂枝温阳益气，茯苓甘淡渗利，可健脾行水，渗湿化饮，二者相合加强温阳化气之功；白术、茯苓相合，则加强健脾祛湿。炙甘草合桂枝以辛甘化阳，加强温补中阳之力，其合白术又可加强健脾益气，补土以制水；与熟附子、干姜合用，为归一饮，又有少火生气之意。泽泻、猪苓、滑石三药泻水逐饮，利水消肿。针灸处方中，邹教授选取心、心包、脾胃等经穴为主，以调理心气、安神定悸。其中心包经络穴内关调理心气，调通气血；神门为心之原穴，可宁心安神定悸；足三里、三阴交可健脾益气，丰隆则可化痰浊、祛湿邪。诸穴配合，有宁神定悸、养心安脾之效。

案2 “温阳化痰法”治疗扩张型心肌病

谢某，男，58岁。2021年7月10日就诊。

病史概要：患者因“反复气促半年余”前来门诊就诊。半年前因突发胸闷、气促、头晕等不适，至当地门诊就诊，行心电图检查示“房性心动过速，房室传导阻滞”，心脏彩超检查示射血分数为37%，全心扩大，普遍性室壁运动降低，主动脉增宽并轻度主动脉瓣反流，中度二尖瓣反流，重度三尖瓣反流，轻中度肺动脉高压。刻下见神志清楚，神疲乏力，面色㿠白，气短声低，少许气促，活动或话多声高后加重，偶有轻微心前区绞痛，可自行缓解；活动后偶有轻微头晕，平素体弱，畏寒肢凉，双下肢轻微水肿，纳差，眠可，大小便调。舌淡，苔薄，脉细涩，左寸、右寸脉弱，右关太阴脉显形，双尺脉弱。

中医诊断：心悸（心脾阳虚，痰浊阻络）。

西医诊断：扩张型心肌病。

辨证分析：该患者病程日久，耗伤心气，心气虚则血脉鼓动无力，血流运行不畅，聚而为瘀，“血不利为水”，则水饮内生；心阳虚弱，脾土健运失常，气血化生乏源，不能濡养五脏六腑，故诸脏腑失于养而虚衰。畏寒肢冷，面色㿠白皆为阳气不足之象，下肢水肿则为水饮内停。而其脉细涩，是阴血亏虚，水饮内郁，脉络瘀阻；寸脉弱为心阳不足，太阴脉显形为痰瘀阻滞，脾虚生湿，故辨证为心脾阳虚，痰浊阻络。

治法：温补心脾，化痰通络。

处方：炙麻黄5g，生山萸肉20g，关黄柏10g，茯苓20g，白术10g，熟附子5g，麦冬20g，五指毛桃30g，肉桂3g（焗服），苍术30g，细辛3g，生地黄10g，太子参20g，泽泻30g，炙甘草20g，吴茱萸10g，猫爪草30g，玄参10g。水煎，共14剂，每天1剂，早晚服。

针灸治疗：取双侧内关、三阴交、足三里、丰隆、大陵，常规消毒后，针刺深度0.5～0.8寸，采用捻转手法，平补平泻，得气后即出针。

二诊（2021年7月29日）：患者精神、面色、疲倦乏力好转，双下肢水肿消退，谈话声较前提高；仍觉活动后气促，偶有心前区绞痛，纳眠可，大小便调，舌淡，苔薄，脉细涩，右关太阴脉显形。原方改熟附子为10g；加当归10g，菟丝子10g，黄芪30g以加强温补心肾之效，共14剂，水煎，每天1剂，早晚服。同时予中成药暖心胶囊，一次3粒，每天3次。继续行针灸治疗，取穴及手法同前不变。

三诊（2021年8月18日）：现其诸症均有好转，步行有力，声高语清，但仍有活动后气促，偶有乏力，舌淡，苔薄白，脉细涩，右太阴脉显形。原方改熟附子为20g（先煎），加熟地黄10g。继续加强补气之力，共14剂，水煎，每天1剂。同时续服暖心胶囊中成药，一次3粒，一日3次。针灸治疗处方同前不变。

四诊（2021年9月1日）：自觉症状均好转，纳眠可，二便正常，舌淡暗，苔薄白，脉细，右关太阴脉显形。原方改麦冬为30g，去太子参；加川芎10g。共14剂，每天1剂，水煎服。续服暖心胶囊，用量同前。

患者服完中药后，电话反馈，近期自觉精神可，面色红润，胸闷气促消失，已无肢体乏力，无心前区绞痛，无头晕发作，纳眠可，大小便调。今日复查心脏彩超，具体数值测量：射血分数60%。故嘱其继续服用中成药暖心胶囊，用量同前。

按：扩张性心肌病是一种病因尚未明确的心肌病。该病的主要特征是以左心室或右心室或双侧心室明显扩大，心室收缩功能减退为主，临床常表现为心脏扩大。充血性心力衰竭中，心律失常多见，严重者可引起栓塞，甚至猝死。中医学没有扩张性心肌病的病名，根据其临床表现，散见于“胸痹”“心悸”“心痛”等病案记载中，常见于“胸痹”“心悸”“喘证”“水肿”的记载，最早见于《黄帝内经》：“心病者，胸中痛，胁支满，胁下痛，膺背肩胛间痛，两臂内痛。”寒凝致血脉不通，阳虚无力鼓动血脉运行，致血脉不通而发病。如《金匮要略》中“胸痹，心中痞气，气结在胸，胸满，胁下逆抢心，枳实薤白桂枝汤主之，人参汤亦主之”；如《诸病源候论》曰：“寒气客于五脏六腑，因虚而发，上冲胸间，则胸痹。”国医大师邓铁涛教授推崇仲景《金匮要略》中治心重在通阳浊（治痰）之理论，强调心脾（胃）同治，倡用温胆汤加人参治疗冠心病，为晚辈指明了方向。

心主阳气，主血脉，胸痹、心悸多见于中老年人，《千金翼方》曰：“人年五十以上，阳气日衰，损与日至。”说明机体已进入衰老阶段，阳气渐退。同时，还与肺肝脾肾诸脏虚损有关。肺治节不利，心气无力行血脉；肝疏泄不利，则心脉瘀阻；脾失健运，则聚湿生痰；肾气虚损，温煦无权。正所谓“痰瘀痹于中”，痰浊痹阻于心络之中。扩张型心肌病，首先阳气亏虚，其次痰浊瘀阻，血脉不通，可采用“温阳益气、涤痰通络”的治疗大法。《内经》云："心者，五脏六腑之大主也，精神之所舍也。""心主身之血脉。""诸血者，皆属于心。""主不明，则十二官危，使道闭塞而不通，形乃大伤。"提出心血管疾病与其他脏腑疾病互相关联、互相影响，为此国医大师邓铁涛教授提出了"五脏相关学说"。邹教授认为，扩张型心肌病的病位主要在心，同时也与肺、脾、肝、肾四脏有密切关系，在治疗过程中，要加强认识五脏相互之间及经络内在的联系，并根据患者临床症状及舌象、脉象来辨别五脏中气血的虚实、经络运行通畅与否。只有采取内外同治，多管齐下方案，才可在临床治疗中取得满意的效果。

邹教授认为，此案患者年过半百，肾气本已虚损，精血衰败，加之久病致素体虚弱，耗伤气阴，阳气虚衰，心阳不足，脾土失温，则脾阳受损，无以运化水谷精微，容易水湿停聚，炼液成痰成湿。心阳心气亏虚，则鼓动无力，脉络行血不畅，发为本病。而其疼痛部位乃脾、胃、心包经循行之处，脉细涩，右关太阴脉显形，心阳亏虚，脾虚不运，痰瘀阻络。辨证为阳虚水泛，兼夹痰夹瘀。治疗应温阳化饮，健脾益气，兼疏通经络。方总以苓桂术甘汤合麻黄细辛附子汤为主加减，并应按照经络所过、主治所及，给其针灸治疗。方中炙麻黄、熟附子、肉桂、细辛、吴茱萸性辛热发散，振奋阳气，既可温肾助阳，又可驱邪外出。白术、苍术有益气健脾、燥湿利水之功；茯苓、五指毛桃为甘补淡渗之品，其性味平和，不仅可健脾补肺，又有利水而不伤阴之妙，且四药同属脾胃二经，合用可有健脾以杜生痰之源功效。而太子参性甘、苦、平，可补脾肺元气，敛汗生津，安神定悸；麦冬滋补心阴；玄参滋阴，关黄柏清利下焦湿热，两药合用可防燥热之品伤阴耗气，生地黄、生山萸肉皆可入肝肾二经，可补益肝肾；泽泻利水之力虽强，但不伤阴，可使邪有出路。炙甘草既可合辛热之品化阳，以助温阳补气；又可合白术、苍术等益气健脾，同时还可调和诸药。而经络选穴也以脾胃心包三经穴位为主，足三里、丰隆可健脾化痰，大陵、内关则养心安神、改善心痛症状，三阴交为脾经本穴，调通可以培补脾肝肾三脏，益气养血。

三

心血管疾病与肺及其经络

肺与心同在胸腔内，同为上焦之脏，因肺位于五脏之颠，为脏之长，心之盖又称为“华盖”。心肺二脏不仅生理位置相毗邻，而且在功能上也是紧密相连。心主司全身之血脉，而血液在脉中的运行需要依赖于气的不断推动，随气的运动而循行全身脉络。肺主气司呼吸，为一身气之主，全身血液的正常运行需要依靠肺气的推动。全身之血液皆汇聚于肺，曰肺朝百脉，血与气相结合，循行于周身脉络肌肤。“血为气之母”，故只有血液供给的正常，才能为肺主气提供充分的物质基础。肺主呼吸之功能才可以发挥正常。正如《本草述钩元·芳草部》云：“金味属肺，因肺贯心脉以行呼吸，为血之所使也。”心肺功能正常是维持人体气血运营的根本保证。心肺之气于胸中相合，曰宗气，宗气可贯通心脉、主司呼吸。心和肺的关系，是心主血、肺主气的关系，即血与气的关系。而在经络分布运行上，心与肺的经脉皆运行于胸胁及上臂内侧。心经起于心中，出属心系。其直行者，从心系出来，退回上行绕过肺。《灵枢·经脉》曰：“心手少阴之脉，起于心中，出属心系……其直者，复从心系却上肺，下出腋下。”《类经》曰：“（心）其系有五，上系连肺，肺下系心，心下之系连脾、肝、肾。”

心属火，肺属金，故心与肺为相克之脏，为火克金。常态下，心火制约肺金，两脏的生理平衡才可以维持，若一方之太过或不足，则两脏之气必见偏颇，临床上常见火旺伐金、金燥侮火、金弱火旺等证。若心火亢盛则肺气虚，“心火太盛，必克肺金”，心火内热，心火灼烧肺金，临床可见心悸、心烦、失眠多梦、咽干咽痛等心火内扰症状，同时也可见鼻衄、痰多、咳嗽、咯血、大便不通等火热伤肺的症状。而若肺气太盛，则“气有余便是火”，心火也为之灼，临床上会有咳嗽、痰多色黄、喘促、气粗、便秘等肺热壅盛的同时，亦会有心烦、失眠多梦、面赤、口舌生疮等心经热盛的症状。若肺金虚弱而心气偏盛，如肺阴亏虚，肺失滋润，肃降失常，常见咳喘少痰及口、鼻、皮肤干燥，以及五心烦热、盗汗等症；同时会见虚火扰乱心神，神明不安，又见心悸、怔忡、胸闷、心烦，失眠，舌红少津，脉细数等症状。而若肺气虚，则行血无力，血液运行变缓慢，不通则堵，致心血瘀阻。《素问·经脉别论》曰：“饮入于胃，游溢精气，上输于脾，脾气散精，上归于肺，通调水道，下输膀胱，水精四布，五经并行。”肺主宣发、肃降、通调全身水道，水液的输布、运行排泄都有赖于肺功能之正常。肺虚则宣发、肃降、通调水道之功能失常，水湿聚则痰湿、水饮之邪形成，痰湿、水饮二邪又可影响到心血的运行，此所谓肺病及心。同时心病若迁延不治也影响肺，心气不足或心阳不振，推动血液运行无力，心血瘀阻，肺之宣发和呼吸功能也受影响，致痰湿、水饮内停，此所谓心病及肺。

扶正解毒法治新冠肺炎康复后室上性心动过速案

陈某，女，65岁。2023年3月14日就诊。

病史概要：患者因“新冠康复后，反复心悸、胸闷、气短、乏力1月余”就诊，2年前因“室上性心动过速”，行射频消融手术，术后感觉症状缓解，基本不再复发。今年1月感染新冠期间，自觉心悸、胸闷、乏力等加重；新冠康复后，心悸等症状仍未缓解。遂来门诊求诊。刻下见其神疲乏力、反复心悸，伴胸痛、胸闷，一般活动可诱发症状，偶有咳嗽、头晕、头痛等，伴有口干口苦，易烦躁，睡眠差，入睡困难，胃纳一般，小便可，大便难解，两三天一次。舌淡红，苔少偏干。脉弦紧数，寸尺脉弱。

中医诊断：心悸（痰浊扰心，余邪未清，肺气不通）。

西医诊断：“室上性心动过速”行射频消融术后、新型冠状病毒肺炎感染后遗症。

辨证分析

新冠疫毒湿邪侵犯体内，邪毒去而不尽，缠绵日久，则容易入里成痰化热，阻遏少阳气机，少阳受病，阳气不宣，枢机失运，肝胆之火上逆犯心肺二脏，故出现心悸、失眠、胸闷、烦躁、咳嗽等症；火热伤阴则致少阳胆火熏蒸，胆汁上泛，故见口苦口干。故以上症状均归咎于痰浊扰心，余邪未清，肺气不通。

治法：益气化痰，养心祛邪，兼清里热。

处方：渗湿和里汤、小柴胡汤合归一饮加减。枳实10g，厚朴10g，槟榔10g，法半夏15g，滑石5g，通草5g，路路通10g，皂角刺10g，大黄10g，柴胡10g，黄芩10g，熟附子3g，干姜5g，炙甘草10g，瓜蒌皮30g，藿香10g，豆蔻仁5g，桂枝10g，赤芍10g，麦冬20g，生地20g，鬼针草10g，黄柏10g，吴茱萸5g，黄连5g。共14剂，水煎服，每天1剂。并嘱其日间多晒太阳，以背部微微汗出为宜。

二诊（2023年4月4日）：患者诉其心悸、胸闷、胸痛症状明显缓解，睡眠改善，可睡 5 ～ 6 小时；晨起时偶有心悸，持续时间较短，但仍有口干，大便仍然不通畅，小便可。舌暗，苔微黄，脉浮滑数、寸尺脉弱。目前患者以阴虚火旺为重，遂于前方基础上去鬼针草、吴茱萸、瓜蒌皮、藿香；改生地黄 30g，麦冬 30g 以增强养阴之效。加龙骨 20g（先煎），牡蛎 20g（先煎）以镇静安神，缓解心悸。

三诊（2023 年 4 月 25 日）：患者神清，精力充沛。自诉近期未觉心悸发作，睡眠改善可达 6 ～ 7 小时，余症均较前改善。现食后嗳气明显，舌暗，苔白微腻，脉弦、双关稍动。治予加延胡索 10g 增强行气，改大黄 5g，共 28 剂，水煎服，日 1 剂。同时嘱患者日后可间服该方，巩固疗效。

1 个月后电话随访，患者诉近期未再发心悸，无胸闷不适，睡眠正常，口干等症状也基本缓解。

按：《新型冠状病毒感染的肺炎诊疗方案（试行第十版）》中将新冠肺炎归属于中医“疫病”范畴。据《素问·五常政大论》记载：“夫毒者，皆五行标盛暴烈之气所为也。”明代吴又可也在《瘟疫论·原序》中提及：“夫瘟疫之为病，非风、非寒、非暑、非湿，乃天地间别有一种异气所感。”异常气候所导致的邪气、毒气即为疫戾之气，疫病是感受“疫戾”之气所致。三年多的临床观察发现，感染新冠的患者，病毒会攻击全身各个器官，特别是心肌细胞，同时加上全身免疫代谢反应的发生，心肌能量代谢受损而出现心悸、胸闷或胸痛、极度乏力等症状，虽经过积极救治，但进入康复期后，仍有许多患者出现咳嗽、喘息、头晕、口干、乏力、纳差、大便不爽、失眠等后遗症，且往往存在不同程度的躯体功能、免疫功能、心理及社会功能等损伤，特别是由于心肌细胞需要较长时间才能恢复，所以康复后部分患者仍存在心悸、心慌、胸闷的问题。

邹教授研究得出此次“疫病”的病因病机为“寒、湿、痰、热、瘀、虚”为主，其病位初期主要位于上焦，侵犯心肺二脏，外寒夹湿，入里则化热，重者湿盛蕴热，可致毒邪闭肺，内闭外脱。湿为阴邪，易耗伤阳气；其性黏滞，易阻碍气机。在新冠肺炎康复后，仍有许多患者会有元气虚耗，肺气虚弱，余邪未清的症状。而心为阳脏，心脏自身的生理功能需要心之阳气维持，心阳心气充足则可以温养全身，保障正常的生命活动。新冠后遗症患者却因体内湿邪困重，阻遏全身气机运行，气不行则酿湿生痰，加上元阳不足，气血本已不足，肺金虚弱则火旺，出现一系列心悸、怔忡、胸闷等症状。心主血脉，全身血脉依赖心气推动，心气不足，失于温煦，运血无力，血行不畅，形体脏腑失于濡养而见胸闷、心悸、乏力等症状；肺气虚损及阳致心阳不振，则见怕冷、舌暗淡胖大等症状。根据经络学说及五行相生的传变，母病及子，心病及脾，脾主运化，脾气虚则水谷运化不利，以致痰湿中阻亦容易导致脾气亏虚。心为君火，肾为相火，心阳不足也会导致相火无以潜藏，致使肾阳不足。肾主水液代谢，肾阳虚无以运化水湿，亦致痰湿水停于心。

《黄帝内经》云："邪之所凑，其气必虚。"正气虚弱之时，最易受外邪侵袭。因此，在新型冠状肺炎康复期间，由于元气尚未恢复之时，应该积极加以调理修复，使元气得到恢复，抵御外邪，保持身体健康。《景岳全书·脉神》云"凡五脏之气必互相灌溉，故五脏之中，必各兼五气"，提出了五脏同补的整体观，故对于此类心悸患者，邹教授采取扶正兼解毒祛邪的方法。由于在岭南地区的独特气候条件下，新型冠状肺炎患者大多以湿邪为患，但又有夹热、痰热、夹寒等变化，患者初期往往以高热、咽痛多见，火热则伤阴，而且感染期间患者大多服用退热及寒凉药物，大汗出则高热退，同时亦损阴液，加之寒凉之品易伤脾胃，脾胃受损则运化无力，湿邪难尽，所以"阳康"后则多见阴虚火旺，痰湿未清的表现。《丹溪心法》指出："惊悸，人之所主者心，心之所养者血，心血一虚，神气不守。"心阴亏虚，心失所养，不能藏神，心神不安则发心悸。至于肾阴不足之心悸，《景岳全书》云："盖阴虚于下，则宗气无根，而气不归源，所以在上则浮撼于胸臆……"即肾阴不足而致水不济火，心火内动而发心悸。对于此类患者，治疗上则应偏于滋阴和镇静安神。

本例患者，属于痰湿邪气未清、肺气不通而致心悸、心痛、咳嗽、失眠等不适。首诊见其脉象弦紧数、寸尺脉弱，且舌苔少而干，此为邪热过盛、阴液受损的表现。新冠疫毒湿邪侵犯机内，邪毒去而不尽，缠绵日久，则容易入里成痰化热，阻遏少阳气机，少阳受病，阳气不宣，枢机失运，肝胆之火上逆犯心肺二脏，故出现心悸、失眠、烦躁、咳嗽等症，火热伤阴则致少阳胆火熏蒸，胆汁上泛，故见口苦口干。除此以外，由于疫毒耗伤阴液，加之感染期间发热、汗出，患者阴津不足，心阴不足，心神失养而致心悸。根据以上种种症状，可以归为心肺、肝、脾胃等经络运行不畅，气血不通之故。在首诊用药中，治法以祛湿化痰、行气降火、畅通经络为主，滋阴养心为辅。遂予渗湿和里汤加豆蔻、藿香以行气化湿，小柴胡汤加吴茱萸以舒郁行气，鬼针草、黄柏、黄连以清热降火，再佐麦冬、生地滋阴养心，桂枝温心阳。二诊时，患者痰湿得减，少阳气机得利，用药以滋阴、养心安神为主，增生地、麦冬、龙骨、牡蛎等味。其中小柴胡汤以疏通肝胆二经为主，渗湿和里汤则调通脾胃二脏之经络，归一饮则交通心肾之经络。患者湿邪祛，痰火降，阴分得充，心神安，心悸、失眠、大便难等症状得愈合。

四

心血管疾病与肾及其经络

心位于胸中，属阳，属火；肾位于腹中，属阴，属水。心肾二脏相互依存、相互制约。心火，其性主动；肾水，其性主静。心火必须蒸化心阴为心气下降于肾，与肾阳一同温煦肾阴，使肾水不寒。肾水于下，肾阳鼓动肾阴，则肾气可上济于心，与心阴共同作用于心阳，使心火不亢，水火升降有序。正常的生理状态下，肾与心水火既济，是在心肾二脏阴阳升降动态平衡重要的条件上实现的。正如《慎斋遗书》曰："心肾相交，全凭升降。而心气之降，由于肾气之升；肾气之升，又因心气之降。"心主血，肾藏精，精血都是维持人体正常生命活动的必需物质。精血之间可相互转化，相互资生，心肾相交为精血二者之间的互生互化提供了物质基础。心藏神，主宰整个人体生命活动，神全则益精。肾藏精，精舍志，精可生髓，髓则汇于脑。积精可使神全，故精神内守。人的神志活动，以心所主为本，同时也与肾脏密切相关。精是神的物质基础，神是精的外在表现。故心肾交济之义也体现在"神生于精，志生于心"这一方面。

在经络方面，心与肾同为少阴经之所属，心肾在经络循行路线上互相交通。足少阴肾经一分支从肺出入心，注胸中，肾经夹舌本，舌为心之苗，如《灵枢·经脉》曰："肾足少阴之脉……其支者，从肺出络心，注胸中。""足少阴之脉，是动则病……喝喝而喘。"肾经连心，肾阴可靠元阳温煦气化，通过经脉上升至心。此外，任督二脉也可上下沟通心肾二脏，《灵枢》中说卫气"始入于阴，常从足少阴注于肾，肾注于心"。若肾之经脉受阻，心肾经脉上下不交通，则可发为"肾心痛"。

心肾二脏在五行中存在着相互制化、相互乘侮的关系。正常情况下，肾水能克心火，若心肾之间阴阳水火的协调平衡关系受到破坏，称之为心肾不交或水火不济。如肾水不足，则不能上济心阴，心阳无以涵养，则心火独亢，临床可见心烦不寐、心悸、健忘、腰膝酸软，或见男子梦遗、女子梦交等；若心之阳气虚衰，心火不能下行以温肾水，或肾阳虚衰，寒水不化，水气上凌于心，可见到心悸怔忡、短气、形寒肢冷、水肿、小便不利等"水气凌心"之症。

案1 “温阳利水”法治疗频发性房性早搏

患者，男，何某，40岁。2022年9月6日就诊。

病史概要：患者因“心慌、心悸、胸闷、气短5月余”前来就诊。患者缘于5个月前无明显诱因出现心悸，偶有胸痛、气短、胸闷持续约数秒至数分钟，休息后好转，无头晕头痛、呼吸困难、腹痛腹泻、乏力等，服用脑心通胶囊，症状稍有缓解。曾于外院行心脏MRI检查：右心室增大，收缩末45mm，右心室EF39%，右心室可疑纤维化。刻下见其心悸，胸痛、胸闷气短，进食或稍剧烈的运动后，可出现气促、大汗出的症状，腰酸，畏寒肢冷，胃纳差，大便不通畅，小便量尚可。脉象为左脉滑而迟，右脉细弱。舌象为暗舌，苔稍腻。

中医诊断：心悸（心肾阳虚，水饮内停）。

西医诊断：频发性室性早搏、可疑性扩张型心肌病。

辨证分析：该患者以心悸、胸痛、胸闷气短、畏寒肢冷为主要症状，可归咎于心阳不振，痰饮内郁。因其太阴脾阳不足，运化无力生湿，则畏寒肢冷、胃纳差；痰结心脉，心不得养，可致心悸、早搏频发；痰湿内停，久郁化火，扰动心神，则失眠多梦。

治法：温补心肾，利水化饮。

处方：苓桂术甘汤、归一饮合五苓散加减。茯苓20g，桂枝10g，白术20g，炙甘草10g，熟附子3g，干姜5g，泽泻20g，煅龙骨20g（先煎），煅牡蛎20g（先煎），瓜蒌20g，薤白20g，法半夏15g，葶苈子15g，五味子20g，瞿麦10g，五指毛桃20g，大黄10g，枳实10g，皂角刺10g，厚朴10g，槟榔10g，鸡内金10g。共14剂，水煎服，每日1剂。

二诊（2022年9月27日）：胸闷、心慌、胸痛憋气感及腹胀感较前缓解，但仍有活动后气促，伴有心慌心悸，大便每日1～2次，胃纳一般，睡眠稍有改善，小便可。现其脉左滑迟、右细弱，舌淡苔白。于前方基础上加麻黄10g，细辛3g以温阳助阳，配以猫爪草30g以化痰散结、消肿利水，玄参30g以养阴增液、补而不燥、滋肾水、清心火。继续予14剂，水煎服，每日1剂，并叮嘱患者避免熬夜，少吃肥甘油腻之物，经常晒太阳以助阳化气。

三诊（2022年10月14日）：目前运动耐量较前增加，可持续20～30分钟，日常活动后无气促，胸闷明显减轻，偶有胸痛，睡眠较前改善，可睡5～6小时，血压近来维持在125～136/85～90mmHg，胃纳尚可，大便通畅，小便正常。脉象寸脉较弱，沉滑而无力，舌苔白稍腻。治疗上，继续予温补心肾为主，故在前方基础上改用量为熟附子5g，干姜10g，炙甘草20g。

四诊（2022年11月8日）：现其运动耐量进一步提高，每天可持续40～50分钟，胸痛、胸闷、心悸、气短发作减少，睡眠可，胃纳佳，畏寒现象也有改善，二便调。寸脉较前有力，右脉细数。在前方基础上加一味麦冬30g，以加强养阴护心之力；同时给予中成药暖心胶囊，每次3粒，每日3次，以增强温阳化饮之力，巩固疗效。

按：频发性房性早搏属中医“心悸”范畴，心悸是指患者自觉心中悸动、惊惕不安，甚至不能自主的一种病症。根据病情的轻重，可分为惊悸和怔忡。而现代医学中由各种原因引起的心律失常、心功能不全、心肌病、神经症等表现为心悸为主症的，均可属于中医心悸范畴的病名。心悸之病名首见于医圣张仲景的《伤寒论》中，称为“心动悸”“心中悸”“心下悸”“惊悸”，其中还记载了相关的治法。如《伤寒论》第64条曰：“发汗过多，其人叉手自冒心，心下悸，欲得按者，桂枝甘草汤主之。”《素问·五脏生成》说：“诸血者，皆属于心。”指出了心提供了血液在脉管中循环往复，川流不息的原动力。所以，心中气血的虚实，对血脉的运行有着直接的影响，而气血在脉中的运行情况也反过来影响着心气、心阳和心血的变化。心体阴而用阳，若心阳虚衰则其正常功能衰退，正如《金匮要略·胸痹心痛短气病脉证治》中曰：“阳微阴弦，即胸痹而痛，所以然者，责其极虚也。”而临床中的各类心脏疾病，由于长期心脏负荷过度和心脉阻滞致心气心阳大虚，造成心脏推动血液在脉管中运行的功能下降，从而导致全身脏腑的血脉瘀阻。正如《灵枢·刺节真邪》中说：“手少阴气绝则脉不通，脉不通则血不流。”不管何种心脏疾病，若心气心阳虚衰，则必致血瘀。临床中则可见心悸、眩晕、气短、自汗、畏寒、乏力、舌淡或紫黯、脉细弱或结代等表现。而心病常可累及他脏，如心病及肺，可使肺失输布而致痰浊内生；心脾两虚可出现食少体倦、面色萎黄、大便溏薄、舌苔白腻；累及于肾，可见头晕耳鸣、下肢浮肿、腰酸腿软、小便不利等。

《素问·调经论》云：“血气者，喜温而恶寒，寒则泣不能流，温则消而去之。”血遇寒则凝，则运行不畅，得温而行，故当温阳活血。根据《金匮要略》中的“阴阳相得，其气乃行，大气一转，其气乃散”理论，大气者，阳气也，胸中大气即上焦阳气，故在心血管疾病的临床治疗中尤其应注意，存有一分阳气，便有一分生机。正如《素问·生气通天论》曰“阳气者，若天与日，失其所则折寿而不彰”，故温运阳气是治疗心血管疾病的重要法则，尤其对一些危重的心血管病，更不可忽视温运阳气的必要性。而水性属阴，阴盛则寒生，《素问·调经论》说：“阴盛生内寒，奈何……厥气上逆，寒气积于胸中而不泻，不泻则温气去，寒独留，则血凝泣，凝则脉不通。”可见心悸一症，首为血瘀，继为寒凝。因阳虚不化，而阴湿凝聚而成，水饮凌心则心悸，饮溢于肌肤则见下肢水肿；饮停胸胁，支撑心肺则为胸水、倚息不能平卧。在《金匮要略》中有记载“病痰饮者，当以温药和之”，故临床中常用参附汤重在温补心阳，或用五苓散治疗心悸引起的津液代谢失常之小便不利。治病必求其本，故在治疗心悸中先益心气，常以益气温阳、化瘀利水为大法，温心肾之阳并兼化瘀利水，心阳振奋而脉自充，寒水得温则自化，脾得温运则痰自消，此为标本同治，临床上见效颇多。

该患者以心悸、胸痛、胸闷气短、畏寒肢冷为主要症状，可归咎于心阳不振，痰饮内郁。因其太阴脾阳不足，运化无力，则畏寒肢冷、胃纳不佳；而痰湿内停，久郁化火，扰动心神，则失眠多梦；痰结心脉，心不得养，可致心悸、早搏频发；心阳受损，鼓动无力，则致胸闷、胸痛、心慌等。对于此类扩张型心肌病，中医方面主要关注湿、火、阳虚、痰结的病因，病属心肾二脏为主，为肾、心、脾胃等经络之归属。整体上，其病因痰而起，痰结心脉，心脉运行不畅，致心失养，神失调控，经络不通，故导致心律不齐。治疗上以调理心肾二脏，疏通以上四条经络为主。五苓散、葶苈子、瞿麦等利水化痰饮，生地黄、麦冬、炙甘草汤等养阴稳心；针对心阳不足的种种症状，予熟附子、麻黄、细辛、炙甘草、桂枝等温肾养心；猫爪草、半夏、皂角刺等化痰散结。方中诸药大都归心、肾、脾、胃四经，如苓桂术甘汤诸药以调理脾胃二经为主，归一饮温补心肾二经，五苓散则调通脾肾二经。诸药合用，共奏健脾利湿、温心肾之阳以化饮之功，调通经络以助气血运行，使中阳得健，痰饮得化，津液得布，则痰饮病自愈。

案2　针药结合治疗原发性高血压病

叶某，女，65岁。初诊日期：2021年9月23日。

病史概要：患者因“头晕头痛十余年”前来就诊。既往高血压病史十余年，睡眠质量差、头痛、头晕，平时服用替米沙坦、苯磺酸氨氯地平片控制血压，但血压仍偏高，波动在130～160/80～100mmHg。刻下见其头晕、头痛，面红、手掌发红，胃纳一般，睡眠质量差，口干口苦，大便不畅，畏寒肢冷，舌淡暗嫩，厥阴脉显形、双尺脉弱。血压161/89mmHg，心率66次/分。

中医诊断：眩晕（痰瘀夹湿，心肾不交）。

西医诊断：原发性高血压病。

辨证分析：该患者高血压10余年，久病成虚，则阴液不足，阴阳不交，虚火内生，虚火扰乱心神，故见失眠、睡后易醒；痰湿中阻，津液不能上乘，故见口干。肝胆失调，肝失疏泄，气机不和，肝阳上亢，胆气上逆，则可引起口苦；虚火上扰清窍，故见头晕头昏。辨证为心肾不交，痰湿中阻。治疗当交通心肾，祛湿化痰，清热解郁。

治法：交通心肾，祛湿化痰。

处方：天麻 15g，桂枝 10g，熟附子 3g，猪苓 30g，干姜 5g，瓜蒌皮 30g，炙甘草 10g，薤白 30g，法半夏 15g，金盏银盘 30g，大黄 10g，龙骨 30g，柴胡 10g，牡蛎 30g，黄芩 10g，五指毛桃 30g，黄连 5g，香附 10g，泽泻 30g，茯苓 20g。共 14 剂，每天 1 剂。同时嘱其继续服用西药。

针灸治疗：取双侧太溪、太冲、商丘穴透中封穴、降压穴，常规消毒后，针刺 0.5～0.8 寸，采用捻转泻法为主。患者得气后即出针，随后测量血压，降为 147/84mmHg，心率降为 64 次 / 分，并自感头晕、头痛症状减轻。

二诊（2021 年 10 月 14 日）：头晕、睡眠症状有所好转，但仍有口苦，舌淡红，苔白腻，脉浮，双侧寸上脉较前减弱。此为火不生土，脾胃运化失职，痰湿内生，气机阻滞，清阳不升。遂原方基础上增加葛根 20g 以清热生津、调通水道，共 14 剂。继续针灸治疗，处方同前。

三诊（2021 年 10 月 28 日）：现无头晕，睡眠较前改善，二便可，口干口苦减轻，舌淡暗，苔薄白，寸上脉较前减少。根据其记录，近 1 个月血压数值基本控制在 107～137/65～87mmHg，心率 63～72 次 / 分。继续守方续服 14 剂。目前降压药物可以减少服用，遂将口服降压药改为苯磺酸氨氯地平 10mg，每天 1 次。

2021 年 11 月 20 日电话回访，患者服完第 3 次处方后，继续服用 1 个疗程。现症状基本消失，近 1 个月血压数值基本维持在 105～135/67～88mmHg，心率 65～79 次 / 分。嘱其继续定期监测血压及心率，不适随诊。

按：原发性高血压以头痛、眩晕为临床表现，属于中医“头痛”“眩晕”等范畴。中医理论认为，“寒胜则痛”“不通则痛”；“无风不作眩”“无火不作眩”“无痰不作眩”“无瘀不作眩”“无虚不作眩”。原发性高血压可由长期不良情绪因素、饮食失节和内伤虚损等多种原因引起。如果长期精神紧张，或恼怒忧思，可使肝气内郁，郁久化火，耗损肝阴，阴不敛阳，肝阳上亢而致血压升高；或过度食用肥甘油腻之物，或饮酒无度，则湿浊内生，久而化热，灼津成痰，痰浊阻塞脉络，上扰清阳，也能发为本病。如果劳伤过度或者年老肾亏，肾阴不足，肝失所养，肝阳偏亢，同样引发血压升高。因此，该病与风、寒、湿、痰、火、瘀等邪气有关，也与肝肾阴亏、脾肾阳虚等正气虚损有关。本病病机主要以本虚标实为主，病位主要为肝、肾两脏，但根源在肾，可涉及心、脾。

邹教授认为，原发性高血压病的治疗必须标本兼顾，除控制血压外，还应该防止靶器官的损害，最大限度地降低心脑血管疾病的发生和死亡的风险为目标。在临床上选方用药应小心谨慎，考虑到绝大多数的高血压患者须长期服药，故应选择药性温和、药效持久、稳定、明显且不良反应较少的中药。滋阴但不可过度滋腻，以防久伤脾土；补阳切不可过于温燥、峻烈、发散，以防助阳上逆，阳气过亢，上冲脑窍，引起血压升高、中风等不良后果。而针刺治疗高血压病的机理是多维度、多环节、多水平的调整作用。大量的临床资料表明，针灸疗法具有良好的疏通经脉，以及提高脏腑相互协调功能的作用，而且此种疗法源于自身经络调节来改善症状，有效而对机体无毒副反应，越来越受到国内外医学界的重视。邹教授通过多年的临床经验总结，认为针灸治疗高血压病方面的优势有以下几点：①快速——进针快、得气的针感快、出针快，整个针刺治疗过程可以控制在数秒钟之内。②安全——邹教授选择治疗高血压的穴位多分布于四肢安全部位，避开了重要的内脏及大动脉。③治疗效果明显，也称为一针见效，80%的患者针灸后即可见效，通过针灸治疗后，其血压都有明显的下降。

该患者高血压病10余年，久病成虚，则阴液亏虚，虚火内生，心神被扰，故见失眠、睡后易醒；痰湿中阻，津液不能上乘，故见口干口苦；肝阳上亢，虚火上扰清窍，故见头晕头昏。辨证为心肾不交，痰湿中阻。由于肺脾肾气化失常，津液凝结，质地稠厚，停聚于脏腑、经络、组织之间而形成的病证。或饮食不节，过食膏粱厚腻，体力活动减少，损伤脾胃；或素体脾虚，运化失健，痰湿内生；或长期精神紧张或抑郁，肝气郁结，郁久化火；或素体阳盛，肝阳偏亢，疏泄太过，灼液炼津为痰；或虚火内炽，煎熬津液，津从浊化，日久阻络壅脉，而致痰阻脉络。而足厥阴肝经夹胃，属肝，络胆，布胁肋，连目系，与督脉会于颠，常出现颠顶头痛、头昏、眼花、口苦等足厥阴肝经症状群。治疗当交通心肾，祛湿化痰，清热解郁，以半夏白术天麻汤为主。方中半夏燥湿化痰，降逆止呕；天麻平肝息风而止头眩为君药。两者合用，为治风痰眩晕头痛之要药。瓜蒌、薤白以宽胸化痰，猪苓、泽泻以健脾除湿，桂枝、龙骨、牡蛎以助心阳，重镇安神，改善睡眠；黄连、黄芩、泽泻以通腑泄热。对于高血压病出现的种种症状，还需要针灸治疗降压。关于穴位的选择，根据经络从脏腑所属分配五行，于是子虚补其母，水为木之母，结合长桑君脉法辨证，患者厥阴脉显形、双尺脉弱，当补肾水，肾水充则肝阴得滋，继而肝阳不亢。据《灵枢·九针十二原》曰："五脏有疾也，当取之十二原。"根据"经脉所过，主治所及"的原理，取肾经太溪穴、肝经太冲穴。商丘穴、中封穴分别为脾经、肝经五输穴的经穴，五行属性均为金，脾经属土则"土生金"，肝经属木则"金克木"，平抑上亢之肝阳。而降压穴为平衡针特效穴，位于足弓“十字”交点，具有调节神经、降压、止痛、镇静的功效，对于高血压或低血压，有双向调节作用；太冲穴是足厥阴肝经的原穴，是脏腑原气经过和留止的部位。针刺手法以泻法为主，为中强刺激，以患者能耐受为度，如此操作，降压效果好。

附彩图

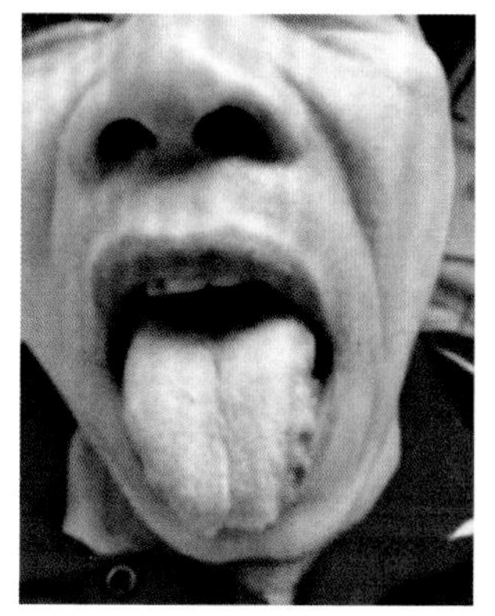
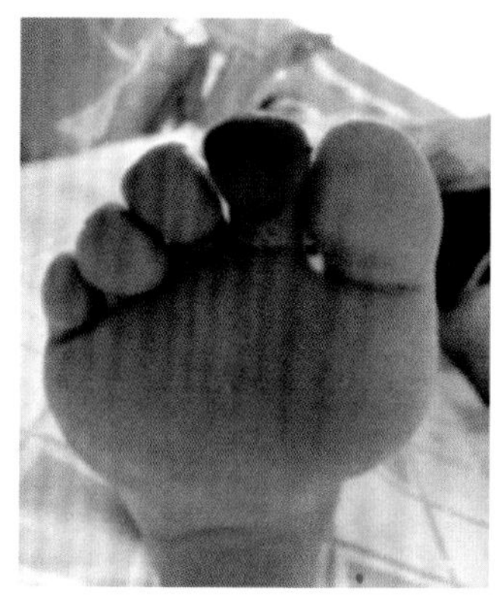
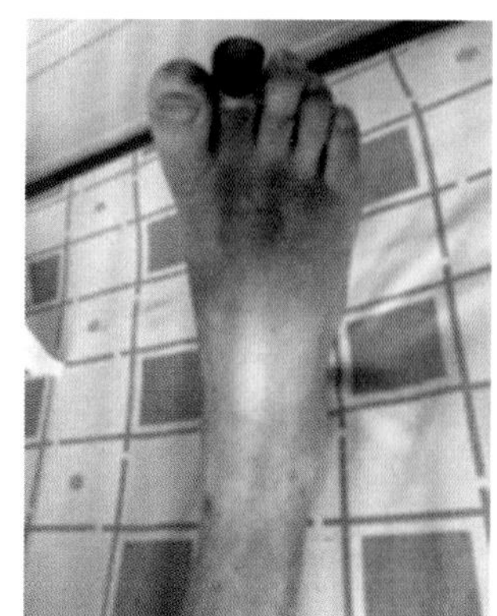

彩图 1　入院时舌苔及足趾示意图

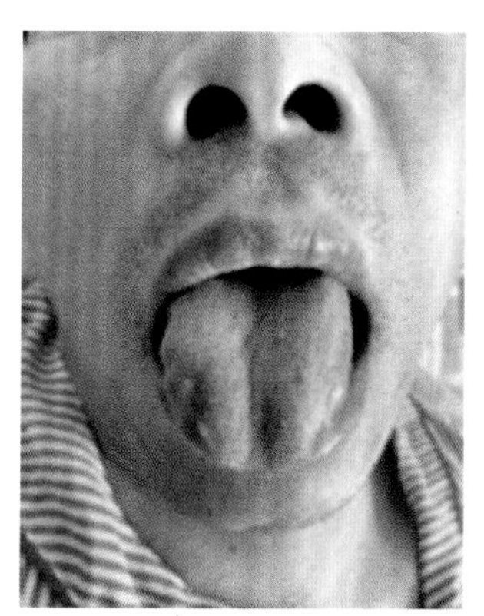
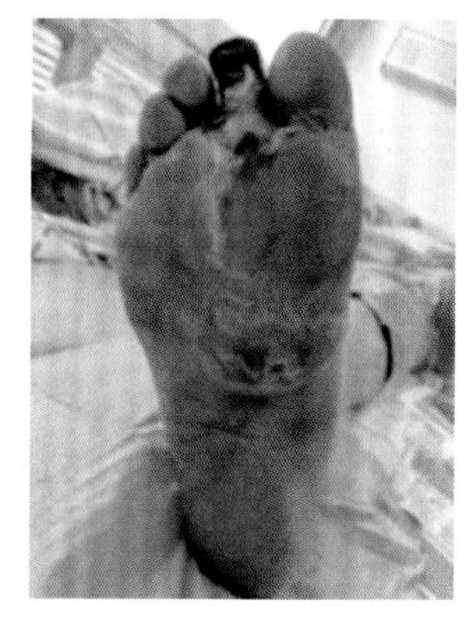
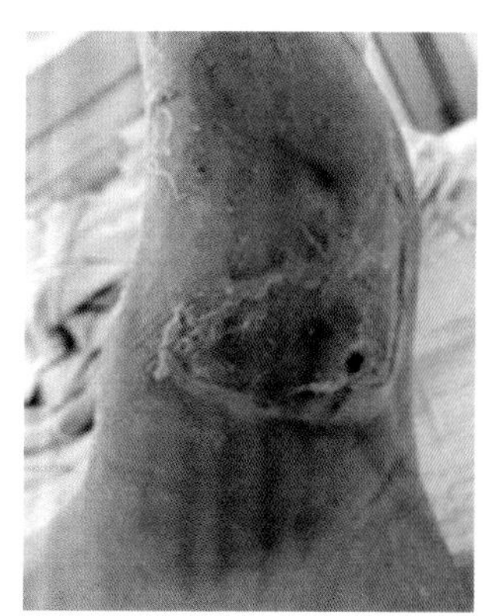

彩图 2　二诊时舌苔及足部示意图

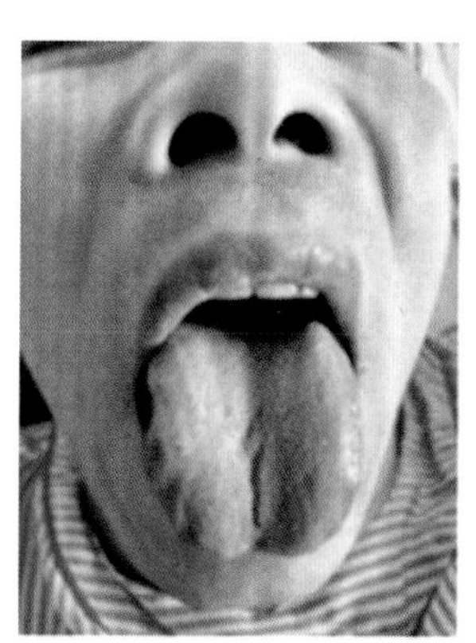
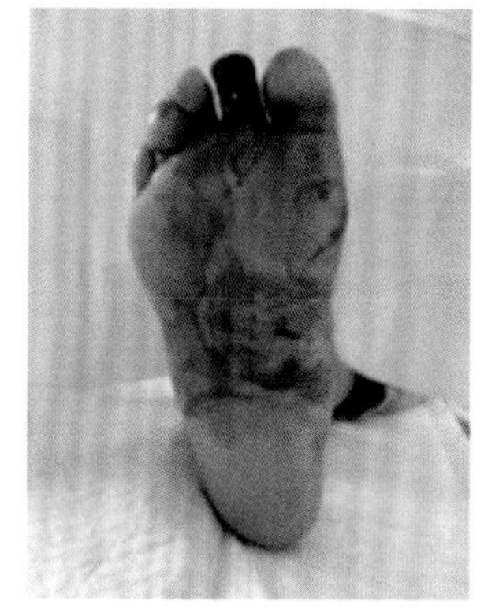
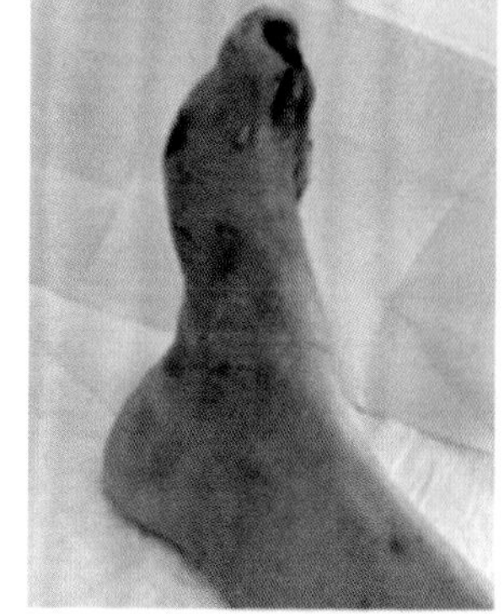

彩图 3　治疗后舌苔及足部示意图

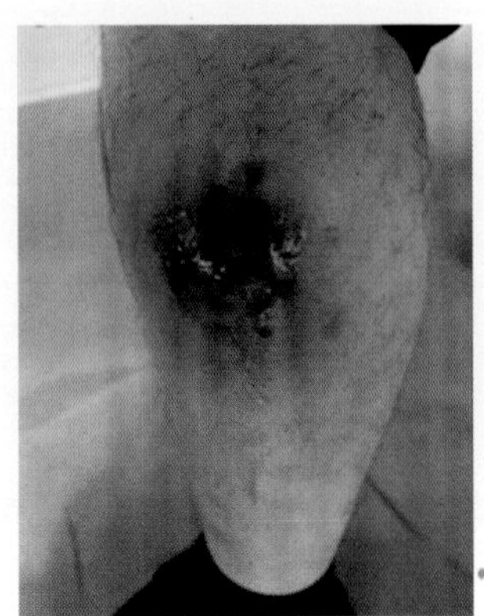

彩图 4　2020 年 3 月 19 日溃疡示意图

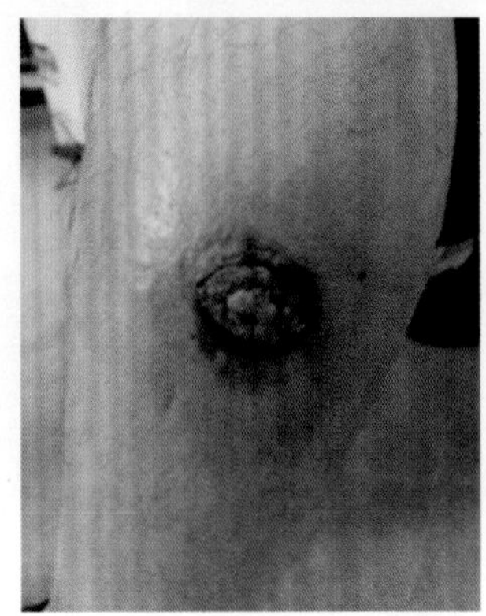

彩图 5　2020 年 3 月 21 日溃疡示意图

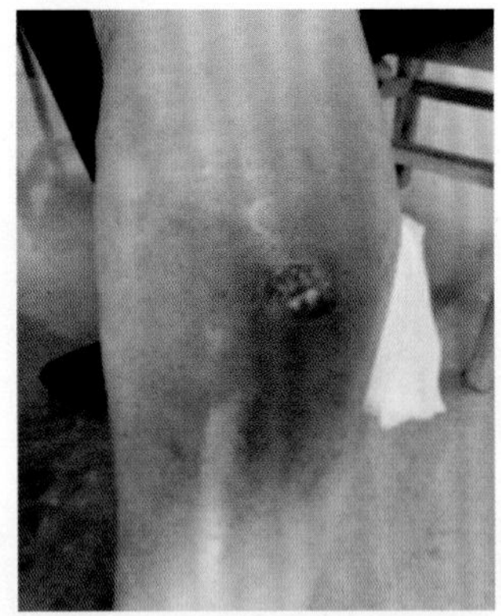

彩图 6　2020 年 3 月 28 日溃疡示意图

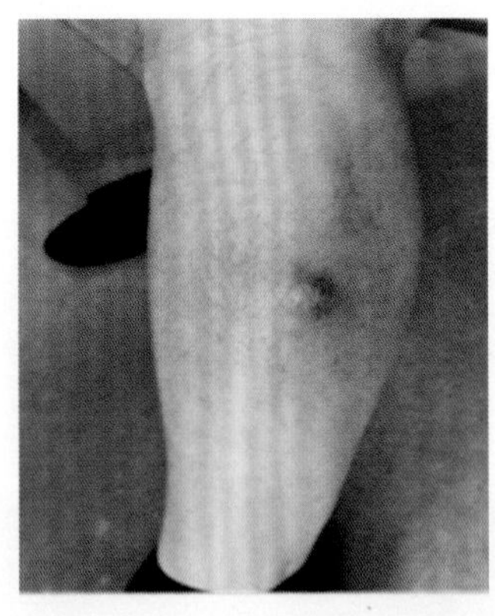

彩图 7　2020 年 5 月 19 日溃疡示意图